ナースが 知っておきたい

小児科

でよくみる

症状・疾患

ハンドブック 第2版

編著 横田俊一郎 山本 淳 涌水理恵

照林社

小児科で出会う子どもと家族への支援に

　2016年に初版が出版され5年が経過しました。このたび、新たに項目を見直しながら内容の充実を図りました。初版出版時の"小児科全体が見渡せると同時に、症状からどんな疾患をイメージすればいいのか読者が簡単に理解できるように"という本書のねらいは変わりません。これまでの内容にとどまらず、基礎的な知識や基本的な看護手技を補足し、具体的な看護ケアの内容についても加筆するように努めました。写真についても、できるだけ見やすく、学習するポイントに焦点を当てたものとしました。

　第2版の構成は、〈イントロダクション〉〈PART 1　乳幼児健診と予防接種〉〈PART 2　症状からみる小児の疾患〉〈PART 3　分野別にみる小児の疾患〉〈小児科でおさえておきたいキーワード〉となっており、PART 1では「よくある家族の心配ごと」、PART 2では「各疾患の一般的なホームケア」「不定愁訴の鑑別診断とケア」、PART 3では「外来の感染予防対策」「事故への対応」「免疫療法」「地域連携」などの内容を加えています。

　小児科でみる子どもの疾患はさまざまで、外科内科を問わず、守備範囲が広大です。また0歳から18歳まで、発達段階も表現力も理解力もさまざまな子どもの症状を、小児科の看護師が短時間で、親や家族にも協力を得ながら、正確にアセスメントすることが、彼らの苦痛を緩和し個別性の高いケアを提供することにもつながります。目の前にいる子どもの症状を的確にアセスメントするために、小児科の看護師は高いコミュニケーション能力のみならず、〈症状からどんな疾患像をイメージすればいいのか〉〈症状への具体的処置〉〈疾患への長期フォロー〉等々を知識としてもち合わせていることも求められます。

　本書は、看護学生のみなさんをはじめ、小児科に配属された看護師や小児科で勤務をしてみたい看護師など、"小児科での看護"に興味をもつできるだけ多くの方々に手に取っていただければ幸いです。本書を手に1人1人の小児科看護師が小児科全体を見渡して安心して仕事ができるように、また、日々の業務で遭遇した症状や疾患の自分の知識を本書で再確認して、さらなる自信を有し邁進するために、ぜひ本書をご活用いただければと願ってやみません。

　最後になりましたが、執筆担当者、編者、出版社の思いが本書を手に取った皆様に届き、小児科で出会う子どもと家族への支援につながっていくことを心より祈念いたします。

2022年3月吉日

横田俊一郎、山本　淳、涌水理恵

第1版 編集の言葉

　この本を手にとっているあなたは、看護学生でしょうか。小児科に配属された看護師でしょうか。それとも小児科に惹かれはじめている看護師でしょうか。

　小児科の守備範囲はとても広いです。急に小児科の看護師をしてくださいと言われても、とまどってしまうのが正直なところではないでしょうか。本書では、小児科全体が見渡せると同時に、症状からどんな疾患をイメージすればいいのかも簡単に理解できるように、構成を工夫しました。さらに、小児科外来を中心にした看護師のかかわりにスポットを当て、小児科で仕事をすることの魅力をお伝えし、小児科の看護をより身近に感じていただけるようにと企画しました。

　小児科には、「看護師だからできること」がたくさんあります。

　小児科外来には、乳児健診、予防接種、かぜの診療、消化器疾患、皮膚疾患、アレルギー疾患などがあり、その中に見落としてはならない重い病気が隠れていることがあります。また、保育園や学校とのかかわり、保護者の悩みの相談にものったりします。子どもの成長を見守る楽しさもあります。私たち医師もアンテナを高くして、子どもの表情や動きをみたり、保護者の思いも感じ取りながら、心の通った診療をしていきたいと思っていますが、やはり医師だけでは質のよい診療はできません。患者さんと看護師との接点がとても重要です。

　編集を担当した私たちもそうですが、この本の執筆者の多くは医師です。看護師の気持ち、働きがいを本当にその立場で経験しているわけではありません。しかし、「看護師とだから、できること」をこれまでもたくさん経験しています。その経験をふまえ、看護師と協力してこんな診療がしたいという思いを描きながら執筆しました。

　これからの小児診療の場では、皆さんの看護力がとても大きな役割を担うことは間違いありません。

　本書が小児医療に携わる看護師の皆様の役に立ち、小児医療の発展に寄与することができれば幸せです。

2016年6月

執筆者を代表して　横田俊一郎、山本　淳

CONTENTS

PART3　分野別にみる小児の疾患

😊 小児科でおさえておきたいキーワード

小児に関連する豆知識

装丁・本文デザイン：熊アート　カバー・本文イラスト：五十嵐　亨
本文DTP：株式会社明昌堂

編著者一覧

▶編集

横田俊一郎　横田小児科医院 院長

山本　淳　星川小児クリニック 院長

涌水理恵　筑波大学医学医療系発達支援看護学 小児・発達看護学 准教授

▶執筆（執筆順）

横田俊一郎　横田小児科医院 院長

涌水理恵　筑波大学医学医療系発達支援看護学 小児・発達看護学 准教授

吉永陽一郎　吉永小児科医院 院長

崎山　弘　崎山小児科 院長

松下　享　松下こどもクリニック 院長

中野康伸　中野こどもクリニック 院長

熊谷直樹　くまがいこどもクリニック 院長

南　武嗣　みなみクリニック 院長

池澤　滋　いけざわこどもクリニック 院長

田中秀朋　あかちゃんとこどものクリニック 院長

宮崎雅仁　小児科内科三好医院 院長

中澤聡子　東京逓信病院小児科 主任医長

武下草生子　横浜医療福祉センター港南神経小児科

片岡　正　かたおか小児科クリニック 院長

小笠原敦子　茨城県立こども病院小児内分泌科

松村壮史　神奈川県立こども医療センター腎臓内科

永野由美　横浜市立大学附属市民総合医療センター看護部

山本　淳　星川小児クリニック 院長

小林晴美　星川小児クリニック 看護師

橋口可奈　星川小児クリニック 副院長

秋山千枝子　あきやま子どもクリニック 院長

三浦義孝　みうら小児科 院長

江田明日香　かるがも藤沢クリニック 院長

宮田章子　さいわいこどもクリニック 理事長

佐藤里美　さとう小児科医院 看護師長

山中龍宏　緑園こどもクリニック 院長

（2022年2月1日現在）

小児の外来医療は育児支援そのもの

横田俊一郎、涌水理恵

❶ 日本の小児と小児外来医療

　日本の少子化はさまざまな施策にもかかわらず歯止めがかからず、2016年に出生数ははじめて100万人を下回り、2019年は約86.5万人となり、コロナ禍の影響でさらに減少することが予想されています。15歳未満の小児人口比率は12.1％まで減少し、65歳以上の老年人口比率28.4％を大きく下回る時代になりました。小児人口の減少や予防接種が増えたことなども影響して、入院を必要とする小児の重症疾患が減少しています。一方で、外来の現場ではありふれた軽症疾患、些細な心配ごとで受診する患者さんが大半を占めていますが、心の問題で受診する小児も増えています。

　小児科の外来では重大な疾患や見逃してはならない疾患があることを忘れてはなりませんが、ちょっとした心配だけで受診する保護者も多く、また心配の陰に育児不安が隠れているケースも少なくありません。小児を適切に診察できる技能をもつと同時に、保護者の不安に耳を傾け、小さな不安でも探し出してそれに応えることが小児医療の現場で働く人に求められる時代になっています。極端にいえば、「小児の外来医療は育児支援そのものである」といっても過言ではありません。

❷ 外来診療の大切さ

　厚生労働省は1984年（昭和59年）から３年に１回、患者調査[1]を行っています。都道府県別に層化無作為抽出した医療施設を利用した患者を調査の客体とし、10月中旬の３日間のうち医療施設ごとに定める１日の調査を行い、１日の日本全体の推計患者数を出しています。小児全体の受診者について、2017年までの３年ごとの結果 **図** をみると、1984年に比べ、入院患者数が1/2以下に減少しているのに対し、外来患者数は30％程度の減少に留まっていて、最近の小児医療が入院よりも外来を中心に動いているのがわかります。

図 **1日に受療した患者（0〜14歳）の推計数**

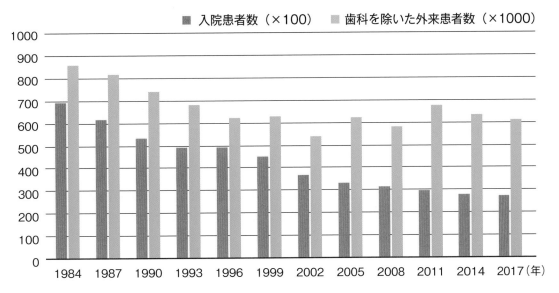

■ 入院患者数（×100）　■ 歯科を除いた外来患者数（×1000）

厚生労働省：患者調査 平成29年（2017）患者調査の概況
https://www.mhlw.go.jp/toukei/saikin/hw/kanja/17/index.html（2021.12.1アクセス）

　重症感染症が減少したことも理由の1つですが、入院期間をできるだけ短縮し、外来や在宅で看護や療育をしていこうという方向性も強くなっています。小児医療の需要の多くが外来へ移行しつつあるのが現状で、小児看護学実習も病棟だけでなく小児科外来でも行われるようになっています。

　小児科外来の実情をみると、やはり圧倒的に多いのが感染症ですが、新型コロナウイルス感染症（COVID-19）対策の影響で感染症による受診者はかなり減少しています。一方で、いじめや不登校、心身症など、心の問題で受診する小児、自閉スペクトラム症や注意欠如・多動症などの発達症を心配して受診する小児が目立ってきました。さらに、気管支喘息や食物アレルギーなどのアレルギー疾患をもつ小児も多く、アレルギーに関する相談も後を絶ちません。

　コロナ禍での小児の感染症の減少によって、小児科外来医療においては予防接種と健診の占める割合が増えています。小児医療の目的は心身ともに健康な成人へと成長させることであり、病気への対応はもちろんですが、精神心理的にも、社会的にも適切な対応をすること（Bio-Psycho-Social モデル）が求められる時代になっています[2]。乳幼児健診のときだけでなく、たとえば風邪のようなありふれた疾患で受診したときにも、食生活や運動、睡眠、受動喫煙などの生活習慣に配慮しながら診察にあたり、養育環境、家族関係、集団生活での人間関係などについても配慮することが大切とされてきました。虐待を見逃さないことも小児科での大きな役割となっています。

　日本は医療機関へのフリーアクセスが保障されており、しかも先進国に比べると医療費が安価であることから、患者さんが簡単に医療機関を受診することができます。必要のない受診を減らすことも大切ですが、小児医療にかかわる人たちは軽症な疾患や心配ごとで受診することを無駄ととらえず、小児をよりよく育てるための子育て支援の機会と考えて外来診療に臨むことが大切だといえます。

❸ 病気をよく理解していることの必要性

　患者さんが医療機関を受診する理由の一番は、何といっても心身の不調です。まずは患者さんに満足感を与えられるような診療が必要です。そのためには病気をよく理解して診療にあたらなくてはなりません。

　例えば問診においても、鑑別すべき病気について十分な理解があってはじめて診療に役立つ話を聴き出すことができます。また、病棟で看護にあたるときにも、患者さんや保護者に服薬やホームケアについて説明をするときにも、病気のことをよく知らなければ的確な観察、アセスメントもできませんし、役立つアドバイスを与えることもできません。

　病気の知識は科学の進歩により常に増え続けています。一昔前には正しかったことが、現在は常識外れになっていることも少なくありません。常に新しい知識を吸収し、眼前の患者さんをきちんと観察していく姿勢が医療従事者には求められています。よく使われる言葉ですが、医学は毎日が勉強です。

❹ 心理的社会的側面

　従来は疾患を中心として小児医療は行われてきましたが、前に述べたように身体的疾患だけでなく、心理的社会的に健康であることがとても重要であることがわかってきました。私たち医療従事者は病棟や外来という場で小児を診ていますが、小児の生活の大半は家庭や地域社会にあります。小児の看護にあたるとき、患者さんがそれぞれどのような環境の中で生活しているかを考えながら指導やアドバイスを与えなければなりません。また、総合的に小児を診るという視点で考えれば、小児に関係する医療関係者は病院やクリニックの中だけに留まっているのでは不十分で、子どもが実際に生活している場に出ていくことも必要だと考えられるようになってきました。

　このような状況の中で、心理的社会的な側面から患者さんと相対することに一番適しているのは看護職の方々ではないでしょうか。短い診療時間の中で、医師の診察はどうしても身体的な病気に意識が集中してしまいますが、看護職の方々は待合室の様子や、保護者との会話の中でさまざまな情報を集めることが可能です。チームとして働くことが、これからの外来小児科医療にはますます必要になっていくはずです。

❺ 看護師としてできること

　医療デバイスの先進化や入院期間の短縮化が進み、人工呼吸器などを在宅使用しながら生活する小児や慢性疾患の管理を続けながら生活する小児、そして家族が増えてきています。少子・高齢化や核家族化も進み、家庭や地域社会全体の育児機能も脆弱化し、小児の虐待や貧困も社会的に大きな問題になりつつあります。

　Bio–Psycho–Social モデルが求められる時代の中で、小児科の外来は、小児と家族が日常的に訪れる医療機関のゲートキーパー(門番)として、彼らの生活と医療をつなげるところであります。小児科

の看護師は訪れた小児と家族をアセスメントし、**短時間のかかわりの中で信頼関係を築き、小児と家族が安心して医療を受けられるよう支援する**ことが求められます。

　アセスメントは、待ち時間や診察場面での小児の外観や行動、家族の言動、親子のかかわりの様子など、さまざまな角度から行います。新規でなく、定期的に訪れる小児と家族であっても上述したアセスメントは必要です。またニーズの早期把握や多職種連携なども含めた対応が円滑にできるよう、看護師は家族と良好なラポール＊を形成することが求められます。そして、外来で検査や処置、注射や治療が行われる場合には小児が主体的に臨めるよう、権利を擁護しながら家族と共に寄り添いかかわることが求められますし、健康な小児を対象とした定期健診や予防接種では、育児指導や助言また育児支援の一環として地元の育児関連の情報提供などが求められます。

　慢性疾患や障害を有する小児と家族は長期的な管理を余儀なくされます。児の成長・発達に伴って変化する健康上あるいは社会生活上の問題、そして、家族が抱える問題を的確にとらえ、医師や多職種、保育所や学校、保健センターや支援センター、訪問看護、市の障害福祉課等々、**地域社会との協働や連携を図る**ことが担うべき重要な役割となります。

　外来を受診する小児と家族が、その子なりの健やかな成長・発達、また、その家族なりの養育エンパワメントを遂げつつ、在宅また地域社会でより豊かな生活を送り続けることができるよう継続的に看護り、支援していくことが求められます。

＊ラポールとは人間対人間の二者の関係の確立を指す。

文献

　1）厚生労働省：患者調査 平成29年（2017）患者調査の概況
　　　https://www.mhlw.go.jp/toukei/saikin/hw/kanja/17/index.html（2021.12.1アクセス）
　2）五十嵐隆：序–Biopsychosocial model で行う小児科診療とは？ 小児内科 2019；51：1720-1722.

本書の特徴

小児科で働く看護師がおさえておくべき知識について、症状と疾患を中心に解説しています。
すぐに役立つ看護のポイントが満載です。

■本書で取り上げた疾患の対象年齢

　本書で取り上げた疾患は日常の診療で出合うことの多い疾患、また出合うことは少なくても見逃してはならない疾患が中心となっています。

　小児科診療の対象年齢は中学生までとされていましたが、日本小児科学会は対象年齢を「中学生まで」から「成人するまで」に引き上げることとし、その運動を全国的に展開することを、2006年（平成18年）4月に宣言しています。疾患により他の診療科に任せることもありますが、本書で扱う疾患の対象となる年齢は、おおむね20歳までと考えてください。

■誌面の構成（PART 2、PART 3）

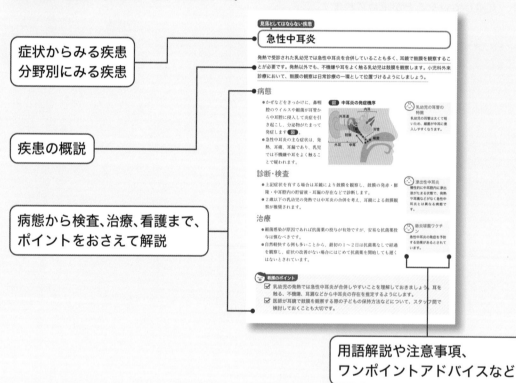

症状からみる疾患
分野別にみる疾患

疾患の概説

病態から検査、治療、看護まで、
ポイントをおさえて解説

用語解説や注意事項、
ワンポイントアドバイスなど

- 本書で紹介している治療・ケア方法などは、執筆者が臨床例をもとに展開しています。実践により得られた方法を普遍化すべく努力しておりますが、万一本書の記載内容によって不測の事故等が起こった場合、著者、出版社はその責を負いかねますことをご了承ください。
- 本書掲載の症例写真は、臨床例のなかからご本人・ご家族の同意を得て使用しています。提供者名を記したもの以外は、本書執筆者より提供された写真です。
- 本書に記載している薬剤等の選択・使用方法については、2022年2月現在のものです。薬剤等の使用にあたっては、個々の添付文書を参照し、適応・用量等は常にご確認ください。

乳幼児健診と予防接種

1 子どもの発育・発達と健診

乳幼児健診は、疾患や成長発達の問題などを早期に発見し、対応するための重要な機会ですが、子育て支援の場として、また地域の子育て支援システムの入り口としての乳幼児健診が重要視されています。不自然な外傷や親におびえた様子、不潔な衣服などに注意し、虐待のサインを見逃さないことや、家族と子どもとの愛着形成を支援する試みなど、健診者、施設により、さまざまなバリエーションが考えられるでしょう。

子どもの発育と発達

　身長・体重・頭囲**図1**・胸囲は、「母子健康手帳」の身体発育曲線に記入して評価します。出生体重や先天性の疾病、個性の違いなどがあり、大まかに**身体発育曲線に平行に進んでいればよしとします。**
　頭部は、頭囲のみでなく、大泉門のサイズと膨隆の有無を確認します**図2**。大泉門最大径≧30mm（基準20mm±10mm）、明らかな膨隆、進行する頭囲拡大は紹介の対象となります。しかし、頭囲が＋2SD*を超えていても、進行なく、嘔吐などなければ様子をみます。

図1 頭囲の測定部位

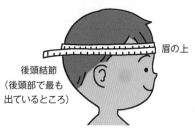

眉の上

後頭結節
（後頭部で最も
出ているところ）

図2 大泉門の測定法

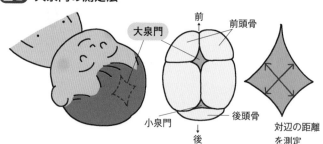

大泉門

前
前頭骨

小泉門

後頭骨

後

対辺の距離
を測定

　到達する発達のめやす、健診時にチェックすべき内容は、月齢により異なります。
　健診は key month、key age という月年齢があり、乳幼児の発達チェックが行いやすい月齢で行われます。4か月、7か月、10か月、1歳6か月、3歳がこれにあたります。しかし、1歳6か月と2歳直前、または3歳になってすぐと4歳直前では発達に大きな違いがあり、**健診を受けられる期間の中程〜後半が適当**だと考えられています。発達には個人差があるので、標準的な発達過程から大きく離れていなければ、安易に病的だとは決められません。不用意に家族を心配させるような発言をしないようにしましょう。
　主な発達のチェック項目を**表1**に示します[1, 2, 3]。デンバー式発達スクリーニング検査を使えば、標準から外れているかどうかを、より詳しくチェックできます[4]。

＊　SD：標準偏差（Standard Deviation）のこと。身長の実測値と標準値の差が同性、同年齢の小児の標準偏差の何倍に当たるかをみるのがSDスコアであり、成長の客観的評価として使用される。

表1 各月齢の発達のめやすと異常の発見、看護師のアプローチ

月齢	発達のめやす、その他確認すべきこと	発見されやすい異常と疾病	看護師の気づきとアプローチ
1か月	● **体重増加**は1日20〜50g ● 仰臥位で、四肢はやや屈曲してベッドとの間に少しすきま ● 四肢は他動にて抵抗なく動かせる。手足をよく動かす ● 原始反射を認める ・保護者が気軽に相談できる人がいるか ・授乳方法や回数、1回量 ・2か月になったら予防接種を始める	1）小頭症、水頭症など頭蓋の異常、仙骨部異常 2）口蓋裂、口唇裂、耳奇形、先天性白内障など、口耳鼻眼の奇形 3）筋性斜頸 4）先天性心疾患（奇形）、**先天性胆道閉鎖**、幽門狭窄（p.67）など内臓奇形 5）尿道下裂、停留精巣など泌尿器系奇形（p.162） 6）フェニルケトン尿症、クレチン症など先天性代謝異常症 7）ダウン症候群など染色体異常 8）潜在性二分脊椎	● 原則として母乳育児を推進するとともに、体重の増え方に注目する ● さまざまな理由で人工栄養が必要な場合には、罪悪感・劣等感をもたなくて済むように支援する ● 語りかけやスキンシップなど、愛着形成の支援を心がける ● **保護者の健康状態、精神状態**にも注意する ● 全体の印象として、体が異常にやわらかい、硬いなどあれば注意 ● 頭囲が大きい、小さいことも注意を要する ● 明るいところで普段の便色をカラーカードと比較する
4か月	● 体格の個人差が目立つようになる ● **首がすわり**、おもちゃなどを握る ● あやし笑い。音に反応する ● 母子相互作用による**愛着形成**が進む ・保護者に育児困難感はないか	1）筋性斜頸 2）先天性心疾患 3）鼠径ヘルニア（p.79） 4）**停留精巣、陰嚢水腫**（p.162） 5）**先天性股関節脱臼（発育性股関節形成不全）**、内反足 6）脳性麻痺 7）乳幼児突然死症候群	● 首がすわったり、あやすと笑ったりしている様子を、保護者と一緒に喜ぶ ● 生後2か月から**予防接種**が始まっていることを確認する ● 抱っこや語りかけなど、母子相互作用を支援する ● 事故予防を呼びかけるとともに、うつぶせ寝を避けるように話す ● 揺さぶっても泣きやまないことを伝える
7か月	● 身体の成長速度がピークを過ぎ、身長体重の増加が落ち着く ● **寝返り、お座り** ● 欲しいものがあると声を出し、手を伸ばしてつかもうとする ● 離乳食を飲み込むのがじょうずになる ● 夜の睡眠時間が長くなり、生活リズムが安定する	1）点頭てんかん、その他のてんかん 2）聴力障害 3）視力障害 4）脳性麻痺 5）知的能力障害	● **離乳食（補完食、p.222）**が始まっているか、うまくいっているかをたずねる ● 夜泣きなどで困っていないか、保護者の疲労はどうか ● 転倒、誤飲（p.213）など、事故予防を呼びかける ● 親子のスキンシップを促す
10か月	● 手で支えずにお座りできる。前方パラシュート反射を認める ● **つかまり立ち。喃語**を話す。はいはいができる ● 他人でなく母親に抱かれたがるなど、意思を示す ● ささやき声に振り返る。後追いをする	1）知的能力障害 2）脳性麻痺 3）聴力障害 4）視力障害	● 発達の個人差で不安になっている保護者もいる。心配なことが言えるような雰囲気が大切 ● **事故予防**を呼びかける ● 未接種の予防接種がないか確認する ● 1歳のMRワクチン、水痘ワクチンを説明し、おたふくかぜワクチンも勧める（p.12〜13）
12か月	● **ひとり立ち、つたい歩き**ができる。半数は数歩歩く ● 親指と人差し指で小さなものをつかむ ● バイバイなどの真似がじょうずになる ● 簡単な言葉を理解、**有意語が出はじめる** ● 3回食がほぼ確立	1）脳性麻痺 2）知的能力障害 3）視力障害 4）聴力障害	● 保護者や周囲の人と積極的に交流があるかどうかを確認する ● 視線は合うか。まわりに関心をもっているか ● テレビやスマートフォンばかりに気をとられていないか。視力、聴力にも注意

太字は特に見落としてはならないポイント

（表1つづき）

月齢	発達のめやす、その他確認すべきこと	発見されやすい異常と疾病	看護師の気づきとアプローチ
1歳6か月	●体重増加が鈍化し、やや細身の体型に ●じょうずに歩く（**ローガード歩行**） ●**有意語**が3語以上。簡単な指示を理解できる ●食事をスプーンなどで自分で食べようとする。コップで飲む ●興味をもったものを指さしで伝えることができる ●名前を呼ぶと振り向く	1）知的能力障害 2）自閉スペクトラム症（p.202） 3）言語発達遅滞 4）構音障害 5）斜視 6）う歯 7）養育環境の不良に伴う発達の異常	●あまりたくさんは食べないように見えるかもしれないが、体重が標準だったり、体重増加が自分のペースで伸びていれば心配いらない ●ますます**母子相互作用**が大切。抱きしめること、ほめることを勧める ●自分でなんでもやりたがる。危険がなければ見守る ●テレビ、DVD、スマートフォンにより、言葉が遅れたり、交流が妨げられたりということが指摘されている。注意を促す
3歳	●両足で跳んだり、階段を1人で上がる ●きれいな丸を書ける。大小、長短、色がわかる ●3語文が出て、自分の姓名が言える。衣服を脱ぎ着したがる ●同年齢の子どもたちと遊ぶことができる。ごっこ遊びをする	1）知的能力障害 2）言語発達遅滞 3）自閉スペクトラム症（p.202） 4）熱性けいれん（p.103） 5）う歯 6）養育環境の不良に伴う発達の異常	●大きな事故が起こり始める。事故予防の必要性を繰り返し話す ●偏食の子は少なくない。気長に待つことを説明する ●トイレで排尿排便ができない。トイレが嫌いでなくなる工夫から始める ●待合室や診察室でじっとしていられない子、目が合わない子、乱暴など、**気になる子**がいたときは、事前に医師に伝える ●視力の確認をする。フォトスクリーナーを使用する施設もある
5歳	●片足立ち、けんけんができる。左右を区別できる ●じゃんけんで勝ち負けがわかる ●子どもどうしでルールのある遊びができる ●**集団行動**ができ、指示に従うことができる	1）自閉スペクトラム症（p.202） 2）注意欠如・多動症（p.200） 3）知的能力障害 4）限局性学習症リスク児 5）構音障害、吃音 6）選択性緘黙、社会不安障害 7）反応性愛着障害（被虐待児）	●朝ごはん、起床時間、就寝時間などの**生活習慣**を確認する ●ゲーム、テレビ、スマートフォンなどでの夜更かしなどないか ●診察前後の落ち着きのなさや、非協力、恐怖の様子などあれば診察医に伝える ●保育園・幼稚園、地域の相談機関などと連携をとるときにはマネジメントを手伝う

全年齢を通じて、不自然な外傷、親におびえた様子、不潔な衣服など虐待のサイン（p.207）を見逃さない。その後の連携先も普段から確認しておく。
文献1, 2, 3）より抜粋・改変して作成

健診で見つかりやすい疾患

　健診は、事前に問診をとり、発達の様子、予防接種歴、母親や家族の心配ごとなどを把握しておきます。各地で用意されている健診票を活用し、もれがないようにチェックします。

　乳幼児健診で、一般身体所見のほかに特に注意すべき所見、見つかりやすい異常は成長とともに変化します **表1**。

　また、乳幼児健診で発見される主な疾患、注意しておくべき時期を **図2** に示します。どの異常も、図の時期に限らず発見されることがあり、内容もこれだけにとどまりませんが、代表的な時期を示しています。

図2 乳幼児健診でスクリーニングすべき疾患

月齢	0	1か月	3か月	6か月	9か月	1歳	1歳半	3歳	5歳
頭部	大泉門開大、頭囲拡大								
	頭蓋骨早期癒合								
顔		顔貌異常							
眼		斜視						視覚異常	
				網膜芽細胞腫（白色瞳孔）					
耳	音への反応が乏しい		聴覚異常						
頸部		斜頸 筋性斜頸、基礎疾患のある斜頸							
胸部	心音異常（リズム不整、雑音）								
腹部		腹部腫瘤							
陰部	臍ヘルニア								
	外性器異常								
	陰嚢水腫（p.162）								
		停留精巣	停留精巣（p.162）						
	鼠径ヘルニア（p.79）								
腰部、臀部	潜在性二分脊椎								
四肢	股関節脱臼						O脚、X脚		
皮膚	胆道閉鎖症								
	おむつ皮膚炎（p.87）、湿疹（p.85）、血管腫								
神経			West症候群						
	発達の問題								
その他	ビタミンK欠乏症（p.171）								
	先天性代謝異常								
	被虐待児跡（p.207）								

　　　見つかったら紹介などの早い対応を必要とするもの

　　　緊急ではないが注意を要するもの

平成25年度厚生労働科学研究費補助金（成育疾患克服等次世代育成基盤研究事業）乳幼児健康診査の実施と評価ならびに多職種連携による母子保健指導のあり方に関する研究班：乳幼児期の健康診査と保健指導に関する標準的な考え方．平成26年3月．より抜粋して引用

健診で気をつけておきたいこと

1 予防接種

　乳幼児健診は、予防接種がきちんと受けられているかどうかを確認し、予防接種を正しく理解してもらうよい機会です。家族と一緒に、1人1人、具体的に予防接種のプランを立てていきます。

2 事故防止（p.211参照）

　近年、子どもたちの事故は偶然起こってしまった事故、いわゆるaccidentであったと済ませるのではなく、予防できたはずなのに、周囲の大人が注意を怠ったばかりに必然的に起こった受傷（injury）

という考え方が広くいわれています。

　事故が危険だというだけではなく、具体的にやるべきことを伝えます。風呂場での溺水はドアに鍵をかけたり、残り湯を抜いておく、階段の転落は柵をつけておく、チャイルドシートは交通事故が起こる前につけておくなどです。事故はその内容が年齢によって大きく異なるため、月齢年齢に応じた具体的な指摘をするには、健診の場が理想的です。

3 虐待の早期発見 (p.207参照)

　親や子どもが通常の診療時間に虐待の相談に来ることはほとんどなく、健診の機会に医療従事者側が念頭において確認する必要があります。健診時の気になる子どもの様子だけでなく、親子を同時に考えての違和感に気づくことが大切です 表2。地域の保健師は、健診未受診者へのアプローチを、虐待早期発見の重要な機会だと認識しています。

表2 虐待で気をつけておくべき所見

● 外傷や瘢痕（熱傷や挫傷、擦過傷、裂傷、凍傷など）
● 皮膚所見（紫斑、出血斑、色素沈着など）
● 外傷の部位が不自然
● 親の説明が不自然
● 皮膚や着衣の清潔が極端に損なわれているなど

　健診の場では、問診票の「子どもを叩いた」「食事を与えなかった」「揺さぶった」などの項目に対して「○」と答えられたときは、保護者からのSOSのサインととらえ、その親子の状況に応じた支援や地域連携を検討するきっかけにします[6]。その場で問題を解決しようとするのではなく、うまくいっていない親子関係に気づき、親自身に問題意識をもってもらい、時期を逃すことなく適切な機関につなぐことを考えます。

4 5歳児健診

　3歳以降は、多くの子が集団生活をし、その中で言葉や発達上の違和感がみえてくることがあります。しかし、これまで多くの地域で、乳幼児健診は3歳で終了し、その後、就学時まで健診がありませんでした。就学の準備として、親や地域が、発達の問題や学校に適応できない子どもに早期に気づき、対応しはじめることは重要です。地域によってはこれらの目的のために、気になる子に対して5歳児健診が始められています[7, 8]。

　保育士の勧めや、親の心配で受診した児は、問診票を用いて、子どもの発達の特性を知ることから始められます。問診は、保護者の思い込みやひいき目もありますから、園の保育士の気づきも含めることが望ましいとされています。「保育所で、みんなに出した指示が理解できていますか？」「ルールの理解が遅いと感じますか？」「こだわりは強くないですか？」「順番が待てないことが多いですか？」など、言語や知的な発達だけでなく、社会性の発達をたずねる項目が含められています。

　5歳児健診の目的は、児の特性に保護者が気づくきっかけになることであり、診断ではありません。保護者が感じている育てにくさを把握し、今後の育児の方向付けを手伝うことが重要です。児の特性上、対応の必要性があると保護者の認識が得られたら、地域の相談事業や療育機関などへ紹介します。認識が得られないときには、健診で得られた情報提供と、今後のフォローアップ予定などについて説明を行います。

5 その他健診で伝えたいこと

　授乳・卒乳、食物アレルギー、スキンケア、禁煙指導、歯の衛生など、乳幼児健診で伝えたい内容はたくさんあります。インターネットが普及している昨今、情報過多によりどの育児情報を信じてよ

いのか困惑している保護者は少なくありません。偏った情報を鵜呑みにせず、正しい育児情報を提示するよい機会になります。保護者の困りごと心配ごとに応じて、ポイントをおさえて助言していきます。

よくある家族の心配ごと

　平成27年より、乳幼児健診受診者に対する全国共通のアンケート項目が指定され、すべての市町村からの回答が集計されています。各地の保健レベルを比較し、保健指導のあり方を見直す機会として利用されていきます。

　各月齢で、家族から多くたずねられる心配ごとを **表3** に挙げました[1]。それぞれの相談をされたときにどう答えるのか、あらかじめ自分なりの説明やアドバイスを準備しておきます。

表3 月齢別よくある心配ごと

1か月	黄疸、便の色、嘔吐・溢乳、鼻閉、皮疹、あざ、母の服薬、授乳回数、乳首の痛さ、臍のケア、室温
4か月	体重増加、首がすわらない、便秘・便回数、湿疹、臍ヘルニア、股関節が硬い、便中の糸くず状の血
7か月	夜泣き、抱き癖、寝返りしない、感染症にかかりはじめる
10か月	歯が生えない、フォローアップミルク、よく病気する、離乳、はいはいしない、立たない、夜泣き、テレビを見せるか
12か月	歩かない、視線が合わない、かんしゃく、卒乳
1歳半	体格、卒乳、アレルギー、偏食や食べむら、夜泣き、自我の目ざめ、言葉が出ない
3歳	少食、偏食、排尿排便、発語、構語、落ちつきがない、かんしゃく、内気
5歳	順番が待てない、乱暴をする、はじめてのことにパニック、落ちつきがない、オウム返し

🔺 家族からよくある質問

「夜泣きで親も眠れません」

　よくがんばっていらっしゃいますね。夜泣きをするのは、赤ちゃんの個性（気質）もあり、確実な解決方法があるわけではありませんが、いずれ必ずなくなります。睡眠時間は月齢や年齢によって変化しますから、今だけということもあります。揺さぶっても泣きやみません。まず、よく眠れる環境を確認してみましょう。昼寝を長くさせない、就寝時間を一定にする、寝る前に遊びやテレビなどで興奮させない、夜間の授乳は短時間にして、おむつ替えも暗いところで。親御さんが眠れずにつらいだけでなく、お子さんも早くまとまって眠れるようにしてあげたいですね。就寝前に子守歌や絵本など決まりごとをつくること、夜間泣いても、安全であれば対応しないようにすることなどが有効だと考えられています。

「母乳やミルクをよく吐きます」

　吐くことには主に「嘔吐」と「溢乳」の2種類があります。嘔吐は疾病や体調不良のときの吐き戻しをいいます。一方、溢乳は、たらり、ケポッと吐いても、本人は苦しがらず平気な顔をしているものです。
　赤ちゃんの胃の構造は、簡単に逆流しやすくなっています。また、生まれつきの胃の様子で、吐きやすい子、げっぷが出にくい子もいるようです。これは溢乳といって、病気ではなく生理的な現象ですから次第に月齢が上がると落ち着いてきます。ただ、なかには8〜10か月になっても吐きやすい子はいるようです。
　一度に大量の母乳やミルクを吐いたり、噴水のように勢いよく吐くなどの場合には、病気のこともあるので小児科で相談してみましょう。

家族からよくある質問

「授乳中の母親は薬は飲めないのですよね」

授乳中は、薬を飲むことをがまんしたり、薬を飲むために授乳を休む保護者もいます。しかし、わずか2～3日授乳を休んだために、その後の母乳育児がうまくいかなくなる人がいます。添付文書には授乳禁などとされていても、実際には母乳にあまり出ない薬、または赤ちゃんでも安全に飲める薬であれば、問題ありません。下記の参考になるサイトで探してみてください。

もちろん、抗がん薬や内分泌系の薬、精神科でもらう薬など、授乳中に飲むことができない薬もあります。また、妊娠中の服薬については別の話なので、かかりつけの産科の先生にご相談ください。

【参考になるサイト】
- 「授乳中の薬」国立成育医療研究センター
  https://www.ncchd.go.jp/kusuri/news_med/druglist.html
- 「母乳と薬ハンドブック」大分県「母乳と薬剤」研究会
  http://www.oitaog.jp/syoko/binyutokusuri.pdf

「便に血が混じります」

母乳栄養児の2～6か月ごろの便に、ときどき糸くず状の血液が出ることがあります。腸粘膜の表面からの出血で、心配ないといわれています。出たり消えたりという程度で、血液の量が多くなったり、機嫌が悪くなったりしなければ様子をみてよいと思います。血液の量が増えていくとき、便全体に血が混じるとき、不機嫌や発熱があるときには小児科を受診しましょう。

「歯が生えてきません」

歯は多くの子は6～9か月ころから生え始めます。下の中央から生える子が多いようです。しかし、生える時期も、順番も、個人差が大きく、生まれつき出ている子もいれば、1歳から生え始める子もいます。経過をみてよいと思います。どうしても気になるときや、1歳を越えてもまだ生えてこないときには歯科で相談します。

「母乳はいつまでにやめないといけないでしょうか」

2～3歳ごろまでは母乳をやっていてもかまわないと考えられています。お母さんの仕事復帰や忙しさ、お子さんの様子をみながら決めていくことになるでしょう。このため、卒乳に向かっていく離乳食は、母乳を飲みながら食事で補う補完食という考え方に変わってきました。

育児支援

　乳幼児健診は、子育て支援が必要だと気づく機会でもあります。疾病の早期発見、早期対応だけでなく、受付、待合室、問診、医師の診察、その後のアドバイスの時間などで、子育て全体に関してさまざまなスタッフの気づきを共有し、適切な対応をスタートしたいものです。クリニック内のスタッフでも、役割分担をすることで、視点も支援も多様になります。

　健診が終わった後も、スタッフが待合室などで「何か質問はありませんか」「困っていることはありませんか」と、家族が自由に発言できるようにたずねてみましょう。健診の場で医師には言えなかったことも、この人なら話を聞いてもらえるかもしれないと思ってもらえたら、それまで気づかなかった問題が明らかになったり、家族との新しい信頼関係にもつながります。

　近年、親子の相互作用が希薄になったといわれ、親と子どもの愛着を育てることの重要性が強調されています。乳幼児期に、親との関係がうまくつくれなかった場合、将来にわたりさまざまな問題が出現することがあります。これらの問題は愛着障害や反応性愛着障害と呼ばれています。おんぶや抱っこ、スキンシップ、絵本の読み聞かせ、子守唄などの母子相互作用の実践を乳幼児健診の場で行うことは困難だとしても、わが子との触れあいが重要であることを、家族に今以上に認識してもらう言葉添えなどはできるでしょう。

「私の育児のそばにいてくれる人は誰？」という質問にどう答えるかを考えておきましょう。「私やこの施設があなたのそばにいることができます」というメッセージを、家族にどのような方法や言葉で伝えるかが大切です。

　小児科外来は、育児支援の思いは同じでもそれぞれ独自の支援のノウハウがあり、支援者個人や施設の特色が表現されていきます。一般外来で多忙ななか、どのようにして育児支援を実践し、地域との連携を確保し、心の問題にまでかかわっていくか、親子の愛着形成の手伝いをも含め、小児医療や健診のあり方は今後ますます多様化してくるでしょう。それに伴い親子にかかわるスタッフであればこその喜びも、いっそう濃くなっていくはずです。

> **ナースからひと言**
>
> 　乳幼児健診は、さまざまな対応が求められます。発育・発達の様子を評価して必要な場合には介入を行ったり、疾患を発見して治療につないだり、育児相談・支援を行うことなどです。事前の問診や健診後の話なども重要な要素であり、医師の診察だけでなく、看護師ができる仕事も多くあります。今後、育児で心配になったときには、気軽に頼れる施設やスタッフであると思い出してもらうことも、重要な育児支援の入り口です。健診は、そのために有効な出会いの場でもあります。

文献
　1）福岡地区小児科医会乳幼児保健委員会編：乳幼児健診マニュアル 第5版. 医学書院, 東京, 2015.
　2）原朋邦編：みんなで取り組む乳幼児健診. 南山堂, 東京, 2018.
　3）平成29年度子ども・子育て支援推進調査研究事業：乳幼児健康診査事業 実践ガイド　2018.
　4）日本小児保健協会：DENVER II―デンバー発達判定法―. 日本小児医事出版社, 東京, 2016.
　5）平成25年度厚生労働科学研究費補助金（成育疾患克服等次世代育成基盤研究事業）乳幼児健康診査の実施と評価ならびに多職種連携による母子保健指導のあり方に関する研究班：乳幼児期の健康診査と保健指導に関する標準的な考え方. 平成26年3月.
　6）令和元年度厚生労働科学研究費補助金成育疾患克服等次世代成育基盤研究事業「健やかな親子関係を確立するためのプログラムの開発と有効性の評価に関する研究：乳幼児健診現場における相談支援ガイドブック（普及版）. 2020.
　7）小枝達也：5歳児健診―発達障害の診療・指導エッセンス―. 診断と治療社, 東京, 2008.
　8）小枝達也：5歳児健診　20年間の経験. 認知神経科学 2017；19（1）：7-13.

2 予防接種

看護師がかかわる予防接種業務としては、ワクチンの在庫管理、接種の準備、接種する際の介助など、ワクチンに直接かかわる業務だけでなく、予防接種目的以外で来院する子どもも含めて接種予定を組むスケジュール管理、予防接種事故を予防するための作業も重要です。

予防接種の種類と接種スケジュール

　子どもが受けるべき予防接種の種類と一般的な接種スケジュールの全体像については、日本小児科学会や、NPO法人「VPDを知って、子どもを守ろうの会」が作成するスケジュールの最新版などを参考にしてください。その内容は政省令の改定などに伴って変更されることがあります。少なくとも**年度が替わるときには変更の有無を確認し**、常に最新版のスケジュール表をダウンロードして、受付、接種準備室、診察室などに貼っておきましょう。

　また、何らかの事情で標準的な推奨スケジュールから外れて接種を行う場合、特にHibワクチンや小児用肺炎球菌ワクチンでは受けられるワクチンの回数も変更になることがあるので注意が必要です。

> 【参考になるサイト】
> ●日本小児科学会が推奨する予防接種スケジュール
>   http://www.jpeds.or.jp/modules/activity/index.php?content_id=138
> ●NPO法人「VPDを知って、子どもを守ろうの会」
>   https://www.know-vpd.jp/index.php

1 各ワクチンの接種対象年齢、接種推奨年齢、接種間隔

　ワクチンごとに対象疾患に罹患しやすい年齢（月齢）、母親からの移行免疫の影響、国内での流行状況、生ワクチンか不活化ワクチンかなどに応じて、接種対象年齢、標準的な接種期間、接種間隔が定められています。特に公費負担で行われる定期接種が実施できる期間は、厳密に規定されています[*1]。

[*1]　市区町村によっては期間を定めて例外規定を設けているところがあるので、適宜確認が必要。

　対象年齢、推奨年齢にはある程度の幅がありますが、接種が可能な年齢に達したらなるべく早めに接種を受けることが原則です。保育所などの集団生活に入る予定の有無、任意接種であれば金銭的負担、兄弟を含めての登下校の時間、保護者の仕事の都合なども考慮して接種予定日について複数の選択肢を示すことができればよいでしょう。

　まずは、個々のワクチンについて定められている接種対象年齢、接種回数、接種間隔を理解する必要があります[*2]。慣れて覚えるまでは **表1** を参照して間違いのないようにスケジュールを組むことが大切です。

[*2]　定期接種のワクチンの種類については予防接種法、定期接種の対象疾病と対象年齢については内閣が定める予防接種施行令、詳細な接種間隔の規定については厚生労働省が定める予防接種実施規則、定期接種実施要領に記載されている。任意接種については各ワクチンの添付文書に記載されている用法および用量に従うことになる。

表1 ワクチンの接種対象年齢、標準的な接種期間、接種間隔

ワクチン名	定期接種対象年齢	標準的な接種期間など	接種回数	接種間隔、留意事項など
B型肝炎ワクチン	満1歳未満（長期療養など特別の事情がある場合は特に年齢制限はない）	生後2～8月 初回接種	2回	2回目：1回目から27日以上
		追加接種	1回	追加：初回接種1回目から139日以上
				・国際的な接種間隔を考慮して2回目から3回目の間隔は5か月以上が望ましい ・任意接種であればB型肝炎ワクチンに年齢制限はない ・接種量は0.25mL 皮下注射（10歳以上では0.5mL 皮下または筋肉注射）
ロタウイルスワクチン		いずれも初回接種は生後14週6日まで		
・ロタリックス	生後6週0日から24週0日まで		2回	27日以上
・ロタテック	生後6週0日から32週0日まで		3回	各間隔は27日以上
				・15週以降の初回接種も不可能ではないが、腸重積症のリスクが大きくなるために推奨されていない
Hib ワクチン	生後2月から5歳未満（長期療養など特別の事情がある場合は10歳未満）	初回接種：生後2～6月	3回	27日（★）以上、標準的には27日（★）～56日までの間隔をおいて1歳未満で実施
		追加接種：初回接種終了後7～13月まで	1回	初回接種の3回目終了後7月以上、生後60月に至るまで ・非典型的な接種については下記を参照 ・いずれの場合も1歳以降に実施する接種は1回だけ
	1）　初回接種1回目が生後2～6月で、生後12月に至るまでに初回接種の3回が終了できなかった場合 　①　→　27日以上（★）の間隔　→　②　→　27日以上（★）の間隔　→　1歳以降　③ 　あるいは 　①　→　27日以上（★）の間隔　→　1歳以降　② 2）　初回接種1回目が生後7～12月に至るまでの場合 　①　→　27日以上（★）の間隔　→　②　（1歳未満）　→　7か月以上の間隔　→　③ 　あるいは 　①　→　27日以上（★）の間隔　→　②　（1歳以降） 3）　初回接種1回目が生後12～60月に至るまでの場合 　接種は1回で終了 （★　医師が必要と認めた場合には20日）			
小児用肺炎球菌ワクチン（PCV13）	生後2月から5歳未満（長期療養など特別の事情がある場合は6歳未満）	初回接種：生後2～6月	3回	各間隔は27日以上で満2歳未満まで、ただし2回目が1歳を超えた場合では3回目を省略して追加接種を実施する ・接種間隔27日を下回る例外規定がないことに注意が必要
		追加接種：生後12～15月未満	1回	初回接種終了後60日以上の間隔で、生後12月に至った日以降で生後60月に至るまで ・非典型的な接種については下記を参照 ・いずれの場合も2歳以降に2回接種することはない

小児用肺炎球菌ワクチン（PCV13）	1）初回接種1回目が生後2〜6月の場合 ・初回2回目および3回目の接種は生後24月を超えた場合は接種を行わずに初回接種終了として、初回接種終了後60日以上の間隔で生後60月に至るまでに追加接種を実施 ・初回2回目の接種が生後12月を超えた場合は、初回3回目の接種は行わずに初回接種終了として、初回接種終了後60日以上の間隔で追加接種を実施 2）初回接種1回目が生後7〜12月に至るまでの場合 ・初回接種は標準的には生後12月までに、27日以上の間隔をおいて2回接種する ・追加接種は生後12月以降に、初回接種終了後60日以上の間隔で生後60月に至るまでに1回。ただし、初回2回目の接種は生後24月に至るまでに行う。生後24月を超えた場合は接種を行わずに初回接種終了として、生後24月から60月に至るまでの間に追加接種を実施 3）初回接種1回目が生後12〜24月に至るまでの間の場合 ・60日以上の間隔をおいて60月に至るまでに2回目の接種を実施 4）初回接種1回目が生後24〜60月に至るまでの間の場合 ・1回接種で終了			
四種混合ワクチン（ジフテリア、百日咳、破傷風、ポリオ）	生後2月から7歳6月未満（長期療養など特別の事情がある場合は15歳未満）	第1期初回接種：生後3〜11月	3回	初回接種は、標準的には20〜56日までの間隔をおいて3回接種するが、間隔の上限はなく、確実に3回接種することを優先する
		第1期追加接種：初回接種終了後12〜18月までの間隔	1回	初回接種終了後6月以上の間隔で1回
BCGワクチン	満1歳未満（長期療養など特別の事情がある場合は4歳未満）	生後5〜7月	1回	上腕外側（伸側ではない）に専用針で経皮投与 注射生ワクチンなので、注射生ワクチン相互の接種間隔に留意（＊）
MR（麻しん風しん混合）ワクチン	第1期：生後1歳から2歳未満	それぞれ接種対象年齢になったら、なるべく早期に接種を行う	1回	注射生ワクチンなので、生ワクチン相互の接種間隔に留意（＊）
	第2期：小学校入学年度の前年度（年長クラスに相当）		1回	
水痘ワクチン	生後1歳から満3歳未満	1回目：生後12月〜15月未満	2回	標準的な接種間隔は6〜12月であるが、3月以上で接種可 注射生ワクチンなので、生ワクチン相互の接種間隔に留意（＊）
		2回目：1回目終了後6月〜12月の間隔		
日本脳炎ワクチン	第1期：生後6月から7歳6月未満	第1期初回接種：標準的には満3歳	2回	初回接種は6日以上、標準的には6〜28日までの間隔で2回接種
		第1期追加接種：標準的には満4歳	1回	追加接種は、初回接種終了後6月以上標準的には概ね1年の間隔で接種
	第2期：9歳以上13歳未満	第2期接種：満9歳	1回	9歳から10歳に達するまでを標準的な接種期間として1回接種 ・接種量は0.5mL（3歳未満では0.25mL） ・7歳6か月以降の満7歳、満8歳は定期接種対象外であることに注意する ・1995年4月2日から2007年4月1日までに生まれた者は、特例として20歳までに不足している接種を受けることができる

二種混合ワクチン（ジフテリア、破傷風）	11歳以上13歳未満	満11歳以上12歳未満	1回	ジフテリア、破傷風の第2期として、沈降ジフテリア破傷風トキソイドを0.1mL 皮下接種する 百日咳の追加免疫を期待して、定期接種ではなく任意接種として DT（二種混合）の代わりに DPT（三種混合）を0.5mL 接種してもよい
ヒトパピローマウイルスワクチン（HPV ワクチン）	12歳に達する年度から16歳に達する年度まで（小学校6年生から高校1年生まで）	サーバリックス（2価）：13歳になる年度（中学校1年生）	3回	1回目の接種から1月*以上の間隔をおいて2回目を行った後、1回目の接種から5月以上、かつ2回目の接種から2月半以上の間隔をおいて3回目を接種する 標準的には、1月の間隔をおいて2回目を行った後、1回目の接種から6月以上の間隔をおいて3回目を接種する
	積極的勧奨中止期間があったため、キャッチアップ接種が行われている	ガーダシル（4価）：13歳になる年度（中学校1年生）		標準的には、2月の間隔をおいて2回目を行った後、1回目の接種から6月の間隔をおいて3回目を接種する 1月*以上の間隔をおいて2回目を行った後、2回目の接種から3月以上の間隔をおいて3回目を接種してもよい
				＊1月とは4週間後の同じ曜日ではなく、翌月の同じ日付が対応することに留意する
				2023年4月から下記のシルガード9が定期接種に入ることになっている

〈任意接種ワクチン〉	接種対象・接種年齢（添付文書の用法及び用量に関する注意などに従う）	接種回数	接種間隔、留意事項など
おたふくかぜワクチン	満1歳以上	1回あるいは2回	早期に確実に効果を得るためには1か月以上の間隔で2回接種。比較的長期に効果を得るためには、数年の間隔をあけて2回接種（例：満1歳と小学校入学前の1年間で MR ワクチンと同時期に2回接種） ・成人も接種可 ・注射生ワクチンなので、生ワクチン相互の接種間隔に留意（＊）
インフルエンザワクチン	生後6月から3歳未満：1回0.25mL を4週間間隔で2回 満3歳から13歳未満：1回0.5mL を4週間間隔で2回 満13歳以上：0.5mL を1回	1回あるいは2回	接種間隔は最低2週間であるが、効果を考慮すると4週間が望ましい 流行予測に基づきシーズンごとにワクチン株が変更されるために、毎年接種を受けることが望ましい ・海外では経鼻生ワクチンも利用されている（国内未承認）
髄膜炎菌ワクチン	満2歳以上で0.5mL を1回	1回	日本国内では2歳未満での接種は推奨されていない 筋肉注射で実施
三種混合ワクチン（ジフテリア、百日咳、破傷風）	MR ワクチン2期に相当する小学校入学前の1年間 ジフテリア、破傷風トキソイド第2期の DT に相当する満11歳から12歳	1回	百日咳の追加免疫を目的として、四種混合ワクチンなどの百日咳含有ワクチンの追加接種を終了してから、およそ5年間隔で追加接種をする（回数に制限はない）
シルガード9（9価ヒトパピローマウイルスワクチン）	9歳以上の女性に、1回0.5mL を合計3回、筋肉内に注射する 通常、2回目は初回接種の2か月後、3回目は6か月後に同様の用法で接種する	3回	定期接種で実施されている2価、4価の HPV ワクチンより幅広い効果を期待して2価、4価の HPV ワクチンの代わりに自費で接種することができる ・他の HPV ワクチンの互換性に関する安全性、免疫原性、有効性のデータはない

＊注意
BCG ワクチン、水痘ワクチン、MR ワクチン、おたふくかぜワクチンの4種類は、相互の接種間隔を27日以上あける必要がある。ただし、途中にインフルエンザワクチンなどの不活化ワクチンの接種が行われている可能性があるので、直近のワクチンだけを注目すると接種間隔を誤るリスクがあるので注意が必要。
例えば …生後11月10日に BCG ワクチンを接種し、その1週間後に B 型肝炎3回目を接種、その後満1歳の誕生日に MR ワクチンを接種しようとする場合、BCG ワクチンから B 型肝炎ワクチンまでの接種間隔、B 型肝炎ワクチンから MR ワクチンまでの接種間隔に問題はないが、BCG ワクチンから MR ワクチンまでの間隔が27日以上あいていないので、接種過誤扱いとなる。

※ p.11〜13の内容は、制度が変更になる可能性がありますので、常に最新の情報を市町村にご確認ください。

2 他のワクチンとの接種間隔

　注射生ワクチンの接種スケジュールを立てるときは、過去に受けたワクチンや次回以降に受けるワクチンの種類によっては、接種を受けられない時期があるので注意が必要です。以下の２つについて確認を怠ると、接種間隔誤りの予防接種事故に至るリスクが生じます。

【 注射生ワクチンを接種する場合 】

　注射生ワクチンを短期間に連続して実施すると、後から接種したワクチンの効果が減弱する「ワクチンの干渉」という現象が起きる可能性があります。それを避けるために注射生ワクチン相互の接種間隔は27日以上あけることとなっており、その対象となるのは、BCG ワクチン、麻疹ワクチン、風疹ワクチン、MR ワクチン、水痘ワクチン、おたふくかぜワクチンです。これらの注射生ワクチンの接種実施に関しては、直近に受けたワクチンとの間隔を確認するのではなく、直近に受けた注射生ワクチンとの間隔が27日以上かどうかを確認します（p.13「注意」参照）。

【 同じ種類のワクチンを複数回接種する場合 】

　初回接種、追加接種、第１期、第２期など、Hib ワクチンや四種混合ワクチンのように同じ種類のワクチンを複数回接種することが必要なワクチンでは、表１に記載したとおり、同種ワクチンとの接種間隔に規定があります。そのために、直近に受けたワクチンとの間隔だけでなく、直近に受けた同種ワクチンの日付を確認する必要があります。

3 同時接種

　満１歳の誕生日を過ぎるころまでに、標準的な接種スケジュールですべての定期接種ワクチンを接種すると、８種類20回の予防接種が必要になります。適切な時期に早期に免疫をつけるためには、来院時に複数本のワクチンを投与する同時接種が有効です。1日に接種する本数に上限はありません。予防接種のスケジュールを作成するに際して、同時接種を利用して、来院回数を減らすことを推奨します。

　例えば１歳過ぎの接種で、MR ワクチン、水痘ワクチン、Hib ワクチン、小児用肺炎球菌ワクチン、四種混合ワクチンと任意接種のおたふくかぜワクチンの６本を同時接種することも可能です。接種部位の局所反応があった際にその原因が判別しやすいように、約３cm 以上の距離をあけて、左右の上腕、大腿を接種部位として選びます。

　同時接種と重篤な副反応との因果関係が証明されているものはありませんが、「何度も針を刺すのが痛くてかわいそう」などの理由で同時接種を拒むケースがあります。経口生ワクチンであるロタウイルスワクチンならびに不活化ワクチンに関しては接種間隔の制限がありませんから、同時接種を避けることがあったとしても、なるべく短い間隔で接種を実施することを勧めます。

　ガンマグロブリンの大量投与あるいは輸血を行った場合を除いて、接種時期や接種間隔に変更を加える必要がある基礎疾患はほとんどありません。加療中の疾患のリスクと接種を遅らせるリスクを考慮して主治医判断で接種時期を決定します。何らかの疾患の治療や療養のために接種時期が遅れて定期接種の年齢を超えた場合には、特例として接種対象年齢の上限が別に定められています[3]。

---

[3]　予防接種施行規則第２条の七に、四種混合ワクチンは15歳に達するまで、BCG は４歳に達するまで、Hib ワクチンは10歳に達するまで、小児用肺炎球菌ワクチンは６歳に達するまでと定められている。

ワクチンの在庫管理と準備

　各医療機関で実施する予防接種の頻度や冷蔵庫の大きさ、ワクチンの供給体制によって適正な在庫数は異なります。在庫切れを防ぐとともに保管中の有効期限切れをなくすために、2週間分程度を常備本数として定期的に発注します。

　ワクチンの保管中は温度管理が必要です。ワクチンによって適正な温度は異なりますが、いずれのワクチンも2～5℃が維持できていれば問題はありません。温度管理を逸脱したワクチンの接種を避けるために、毎朝、冷蔵庫の温度確認をして、記録表にチェックすることをお勧めします。

　予防接種の準備を行う場所は清潔区域として区別します。今から準備するワクチンの注射器と接種済みの注射器の動線が重ならないように、スペースが少ない場合でも、作業台にテープを貼るなどして清潔、不潔の境界が明らかな空間を準備するとともに、調剤、接種、廃棄の流れの中で注射器の動線が一方通行になるように工夫するとよいでしょう。

誤接種の防止

　表2 は、令和2年11月9日に開催された第41回厚生科学審議会予防接種・ワクチン分科会予防接種基本方針部会で【資料4】として示された誤接種についての一覧です。頻度が高い誤接種について防止策を提示します[4]。

----

*4　厚生労働省が集計している誤接種については、年1回この部会の資料として公開されている。
https://www.mhlw.go.jp/content/10906000/000692196.pdf

表2 予防接種に関する間違い

平成30年4月1日から平成31年3月31日までに発生した間違いについて取りまとめた結果は以下のとおり

間違いの態様	件数	全体割合
1．接種するワクチンの種類を間違えてしまった（2を除く）	177	2.65%
2．対象者を誤認して接種してしまった	75	1.12%
3．不必要な接種を行ってしまった（ただし任意接種だとしても、医学的に妥当な説明と同意に基づくものであれば含めない）	1,078	16.15%
4．接種間隔を間違えてしまった	3,759	56.32%
5．摂取量を間違えてしまった	143	2.14%
6．接種部位・投与方法を間違えてしまった	7	0.10%
7．接種器具の扱いが適切でなかった（8を除く）	26	0.39%
8．すでに他の対象者に使用した針を使う等、接種器具の適切でない取り扱いのうち、血液感染を起こしうるもの	10	0.15%
9．期限の切れたワクチンを使用してしまった	112	1.68%
10．不適切な保管をされていたワクチンを使用してしまった	15	0.22%
11．その他（対象年齢外の接種、溶解液のみの接種など）	1,272	19.06%
合計	6,674	100%

（参考：平成30年度定期接種延べ接種回数　45,465,861回）

1 接種間隔の間違い

　2020年9月までは、「生ワクチンを接種後27日間、不活化ワクチン接種後6日間は次の接種は不可」という規則があったために、接種間隔の間違いが相当数発生していました。現在では「注射生ワクチン相互の接種間隔は27日以上あける」という規則だけになっているので、接種間隔の間違いは減少すると思われます。ただし、前述しているように「注射生ワクチンを接種する場合」と「複数回の接種が必要なワクチンを接種する場合」には接種間隔を確認する必要があります。

2 不必要な接種を行った

　すでに接種済みであった日本脳炎ワクチンを接種したなどの例が数多く発生しています。ワクチンを調剤する前に母子健康手帳の接種欄に当日の日付をまず鉛筆記載するなどの方法で「接種前に母子健康手帳を確認する手順を作成して実践すること」で予防できます。

3 接種するワクチンの種類を間違えた

　ワクチンごとに予診票の種類が異なるはずですが、「B型肝炎ワクチンをするはずなのに四種混合ワクチンを接種した。」などの例が報告されています。調剤されて注射器に入っているワクチンは一見してもその種類が判断できません。ワクチンのトレイに標識を付けることで接種直前に予診票とワクチンの種類が確認しやすくなります **図1**。

図1 ワクチンごとの標識と利用例

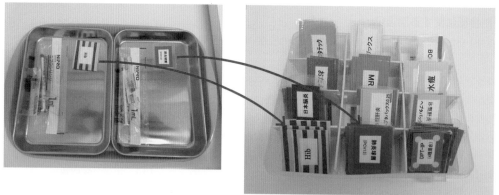

ワクチンごとに色、パターンが異なる札にワクチン名を記載し、ワクチンを準備したトレイに配置することで、準備されたワクチン名の視認性を高める。ただし、1つのトレイに複数のワクチンを載せてはいけない。

4 接種量を間違えた

　年齢によって接種量が異なるワクチンは、インフルエンザ、日本脳炎、B型肝炎、DT（二種混合）です。予診票 **図2** にあらかじめ記載されている接種量を示す文字は、その大きさも小さく目立ちません。この4種類のワクチンに限っては、受付で予診票を受け取った段階で、図2に示すように赤字で大きく「0.25」などと接種量を記載します。こうすることによってワクチンを準備する看護師、接種をする医師にも接種量の誤りに関する注意喚起を行い、接種量の誤りを予防するとともに、もし接種量を誤った注射器が用意されても、子どもに接種する前に発見することに役立ちます。

5 期限切れのワクチンを使用してしまった

以下の５つの手順を作成して実践することで事故を予防することができます。

① 現在保有するワクチンをすべて調べて最も有効期間が短いものを探す。
② そのワクチンの種類、ロット番号、有効期限をカードに記載して予防接種保管用冷蔵庫に掲示するとともに当該ワクチンにもタグをつけておく（図3参照）。
③ 毎朝、今日が②で作成した日に該当しないことを確認する。
④ 新しいワクチンが納品されたときに、納品されたワクチンの有効期限が②に示した日付以降であることを確認してから冷蔵庫に収納する。
⑤ ②の日付になったとき、あるいは②に記載されたロット番号のワクチンを使い切ったときに①に戻る。

6 対象者を誤認して接種してしまった

最も多い事例はきょうだいでの取り違いです。接種直前に氏名と年齢を確認する手順を設けることでその間違いは予防できるはずですが、兄「あきと君」と弟「あゆと君」のように名前が似ていて年齢も１歳違いの場合は「あきと君ですか？」と尋ねても、あゆと君が「はい」と言ってしまうことがあります。きょうだいで来ている場合は対象者誤認のリスクが高いことを認識する必要があります。通常の来院では母子健康手帳と予診票を挟むファイルを無色透明なものにして、図4で示すようにきょうだいでの来院では予診票を特定の色のファイルに挟むなどして、きょうだいでの来院であることが接種医にわかるような目印をつけます。

きょうだい一緒の来院であることを示すために、ワクチンの種類が書かれたプレートを子どもの首から下げるなどの方法は、知らない間に子どもどうしでプレートを交換してしまうリスクがあるのでお勧めしません。

図2 予診票

接種量を目立つように記載

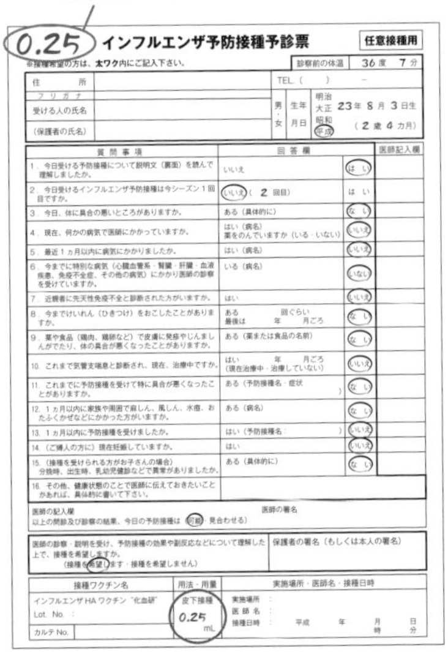

0.25 インフルエンザ予防接種予診票　任意接種用

※接種希望の方は、太ワク内にご記入下さい。　診察前の体温 36 度 7 分

住所		TEL.（　　）　－		
フリガナ		男・女	生年月日	明治 大正 昭和 平成 23年 8月 3日生（2歳 4カ月）
受ける人の氏名				
（保護者の氏名）				

質問事項	回答欄		医師記入欄
1．今日受ける予防接種について説明文（裏面）を読んで理解しましたか。	いいえ	はい	
2．今日受けるインフルエンザ予防接種は今シーズン１回目ですか。	いいえ（ 2 回目）	はい	
3．今日、体に具合の悪いところがありますか。	ある（具体的に）	ない	
4．現在、何かの病気で医師にかかっていますか。	はい（病名） 薬をのんでいますか（いる・いない）	いいえ	
5．最近１ヵ月以内に病気にかかりましたか。	はい（病名）	いいえ	
6．今までに特別な病気（心臓血管系・腎臓・肝臓・血液疾患、免疫不全症、その他の病気）にかかり医師の診察を受けていますか。	いる（病名）	いない	
7．近親者に先天性免疫不全と診断された方がいますか。	はい	いいえ	
8．今までけいれん（ひきつけ）をおこしたことがありますか。	ある　回ぐらい 最後は　年　月ごろ	ない	
9．薬や食品（鶏肉、鶏卵など）で皮膚に発疹やじんましんがでたり、体の具合が悪くなったことがありますか。	ある（薬または食品の名前）	ない	
10．これまで気管支喘息と診断され、現在、治療中ですか。	はい　年　月ごろ （現在治療中・治療していない）	いいえ	
11．これまでに予防接種を受けて特に具合が悪くなったことがありますか。	ある（予防接種名・症状　）	ない	
12．１ヵ月以内に家族や周囲で麻しん、風しん、水痘、おたふくかぜなどにかかった方がいますか。	ある（病名）	ない	
13．１ヵ月以内に予防接種を受けましたか。	はい（予防接種名：　）	いいえ	
14．（ご婦人の方に）現在妊娠していますか。	はい	いいえ	
15．（接種を受けられる方がお子さんの場合）分娩時、出生時、乳幼児健診などで異常がありましたか。	ある（具体的に）	ない	
16．その他、健康状態のことで医師に伝えておきたいことがあれば、具体的に書いて下さい。			

医師の記入欄　以上の問診及び診察の結果、今日の予防接種は（可能・見合わせる）　医師の署名

医師の診察・説明を受け、予防接種の効果や副反応などについて理解した上で、接種を希望しますか。（接種を希望します・接種を希望しません）　保護者の署名（もしくは本人の署名）

接種ワクチン名	用法・用量	実施場所・医師名・接種日時
インフルエンザHAワクチン"化血研" Lot. No.：	皮下接種 0.25 mL	実施場所： 医師名： 接種日時：平成　年　月　日　時　分
カルテ No.		

年齢によって用量が異なるワクチンでは、赤字での用量記入を必須とする。赤文字が入っている予診票では接種直前に準備された注射器と用量を常に確認する。

図3 冷蔵庫に有効期限を示す

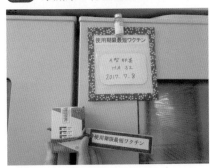

冷蔵庫に最短有効期限を明示するとともに、該当ワクチンにも札を付けておく。

図4 きょうだい例の明示

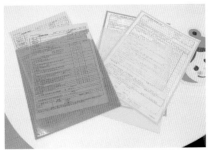

通常は無色透明のクリアファイルを使用するが、きょうだいでの来院は色付きのクリアファイルで予診票を挟む。

7 対象年齢外の接種

　四種混合ワクチンを生後3か月未満で接種、日本脳炎ワクチン第1期を7歳6か月〜8歳で接種、日本脳炎ワクチン第2期を9歳未満で接種、小児肺炎球菌ワクチン追加接種を1歳未満で接種、B型肝炎ワクチンを1歳以上で接種などのように、 表1 で定められている対象年齢を外した場合は、医学的にワクチンとしての効果は期待できると思われますが、定期接種としては間違いとなります。

　麻しん風しん混合ワクチン第2期を就学前2年で接種した事例も多く報告されていますが、この間違いを予防するためには、麻しん風しん混合ワクチン第2期を目的として予約あるいは来院した際に子どもの年齢や「年長クラスですか?」と聞くことは避けて、「小学校入学は来年ですか?」と聞くことが大切です。

8 溶解液のみを接種

　Hibワクチン、日本脳炎ワクチンなど溶解液のみが充填されている状態で接種医のもとに注射器が届けられると、接種医では溶解済みかどうかの判断ができずに接種に至ります。普段であれば溶解の手順を飛ばすことはないのですが、電話に出る、介助に呼ばれるなどの作業の中断があると、自分自身ですでに溶解済みと思い込んでしまうことがあります。そのような誤認を避ける目的で、溶解作業の途中で手を放すときは、元の作業に戻ったときに、溶解済みかどうかの確認を要求する標識をあらかじめ作成して手を放すときに置くとよいでしょう 図5 。

図5 作業中断を明示

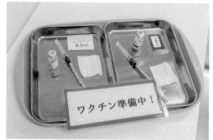

ワクチン調剤準備の途中でいったん手を止めたことを明示する標識を置く。

　1から8までの注意点について、普段であれば間違えるはずのないところを、ついうっかり見落としてしまった、ということがあります。このうっかりミスの多くは間違いに至る危険性を過小評価する認知の歪みが原因です。思い込みがあった、時間的逼迫があった、必要性があった、滅多にない出来事だった、忙しかった、担当者の頭痛や腹痛などの体調不良、個人的な心配ごとで注意力を欠いていた、などが「たぶん大丈夫だろう」と危険性を過小評価する認知の歪みの原因となります。

　自分がそのような状況に陥っていると気がついたら、一息入れて、ミスが起こる危険性を再確認することがうっかりミスの予防につながります。また、同僚がこのような状態だと気がついたときには、「それ、大丈夫?」と一声かけることで事故が予防できることがあります。

😊 ナースからひと言

　予防接種は基本的に診断が不要な医療行為です。1人1人の子どもの年齢、接種歴、集団生活の有無などの生活歴、家族の都合の情報を収集し、適切な予防接種を推奨することで子どもの健康を守ることは、保護者にも喜ばれ、小児科医療に携わる看護師として積極的に行うべきかかわり方です。

文献
1）崎山弘：予防接種の事故防止ガイド．健康と良い友だち社，東京，2014：42-57.

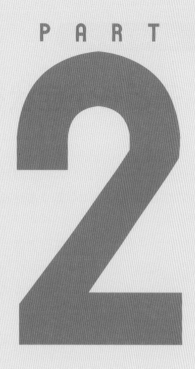

PART 2

症状からみる小児の疾患

子どもが症状を訴え受診したら…

小児科クリニックには、発熱や嘔吐など突然の症状に気づいた保護者が電話で連絡をしてくる場合が少なくありません。看護師が電話を受けたそのときから看護が始まります。

受診された子どもとその保護者は、心配や不安でいっぱいです。電話や受診時の対応では、傾聴し寄り添う姿勢を大切にしながら正確な情報収集が重要です。診察終了後には、医学的な知識や説明を繰り返すのではなく、これからどう向き合っていけばよいのか、今何をしてあげたらよいのかという具体的な話をしましょう。看護師の気配りが、子どもと保護者に安心感を与えます。

電話での対応

- ●電話対応時からトリアージ（緊急性の判断と状態の把握）を始めます。
- ●保護者があわてて電話をしてきている場合は、ついつい自分もあわててしまい早口になりがちです。まずは落ち着きましょう。
- ●保護者が患児の状態について訴えた後に、もう一度情報を整理して1つ1つ確認し、緊急性（救急要請）があるか否かの判断をします。
- ●緊急性があると判断した場合、また自院で対応できない状態と判断した場合、すみやかに救急要請することを伝えましょう。
- ●緊急性の判断に悩む場合は医師への確認が必要です。医師が診察中であっても、電話を待たせることなく医師に声をかけてください。
- ●緊急性がないと判断した場合、状況に応じて受診を勧めます。症状によっては院内感染を予防する目的に受診時間を指示したり、到着時はクリニックの外から再度の電話連絡をお願いしたりすることも必要です。
- ●電話を受けた人の名前「看護師の○○です」、「事務の△△です」を必ず告げることや、最後に「気を付けてお越しください」といった一言を加えると安心につながり、好感度も上がります。

看護師が家族に確認し指示すること

- 子どもの氏名、年齢（生年月日）、性別
- おおまかな症状やアレルギーの有無
- 今、服用している薬の有無
- 症状によっては、吐物や便（おむつ）などの持参
- 住所または電話をしてきている場所
- 来院するための手段［徒歩、自転車、車（自家用車、タクシー）など］
- 来院までのおおよその所要時間
- 保護者の携帯電話番号など来院するまでに連絡がとれる方法
- 持参品（診察券、保険証、医療証、お薬手帳など）

 受診に際して家族が準備すべきこと、注意すべきこと

- おおよその症状の経過について把握しておく（いつから、何が、どのようになったか）
- 子どもの状況を把握している人が同伴する
- 現在服用している薬を持参する（お薬手帳でもよい）
- 水分や食事の摂取状況の確認
- 受診に必要なものの準備（保険証、医療証、お薬手帳、金銭など）
- あわてないこと
- 利用する交通手段の確認
- 自宅で待機・留守番する家族との連携（子どもだけで放置しない）

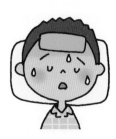
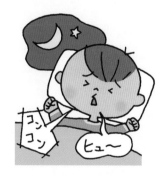
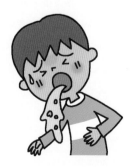

待合室で

1　まずトリアージ

- ●事前に電話にて対応済みの場合、できるだけ電話対応者と同じ人が対応するようにしましょう。そうすることで保護者の不安が解消され、同じ問診を繰り返す手間も省けます。
- ●事前の情報があれば、隔離室や処置室などにすみやかに案内します。クリニック全体での連携が重要です。
- ●ぐったりしているか、顔色は悪くないか、呼吸困難はないか、痛みは激しそうかなどの一般状態をすばやく把握して、緊急度を判断します。
- ●緊急性があると判断したら、躊躇することなく医師に伝えます。この際オーバートリアージになってもかまいません。
- ●緊急度が高い場合、保護者は気が動転していることが多いので、すばやく説明をしながら、まず保護者を落ち着かせることが必要です。
- ●それほど緊急度が高くなくても、子どもがつらそうにしている場合は、診察の順番を早めるよう受付や医師に伝えます。

2　感染症に注意

- ●事前情報で感染症が疑われる場合は、隔離室の利用など感染対策を講じるようにします。
- ●直接受診され水痘や流行性耳下腺炎などの感染症が疑われると判断した場合には、気遣いをしながら簡単に説明して隔離します。
- ●患児が通園・登校をしている保育園や幼稚園・学校などで、また近隣で流行している疾患がないかを確認します。
- ●母子手帳にて予防接種歴を確認することは重要です。

3　じょうずな予診

- ●緊急性がないと判断した場合は、保護者の訴えをもとに予診をとります。発熱や嘔吐・下痢の程度、咳、喘鳴の有無、痛みの程度などについて、発症日時やその後の経過を追って詳しく聞き取り、元気はあるか、機嫌はどうか、食欲はいつもどおりかなどについても、うまく聞き出すことが必要です。
- ●複数の付き添い者が同時に発言したり、子どもの様子を把握していない人が連れてくる場合など、さまざまな状況が想定されます。正確な情報が収集できるよう適切に対応することが望まれます。

4　気配りは欠かせない

- 診察までに時間がかかるようであれば、保護者と子どもに対して緊急性はなさそうであることを伝えて、安心感を与えましょう。
- 待合室全体を見渡して不安そうな保護者や子どもがいれば、やさしく声をかけましょう。
- 待ち時間が長くなり不満そうな保護者がいれば、「すみません、もう少しですから」と丁重に対応することで、後の診療がスムーズになります。一度も対応なく待つ状況と、途中で声をかけられて待つのでは、同じ待ち時間でも待たされる側の気持ちは大きく異なります。

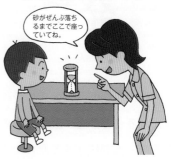

待たせるときは声かけを！

砂がぜんぶ落ちるまでここで座っていてね。

診察室で

- 問診で収集した情報、子どもと家族の様子、疾患以外の情報などを事前に医師に伝えておくことは診察をスムーズにはこぶために重要です。
- 診察を介助しながら医師の診断と説明、治療方針をしっかり聞き取りましょう。
- 保護者が言いもらしたことを医師に伝えます。
- 保護者の理解度を把握しておきます。

診察後

- 医師の説明が理解できたかを保護者に確認し、理解が不十分な箇所は補足をします。
- 保護者が知りたいことを重点的に説明しますが、看護師からの一方的な説明にならないよう注意しましょう。
- 食事や入浴などホームケアについて具体的に話をします。
- リーフレットなど視覚に訴えるツールを用いて説明すると、さらに理解が深まります。
- 特に不安が強いと思われる保護者には、病気の説明はできるだけ簡単にし、明日までの具体的な対応を伝えるほうがいい場合もあります。
- 次回の受診日、どういう状況で再診すべきか、具体的に説明をすることも大切です。
- 帰宅後の様子を確認するために電話連絡をするなど、状況に応じて対応しましょう。
- 担当した子どものなかで特に気になった例については、その情報をスタッフ全員で共有しましょう。

① 発熱

発熱は、一般小児科外来の受診で最も多い主訴の1つです。発熱には多種多様な病態・疾患が含まれることから、医療従事者側にはていねいな診察と説明が求められます。医療従事者側の考えを一方的に述べるだけでなく、保護者の不安が少しでも解消できるように寄り添う看護が望まれます。

診察までにしておくこと

1 トリアージ

　発熱を主訴に受診された場合も、トリアージを行うことは重要です。保護者から「発熱」の訴えだけを聞くのではなく、咳嗽や発疹など他の症状についても確認するようにしましょう。伝染性が強い感染症が疑われる場合は隔離室などへの誘導も重要です。顔色不良や呼吸困難など重篤感が強い場合には、医師に直接連絡するなど早期の対応が必要となります。瞬時の判断は、小児科外来看護師の腕の見せどころです。

2 問診

　問診は発熱児を診療するうえで大切な情報となります。少しでも診察がスムーズに流れるような情報収集を行いましょう。最近のインターネットでの診察予約では、受診理由など簡単な問診が行えるものもあり有用です。

　保護者が訴える多くの項目において、重要な点とそうでない点を明らかにすることは診断の助けにもなることから、情報を整理して問診を行います。また、保護者自身が子どもの症状経過を整理できる点でも重要です。

　やさしい態度での問診は、不安な子どもと保護者に安心を与えると同時に、良好な関係を築くための第一歩となります。

3 熱型表の活用

　発熱が続く場合は熱型表 の記載を習慣づけるとよいでしょう。

　発熱に関する情報は保護者の思い込みも多く、慎重な聴き取りが重要です。どれくらいの熱が、どれくらいの期間、どのような経過で続いているのか、問診で聴き取った体温を熱型表に記載して、診察時の資料として担当医師に提示します。熱以外の症状の有無や食事量、解熱薬の使用時間なども記載することで患児の自宅での生活が想像できます。

😊 小児科のトリアージ

パルスオキシメーターは重症の子どものトリアージに非常に有用です。小さくて軽く、ポケットに入るサイズがお勧めです。看護師の必需品として携行しましょう。新生児が受診した場合などは、他児と接触しないところに誘導（逆隔離）することもトリアージの1つです。

😊 看護師による問診は大切

看護師による問診で、医師には言えないことや伝えにくいことも聴き出せる場合があります。

😊 熱型表

長期間記録ができる冊子タイプの熱型表は、熱を繰り返したり微熱が長く続く子どもの記録には便利です。

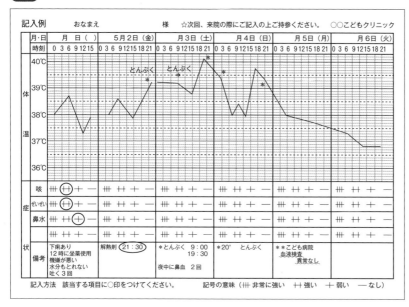

記入例　おなまえ　　　　　　　様　☆次回、来院の際にご記入の上ご持参ください。　○○こどもクリニック

はじめて発熱した日や解熱した日を「0日目」と数える。熱の値ではなく熱の推移（パターン）が診断に重要となることがある。

診察・検査・処置

　診察には、看護師もできるだけ立ち合うようにしましょう。医師の説明および保護者とのやりとりを聞き逃さないように、また保護者の表情も見逃さないようにすることが大切です。この場を利用して、親子関係も確認することができます。

　外来小児科で実施される検査には、感染症診断としての各種迅速検査、血液検査、尿検査、X線検査、超音波検査などがあります。処置としては、鼻汁吸引や吸入、点滴などがあります。検査や処置については、**実施前にその意味や方法などについて保護者と子ども本人に具体的に説明（プレパレーション）する**など、少しでも不安が解消できるよう努めましょう。

　一方で、検査や処置までに時間がかかりすぎると不安が増強することもあり、スムーズな準備を心がけることも大切です。

診察終了後に確認・説明すべき事項

1 医師の説明が理解できているか

　医師の説明、特に重要な点が十分に理解できているかを確認し、不十分である場合は説明を補足します。医師には話せなかった、または話すことを忘れていた事項についても確認しておきましょう。

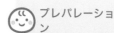
体温の測り方
乳児などでは体温が正確に測定できていない場合もあります。非接触型や耳孔で測定する体温計は、測定値に変動も大きく注意が必要です。

プレパレーション
検査や処置について、絵や人形を使って説明するとよいでしょう。また、動画を使った説明グッズも商品化されています。

資料の活用
代表的な疾患や発熱時の一般的な注意事項などについては、あらかじめ院内独自の資料を作成しておき、保護者への説明や理解の助けとして活用するのもよいでしょう。

2 発熱時の状況に合わせた対応法や見通し

はじめての発熱や乳幼児の高熱では保護者の不安が強く、多くのことを説明しても十分に理解できないことも多いです。まずは今日から明日までの対応法について具体的に説明するのがよいでしょう。

一方、年長児など以前にも発熱を経験している保護者の場合は、処方内容や登園・登校できるめやすなどについての質問が多くなります。発熱児の状況や疾患により、説明内容を変えることが必要です。

3 救急病院の受診

乳児の高熱の場合など、保護者から救急病院を受診するタイミングについて聞かれることも多いです。緊急性を要する症状の見方などについて、より具体的に説明しておくといいでしょう。

4 次回受診日

救急病院への受診とは別に、自院への次回受診についても指示する場合があります。「様子を見ましょう」ではなく、「経過を見せていただきたいので〇日後に受診してください」と伝えることは大切です。特に不安が強い保護者、乳児の高熱、気になる点がある子どもに対しては、経過の確認をするためにも担当した看護師から電話にて様子を聞くことで、お互いに安心感が共有でき、お勧めです。

5 一般的なホームケア

保護者からは、「冷やしたほうがいい？」「解熱薬は使っていい？」「入浴はいい？」など、いろいろな質問が出てきます。このような一般的な質問事項に対しては、まずは事前に院内スタッフ間で検討し、あらかじめ答えを作成しておくとよいでしょう **表**。

> 😊 **救急病院リスト**
> 時間外の救急対応をしている病院のリストなどを手渡します。自院との連携ができている病院を紹介することは保護者の安心にもつながります。

表 発熱時のホームケアの具体例

熱の高さに一喜一憂せず、子どもの全体をみるようにしましょう。高熱でも機嫌がよければ安心で、微熱でもぐったりしているほうが心配です。	「なぜ熱が？」と心配するよりも、「どうしてあげたら子どもが楽（快適）に過ごせるか？」を考えて対応しましょう。
哺乳量（食欲や水分）が少ない場合は、回数を多く与えるようにしましょう。	高熱の場合は、着せすぎに注意しましょう。手足が冷たい場合は、その部分を温めるのも1つです。	乳児では、高熱だからといって必ずしも身体を冷やす必要はありません。
ぐったりした状態でなければ、シャワーなどで簡単に入浴させてあげましょう。	解熱薬は、必ずしも使う必要はありません。特に6か月以下の乳児では注意が必要です。	哺乳量や食事量は、記録しておきましょう。

1 発熱

2 咳、呼吸困難、喘鳴、

3 嘔吐、下痢

4 腹痛

5 皮疹

6 けいれん

7 不定愁訴

「高熱のために脳に障害をきたさないでしょうか？」

脳炎や髄膜炎によって高熱が出ている場合を除き、高熱ということだけでは脳に障害をきたすことはありません。小児科医は、高熱以外の症状も含めて総合的に診察をして対応を考えていますので、熱だけを心配されなくてもいいでしょう。

「高熱でけいれんを起こさないか心配です」

発熱時に熱性けいれんを起こす可能性はゼロではありません。そのことを恐れて安易に抗けいれん薬を使用するのも問題です。発熱時にはいろいろ心配もあるでしょうが、まずはお子さんが少しでも快適に過ごせるように心がけることが大切です。

「解熱薬は使っていいですか？」

熱が高いからといって必ずしも解熱薬を使う必要はありません。お子さんの様子から、解熱薬を使うか否か、使う場合はそのタイミングなどについて主治医の先生とご相談されるのがいいでしょう。

「身体は冷やしたほうがいいですか？」

体温を下げるには、首や鼠径部など太い血管がある場所を冷やすのが効果的です。前額部（おでこ）を冷やすことだけではあまり効果がなく、むしろ乳児では目に入ったり口を塞ぐ危険性もあることからお勧めしません。身体を冷やすことは必須ではありませんので、お子さんが嫌がる場合は無理に冷やす必要はありません。

「お風呂に入ってもいいですか？」

熱があるからといって、入浴してはいけないわけではありません。お子さんの様子がいい時間を見計らって、短時間の入浴はお勧めです。

📍「発熱」が主症状の疾患　掲載頁

頻度の高い疾患

エンテロウイルス感染症

エンテロウイルスのグループには、コクサッキーウイルス、エコーウイルス、エンテロウイルスなどがあり、乳児〜年長児の急性熱性疾患の約半数は本ウイルスが原因ともいわれています。多彩な症状への対応法について具体的に説明することが大切です。

病態

- 主に飛沫感染と糞口感染により感染します。
- 意識障害や髄膜炎症状、心筋炎、下痢や嘔吐、発疹、筋肉痛など多彩な症状を呈します。
- 潜伏期間は1〜5日、ほとんどは予後良好で自然治癒します。
- 代表的疾患として、ヘルパンギーナと手足口病があります。

1 ヘルパンギーナ

- 主な原因は、コクサッキーウイルスのA群です。
- 高熱以外に咽頭痛や嚥下痛が強く、乳児では流涎が多くなるのが特徴です。
- 口蓋垂〜軟口蓋にかけて数個の小水疱を認めることで診断されます **図1**。
- 1〜4日程度で自然治癒する予後良好な疾患です。

よだれの急増は要注意

乳幼児では、口腔内に痛みがあるときによだれが口から溢れて出てくる（流涎）ことがあります。急によだれが増えた際には口腔内の異常に気をつけましょう。

図1 ヘルパンギーナの口内疹の症例

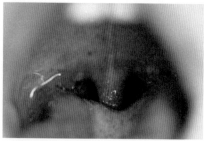

口蓋帆にみられる浅いアフタ
写真提供：佐久間孝久先生（佐久間小児科医院 院長）

ここもポイント

口腔内の変化から疾患に気づくことも

「口の中が痛い」と訴えた場合、手足口病やA群β溶連菌感染症を念頭において、口腔内だけでなく皮膚も観察します。手足口病はエコーウイルスやコクサッキーウイルスが原因となって発症しますが、手足のみでなく、膝や臀部に皮疹がみられる場合も珍しくありません。溶連菌感染症ではかゆみを伴う発疹がみられることがあります。

エンテロ
ウイルス感染症

アデノ
ウイルス感染症

単純ヘルペス
ウイルス感染症

突発性発疹

EB
ウイルス感染症

インフルエンザ

A群溶血性連鎖球菌
（溶連菌）感染症

急性中耳炎

尿路感染症

川崎病

2 手足口病

- 代表的な原因ウイルスとして、コクサッキーウイルスA16とエンテロウイルス71型があります。
- 無〜微熱や咽頭痛があり、手掌・足底や足背・口腔粘膜・膝・臀部などに小水疱を認めます **図2**。
- 1週間程度で自然治癒しますが、エンテロウイルス71型では無菌性髄膜炎や脳炎を合併することもあります。

図2 手足口病の好発部位と症例

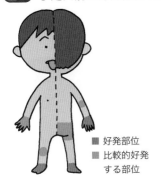

■ 好発部位
■ 比較的好発する部位

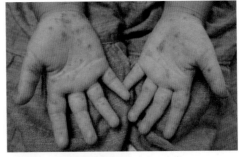

手掌にみられる周囲が発赤した白色の水疱

診断・検査・治療

- 臨床症状から診断します。
- 本症は予後良好でほとんどが数日で自然治癒することから、注意深く経過を観察すればよいでしょう。

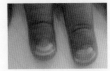
手足口病後の爪脱落

コクサッキーウイルスA6（CA6）による手足口病に罹患した後、1〜2か月で、爪の脱落がみられることがよくあります。CA6は近年では手足口病の重要な原因ウイルスとなっており、水疱が大きく出現部位が広いのが特徴です。

手足口病後の爪脱落の例

一般的に抗菌薬は処方しない

子どもの発熱の多くはウイルスが原因です。ウイルス疾患を考えた場合は、耐性菌の観点からも安易な抗菌薬の処方は控えることが大切です。

👆 **家族からよくある質問**

「手足口病のときの登園基準を教えてください」

手足口病は、発疹の出現前後を通じて長期間にわたりウイルスを排泄し他人にうつすことから保育園を休む基準が決められません。一般的には元気で通常の生活ができる状況であれば登園可能と判断されます。

😊 **看護のポイント**

☑ ヘルパンギーナや手足口病では、嚥下痛から経口摂取を嫌がることが問題となります。

☑ 乳児では脱水症を引き起こす場合もあることから、食事内容やその与え方などについて保護者と一緒に考えてみてください。

☑ 咽頭痛や嚥下痛が強い場合、冷たい飲み物、ゼリー、ヨーグルトなど、咽頭を刺激しないような飲み物や食べ物について具体的に提示することがポイントとなります。

アデノウイルス感染症

アデノウイルス（Ad）は現在60種類以上もの型に分類されており、それぞれ臨床的特徴が異なりさまざまな症状を呈します。特徴的な所見と迅速検査キットの活用で診断が可能であり、症状に応じた看護が望まれます。

病態

- 上気道粘膜や結膜からウイルスが直接侵入することで感染します。
- 潜伏期間は数日〜1週間程度であり、さまざまな病状がみられます。
- **咽頭炎**：咽頭の発赤、扁桃の白苔 **図** や隆起した咽頭後壁リンパ節が特徴で、3型では咽頭結膜熱（咽頭発赤・高熱・結膜充血、俗称；プール熱）を呈します。
- **胃腸炎**：40型や41型では下痢を主体とする急性胃腸炎を起こし、腸重積発症の要因としても注目されています。
- **結膜炎**：8型、19型、37型では流行性角結膜炎の原因となります。
- 出血性膀胱炎や泌尿生殖器系感染症の原因となりうるものもあります。

図 **咽頭炎の症例**

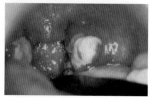

口蓋扁桃の多量の白苔
写真提供：佐久間孝久先生（佐久間小児科医院 院長）

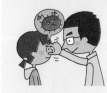

ウイルスが直接侵入

アデノウイルスは汚染した手指や環境などから感染します。

プール熱

かつてプールで大流行したことがあるためこの名称が使われていますが、プールに入水していなくても発症します。

診断・検査・治療

- 特徴ある症状や診察所見から本ウイルスによる感染を疑います。
- 外来では、咽頭拭い液、眼脂、便などを検体とした迅速検査キットにより診断が可能です。
- 対症療法と経過観察が中心となります。

家族からよくある質問

「**熱は下がったのですが目が赤い状態です。登園してよいですか？**」

咽頭結膜熱では解熱後2日を経過すれば登園可能とされていますが、目の症状が残っている場合は、眼科での診察も必要でしょう。

看護のポイント

☑ 咽頭炎では高熱に対して、胃腸炎では下痢・嘔吐に対して、そして結膜炎では周囲への感染予防に対しての対処法を説明します。特に持続する高熱に対しては、水分や食事の与え方など具体的なホームケアについて説明します。

☑ 迅速検査で診断がつけば、今後の経過や見通しについて説明することで家族に安心を与えることができます。

エンテロウイルス感染症

アデノウイルス感染症

単純ヘルペスウイルス感染症

突発性発疹

EBウイルス感染症

インフルエンザ

A群溶血性連鎖球菌（溶連菌）感染症

急性中耳炎

尿路感染症

川崎病

単純ヘルペスウイルス感染症（ヘルペス性歯肉口内炎）

単純ヘルペスウイルスには、1型（HSV-1）と2型（HSV-2）があります。汚染した手指や環境などから感染します。小児科外来でよく経験するのは前者によるヘルペス性口内炎ですが、新生児ではヘルペス脳炎など予後不良な病態もあります。

病態

- ●ヘルペス性歯肉口内炎は1～3歳児に多くみられます。
- ●突然の高熱と口腔内の痛みを訴えて経口摂取を嫌がります。
- ●頬粘膜や舌などに複数の口内炎を認めます（ヘルペス性口内炎）。
- ●歯肉が発赤・腫脹し容易に出血することもあります（ヘルペス性歯肉口内炎 図 ）。
- ●乳児では流涎が多くなることが特徴です。

図 ヘルペス性歯肉口内炎の症例

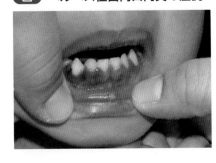

歯肉の発赤と腫脹があり出血しやすい

診断・検査

- ●本症の診断は、その特徴的な臨床症状から容易に可能です。

治療

- ●1週間程度で主症状は消褪し、自然治癒します。
- ●抗ウイルス薬（アシクロビル）は有効とされており、症状に応じて使用されます。

性器ヘルペスの発症

HSV-2による学童期までの性器ヘルペスの発症は、性的虐待などを考えておく必要があります。

カポジ水痘様発疹症

アトピー性皮膚炎の湿疹病変に単純ヘルペスウイルスが感染したもので、水疱が大きく多発するので水痘のように見えることから、この名で呼ばれます。

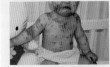

水疱・痂皮が広範囲にみられ、水痘に似ている。

看護のポイント

- ☑ 当初は高熱のみで、徐々に口腔内症状が出てくる場合があります。
- ☑ 口腔内の痛みにより経口摂取を嫌がることが多く、保護者の不安も強くなります。口腔内に刺激の少ない食物を選び、スプーンやストローを使うなど、食べさせ方や飲ませ方にも工夫が必要です。
- ☑ 年長児では、口腔内の清潔を保つためにうがいなども勧めます。

突発性発疹

突発性発疹は予後良好な疾患ですが、生まれてはじめての発熱であることも多く、また熱性けいれんを起こしやすいなど、保護者にも医療従事者にも注意深い経過観察が求められる疾患です。保護者の発熱への不安に対する対応が試される疾患でもあります。

病態

- 突然の高熱で発症、3～4日の経過後に解熱し同時に発疹が出現します **図**。
- 原因ウイルスは、ヒトヘルペス6型・7型の2種類があります。
- 感染経路としては、母親など既感染成人の唾液に分泌されるウイルスからの感染が主とされていますが、最近では水平感染もあると考えられています。

図 **突発性発疹の症例**

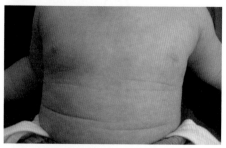

解熱後に体幹を中心にみられる小紅斑

> 😊 **突発性発疹は1度だけ？**
> 一般的に突発性発疹は1度しかかからないといわれているようですが、そうではありません。乳児期に1回目を発症後、2～4歳ごろに2回目の発症を経験することもあります。

> 😊 **突発性発疹は高年齢化している**
> 突発性発疹は1歳未満の発症が特徴とされていましたが、最近では1歳での発症が増え、高年齢化していることが報告されています[1]。

診断・検査

- 特徴的な臨床経過から診断が可能です。

治療

- 自然治癒する予後良好な疾患であり、対症療法が中心となります。
- 約5～10%に熱性けいれん（p.103）を認めることは念頭においておきましょう。

エンテロウイルス感染症

アデノウイルス感染症

単純ヘルペスウイルス感染症

突発性発疹

EBウイルス感染症

インフルエンザ

A群溶血性連鎖球菌（溶連菌）感染症

急性中耳炎

尿路感染症

川崎病

🔺 **家族からよくある質問**

「突発性発疹にかかったことがない？」

突発性発疹は、4〜5歳までにほぼ全員がかかる疾患です。一般的には3〜4日の発熱後に発疹が出現してはじめて診断されますので、発疹が薄くて目立たない場合などは診断されずに見逃される場合も多いようです。

「熱が下がってから機嫌が悪くて…。大丈夫でしょうか？」

突発性発疹は高熱が続きますが、比較的機嫌がいいのが特徴です。一方で、解熱に前後して機嫌が悪くなって保護者を困らせることもよくあります。不機嫌になる理由はわかりませんが、数日で回復することを伝えて、「もうしばらくはお子さんを甘えさせてあげてください」と笑顔で話すのもいいでしょう。

😊 **看護のポイント**

☑ 発熱時から本症と診断することは困難であることを伝え、乳児の発熱の際のホームケアを説明します。

☑ 本症が疑われる場合は、予想される臨床経過を説明しておくとよいでしょう。

☑ 発疹を認めた際にも心配な状態が続く場合や解熱しない場合を考慮して、再診日を決めておくことも大切です。

\\もっと知りたい//

突発性発疹の感染経路

　突発性発疹は、「生まれてはじめての1歳以下の発熱に多い」と考えられてきました。事実、1歳以下のはじめての発熱が本症である可能性は約50%とする報告もあります[2]。その理由は、突発性発疹の主な感染経路が既感染者の唾液などからの水平感染であるとされていたからです[3]。その昔、保護者は離乳食として自分の口で噛んでやわらかくした食べ物を与えていました。この離乳食の開始時期が母体から得た免疫力が消失する時期（生後6か月ごろ）と一致することなどから、1歳以下のはじめての発熱が突発性発疹である可能性が高かったようです。

　一方、最近は上述のような本症の規定概念が変わりつつあるようです。はじめての発熱が突発性発疹である確率は約25%と減少してきており[4]、その原因には生活様式（環境）の変化が関係しているのかもしれません。離乳食は衛生的に管理・販売され、保護者が噛んで与えるようなことはしなくなりました。乳児期早期から保育所などで生活するようになり、発熱を伴う他の感染症に罹患する機会が増えました。さらに、突発性発疹の感染経路に乳幼児間の水平感染があることもわかってきました。はじめての発熱に本症が多いという考えは、徐々に変わりつつあるのかもしれません。また、発症年齢が1歳以上と高年齢化してきているとする報告もあります[1]。その理由は今もよくわかっていませんが、ウイルス側、宿主側、あるいは他の要因など多方面からの検討が待たれます。突発性発疹は、まだまだ謎の多い興味ある疾患の1つです。

文献
1）絹巻宏，絹巻暁子：突発性発疹の高年齢化が進行している．外来小児科 2013；16：312-317．
2）松林昭男：突発性発疹症5ヵ年間の臨床的観察．小児科診療 1978；41：1581-1586．
3）河村吉紀，吉川哲史：突発性発疹症．小児疾患診療のための病態生理1（改訂第6版），「小児内科」「小児外科」編集委員会共編，東京医学社，東京，2020：980-985．
4）日野利治，岡田清春，絹巻宏，他：共同研究「初めての熱」−生まれて初めての熱の生後日齢と栄養法との関係の検討−．外来小児科 2008；11：143-150．

EB ウイルス感染症

EB ウイルス（Epstein-Barr virus）に感染すると血中の単核リンパ球が増加することから、伝染性単核症とも称されます。本疾患は、診断基準に沿って診断されますが、発熱期間が比較的長く、また肝機能障害なども合併することから注意が必要です。

病態

- 年長児に発症しやすく、唾液を介して感染します。
- 症状としては、①発熱、②咽頭・扁桃炎、③頸部リンパ節腫脹、④肝脾腫、⑤眼瞼浮腫、⑥軟口蓋の点状出血などが特徴とされており 図 、①〜④の主要症状のうち3項目以上を満たす場合に本症が疑われます。
- EB ウイルスは、良性または悪性の増殖性疾患やアンピシリン投与による薬疹とも関係することがあります。

図 **EB ウイルス感染症の症例（伝染性単核症）**

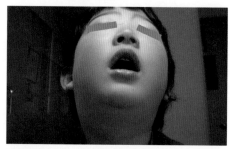

両側頸部のリンパ節腫脹と眼瞼浮腫

診断・検査

- 上記臨床症状の特徴以外に、血液検査で異型リンパ球の存在（10%以上）や急性期 VCA-IgM の上昇なども診断基準とされています。

治療

- 一般には予後良好な疾患で自然治癒することから、対症療法で経過をみます。
- 有熱期間が長くなることや経過中の肝脾腫の程度などによっては、入院を必要とする場合があります。

😊 **特徴的な症状に注意**
EB ウイルスは一般的には聞きなれない名称です。持続する高熱や特徴的な症状には注意しておきましょう。

😊 **看護のポイント**

☑ 聞きなれない病名であること、そして高熱が続き多彩な症状が出現することから、保護者の不安はいっそう強くなります。医師が本症を疑っている場合は、家族にその説明ができるようにしておきましょう。

☑ 状況によっては入院も必要となりますが、診断が確定するまでは不安を少しでも軽減できるように現状と今後の見通しに対してていねいに対応することが重要です。

2 咳、呼吸困難、喘鳴、

3 嘔吐、下痢

4 腹痛

5 皮疹

6 けいれん

7 不定愁訴

エンテロウイルス感染症

アデノウイルス感染症

単純ヘルペスウイルス感染症

突発性発疹

EBウイルス感染症

インフルエンザ

A群溶血性連鎖球菌（溶連菌）感染症

急性中耳炎

尿路感染症

川崎病

インフルエンザ

毎年、冬期は季節性インフルエンザが流行し、小児科外来は子どもたちでいっぱいになります。周囲の流行状況を把握しておくことは重要です。迅速検査を実施して抗ウイルス薬を処方するだけでなく、自宅での対処法などについて具体的に説明することも小児科外来の責務です。

病態

- 感染の様式は、飛沫または接触感染です。
- 通常 2 日程度の潜伏期間の後、突然の高熱、頭痛、関節痛、全身倦怠感で発症します。
- 発熱は 3 〜 5 日程度で解熱しますが、 2 〜 3 日でいったん解熱した後に再度発熱する二峰性のパターンを呈することがあります **図**。
- 主に上気道に感染しますが、ウイルスが下気道に達すると気管支炎や肺炎を起こします（特に H1N1亜型ウイルス）。
- まれに、肺炎や脳炎・脳症を合併することもあります。年間発症数は100〜300例、15歳未満に多く（70〜90％）、致命率は 7 〜 8 ％で後遺症は15％にあるとされています[1]。

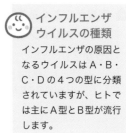

インフルエンザウイルスの種類
インフルエンザの原因となるウイルスはA・B・C・Dの4つの型に分類されていますが、ヒトでは主にA型とB型が流行します。

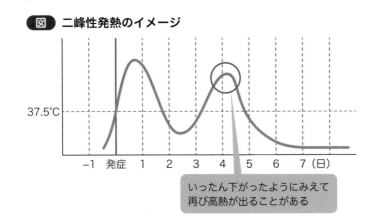

図 二峰性発熱のイメージ

37.5℃

−1 発症 1 2 3 4 5 6 7（日）

いったん下がったようにみえて再び高熱が出ることがある

診断・検査

- ウイルス分離や遺伝子検査、血清抗体価の測定など種々の検査が可能ですが、一般外来では臨床症状に加えて迅速検査キットを用いて診断されます。
- 肺炎や脳炎・脳症の併発を念頭に、経皮的酸素飽和度の測定やけいれん・意識レベルの把握は重要です。
- 周辺での流行状況を把握しておくことも大切です。

検査が陰性でも要注意
インフルエンザの迅速検査は、発熱直後などでは「陰性」と判定される場合もあります。よって「インフルエンザではない」という診断はできません。

治療

- 基礎疾患のない健康な小児では、必ずしも抗ウイルス薬は必要ではなく対症療法のみでも治癒します（抗ウイルス薬は、1日前後早く解熱させる効果があります）。
- 抗ウイルス薬には内服薬・吸入薬・静脈内投与薬（点滴）がありますが、その必要性と功罪について理解して選択することが重要です。
- しっかり休養すること、そして水分と栄養補給の重要性も伝えておきましょう。

> 😊 **抗ウイルス薬**
> 吸入薬が処方される場合もありますが、十分に吸入できる年齢・状況であるかを判断して、正しく吸入できるように指導することも大切です。

1
発熱

2
咳、喘鳴、呼吸困難、

3
嘔吐、下痢

4
腹痛

5
皮疹

6
けいれん

7
不定愁訴

🔺 **家族からよくある質問**

「インフルエンザの予防接種を受けていてもかかってしまいます。予防の効果があるのでしょうか？」

インフルエンザの予防接種は、接種していてもかかることがあります。最近の研究では小児での予防効果は約50％とされており、他の予防接種と比較して感染の予防効果は劣りますが、かかっても重症化を防ぐことに効果があるとされています[2]。

😊 **看護のポイント**

- ☑ 多くは数日～1週間程度で治癒することがほとんどですが、肺炎や脳炎・脳症などを合併し、重篤化することもあります。外来受診時は、意識レベルやけいれんの有無などに注意し、肺炎などの重症例ではパルスオキシメーターを用いたトリアージが有効です。
- ☑ 抗ウイルス薬処方の有無にかかわらず、インフルエンザ罹患時の異常行動が指摘されています。子どもの行動に十分注意を払うように説明しておきましょう。
- ☑ ホームケアをしっかり指導することも重要です。水分や食事など経口摂取を絶やさないこと、シャワーなどを利用した入浴の方法、咳の増悪やけいれんの有無、意識レベルのチェックなど自宅観察の注意点を具体的に伝えましょう。
- ☑ 登園や登校可能日も十分説明しておきます。園児では解熱後3日、小学生以上では解熱後2日から登園・登校が可能ですが、カレンダーなどを用いて具体的に説明することが必要です。

文献
1）佐藤晶論：インフルエンザ．小児疾患診療のための病態整理1－改訂第6版－，「小児内科」「小児外科」編集委員会共編，東京医学社，東京，2020：1028-1036．
2）福島若葉，他：小児におけるインフルエンザワクチンの有効性モニタリング－2017/18シーズン－．厚生労働行政推進調査事業費補助金（新興・再興感染症及び予防接種政策推進研究事業）ワクチンの有効性・安全性の臨床評価とVPDの疾病負荷に関する疫学研究 平成30年度総括・分担研究報告書．2019：27-39．

エンテロウイルス感染症

アデノウイルス感染症

単純ヘルペスウイルス感染症

突発性発疹

EBウイルス感染症

インフルエンザ

A群溶血性連鎖球菌（溶連菌）感染症

急性中耳炎

尿路感染症

川崎病

頻度の高い疾患

A群溶血性連鎖球菌（溶連菌）感染症

溶連菌は、咽頭炎や伝染性膿痂疹、肛門周囲皮膚炎などの原因となります。特徴的な症状で疑われますが、迅速検査キットが有用です。抗菌薬服用に関する説明は、しっかり行いたいものです。

病態

● 小児に重要な疾患をもたらす溶血性連鎖球菌（溶連菌）には、A群とB群があります。

● A群溶連菌による咽頭・扁桃炎は、5～15歳の小児に好発します。

● 主な感染様式は飛沫感染であり、突然の発熱と咽頭痛で発症します 図 。

● 頸部リンパ節の腫脹や淡紅色調の発疹を認めることもあります（猩紅熱）。

● イチゴ舌や皮膚の落屑や剥離も特徴とされます。

> 😊 **常在菌としての溶連菌**
>
> 溶連菌は、5～20％の健常な小児の咽頭にも存在します。ただ検査を実施するのではなく、症状や診察所見と合わせて実施するのが望ましいです。

図 **溶連菌感染症の主な症状**

発熱、頭痛、倦怠感　　　　咽頭・扁桃炎　　　　イチゴ舌

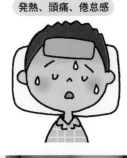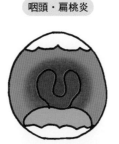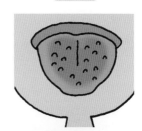

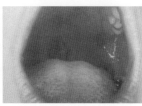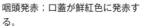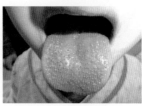

発疹；頸部や下腹部を中心にザラザラしたかゆみを伴う小丘疹

咽頭発赤；口蓋が鮮紅色に発赤する。

イチゴ舌；舌乳頭が発赤腫大し、舌がイチゴのようにみえる。

診断・検査

- ●特徴的な症状（発熱、咽頭痛、頭痛）と診察所見（咽頭発赤、扁桃充血や白苔付着、頸部・下顎リンパ節の腫脹、イチゴ舌、発疹など）により疾患を疑います。
- ●咽頭培養検査が最も診断的価値が高いですが、外来では迅速検査キットが有用です。
- ●何度も再発を繰り返す場合は、家族内保菌者の検索も必要な場合があります。

尿検査
溶連菌感染症の治療後に尿検査を実施するかについてはいろいろな考え方があります。実施する場合には採尿方法（p.40〜41）について具体的な説明が必要です。

治療

- ●抗菌薬の投与により、すみやかに症状が改善します。
- ●種々の抗菌薬で効果がありますが、耐性菌の出現やリウマチ熱の予防などを考慮するとペニシリン製剤の内服（AMPCの10日間投与）が推奨されています[1]。
- ●抗菌薬は、リウマチ熱や糸球体腎炎などの続発症を予防する目的としても有効です。

看護のポイント

- ☑ 抗菌薬の服用で症状はすみやかに改善しますが、服用するとリウマチ熱や急性糸球体腎炎などの続発症を起こすリスクがあることから、抗菌薬服用の意味や目的をしっかり伝えておきましょう。
- ☑ 服薬が苦手な子どもの場合は、飲ませ方の工夫などについても一緒に考えてあげましょう。

こんな疾患も

肛門周囲皮膚炎

「おむつかぶれが治りません」といって受診するケースの中に、溶連菌による肛門周囲皮膚炎（写真）があります。肛門周囲に限局した発赤を認め、通常の外用薬では改善しません。発赤部を生理食塩水に軽く浸した綿棒で擦過し、迅速検査キットを用いて診断することもできます。治療は、咽頭炎に準じた抗菌薬の内服と外用薬を併用すればいいでしょう。

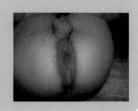

文献
1）小児呼吸器感染症診療ガイドライン作成委員会：上気道炎 CQ1-2 A群連鎖球菌による咽頭・扁桃炎にはどの抗菌薬を使用するか？　尾内一信他監修，小児呼吸器感染症診療ガイドライン2017，協和企画，東京，2016：5-10.

サイドタブ：
1 発熱
2 咳、呼吸困難、喘鳴、
3 嘔吐、下痢
4 腹痛
5 皮疹
6 けいれん
7 不定愁訴

エンテロウイルス感染症

アデノウイルス感染症

単純ヘルペスウイルス感染症

突発性発疹

EBウイルス感染症

インフルエンザ

A群溶血性連鎖球菌（溶連菌）感染症

急性中耳炎

尿路感染症

川崎病

見落としてはならない疾患

急性中耳炎

発熱で受診された乳幼児では急性中耳炎を合併していることも多く、耳鏡で鼓膜を観察することが必要です。発熱以外でも、不機嫌や耳をよく触る乳幼児は鼓膜を観察します。小児科外来診療において、鼓膜の観察は日常診療の一環として位置づけるようにしましょう。

病態

- かぜなどをきっかけに、鼻咽腔のウイルスや細菌が耳管から中耳腔に侵入して炎症を引き起こし、分泌物がたまって発症します 図 。
- 急性中耳炎の主な症状は、発熱、耳痛、耳漏であり、乳児では不機嫌や耳をよく触ることで疑われます。

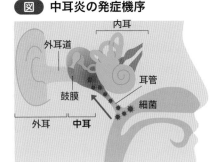

図 中耳炎の発症機序

内耳
外耳道
耳管
鼓膜
細菌
外耳　中耳

乳幼児の耳管の特徴
乳幼児の耳管は太くて短いため、細菌が中耳に侵入しやすくなります。

診断・検査

- 上記症状を有する場合は耳鏡により鼓膜を観察し、鼓膜の発赤・膨隆・中耳腔内の貯留液・耳漏の存在などで診断します。
- 2歳以下の乳幼児の発熱では中耳炎の合併を考え、耳鏡による鼓膜観察が推奨されます。

渗出性中耳炎
慢性的に中耳腔内に渗出液がたまる状態で、発熱や耳痛などがなく急性中耳炎とは異なる病態です。

治療

- 細菌感染が原因であれば抗菌薬の投与が有効ですが、安易な抗菌薬投与は慎むべきです。
- 自然軽快する例も多いことから、最初の1〜2日は抗菌薬なしで経過を観察し、症状の改善がない場合にはじめて抗菌薬を開始しても遅くはないとされています。

肺炎球菌ワクチン
急性中耳炎の発症を予防する効果があるとされています。

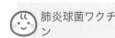 看護のポイント

☑ 乳幼児の発熱では急性中耳炎が合併しやすいことを理解しておきましょう。耳を触る、不機嫌、耳漏などから中耳炎の存在を推定するようにします。

☑ 医師が耳鏡で鼓膜を観察する際の子どもの保持方法などについて、スタッフ間で検討しておくことも大切です。

尿路感染症

発熱を主訴に受診した乳幼児で、そのフォーカスが不明な場合は尿路感染症を考慮しておく必要があります。特に細菌性尿路感染症は、菌血症など重篤な状況に陥ることも多いことから注意が必要です。

病態

- 1歳までは男児に、それ以降は女児に多い疾患です。
- 大腸菌などの細菌が外陰部から上行性に侵入し、膀胱や尿道（下部尿路感染症）、腎臓や尿管（上部尿路感染症）へと感染が拡大します。
- 突然の高熱、不機嫌、嘔吐、腹痛、排尿時痛などの症状で発症します。

診断・検査

- 乳幼児のフォーカス不明の発熱に対しては常に念頭におく疾患です。
- 尿検査が重要ですが、血液検査による白血球増多やCRP値の上昇も参考となります。
- 乳児の採尿は難しくコツがいります。採尿バッグの利用など、具体的な方法について説明することが重要です **図1** **図2**。

治療

- 治療は抗菌薬の投与になりますが、繰り返す場合や上部尿路感染が疑われる場合は尿路奇形の存在など精査が必要です。

図1 **乳幼児の採尿方法**

❶陰部をきれいに拭いて、タオルやガーゼで押さえ、皮膚をよく乾燥させる。

家族への声かけ例
「水分があると採尿バッグの粘着パッドが皮膚に密着しないので、手であおいだりして乾かしてください」

❷股をしっかり開き、採尿バッグの粘着パッドを貼る。

家族への声かけ例
「粘着パッドが皮膚と密着せずに隙間ができると、おしっこが漏れてしまうので、お子さんの股をしっかり開いて隙間ができないように貼ってください」

 授乳中の乳幼児の場合
保護者には、授乳前に採尿バッグを貼るように伝えましょう。

授乳バッグを貼る時間
採尿バッグを貼る時間は医師に確認しておきましょう。就寝前に貼ると、朝にはあふれてしまっていることも多いです。

1 発熱

2 咳、喘鳴、呼吸困難

3 嘔吐、下痢

4 腹痛

5 皮疹

6 けいれん

7 不定愁訴

エンテロウイルス感染症

アデノウイルス感染症

単純ヘルペスウイルス感染症

突発性発疹

EBウイルス感染症

インフルエンザ

A群溶血性連鎖球菌（溶連菌）感染症

急性中耳炎

尿路感染症

川崎病

男児の場合

● 採尿バッグ内に陰茎を入れ、粘着パッド部（陰茎の根本）に隙間をつくらないように貼り付ける。
● 採尿バッグの下部を肛門側に折り返し、尿がたまる空間をつくる。

女児の場合

● 外陰唇を開き、しわを伸ばして採尿バッグの会陰パッドを会陰部のくぼみに押し当てて貼る。
● 会陰部（下）から恥骨（上）に向けて沿わせるように貼っていく。
● 尿がたまるように採尿バッグは少し膨らませておく。

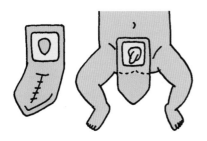

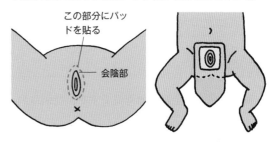

この部分にパッドを貼る

会陰部

家族への声かけ例

「採尿バッグに少し空気を入れ膨らましておき、採尿バッグの穴の中に陰茎を入れ、パッドが浮かないように貼ってください。採尿バッグが長いときは肛門側に沿わせてふんわりとおむつに収納します」

家族への声かけ例

「採尿バッグに少し空気を入れ膨らましておき、パッドの下の部分を会陰部のくぼみに押し当てて、パッドが浮かないように下から上方向に貼っていきます。採尿バッグはふんわりとおむつに収納します」

❸採尿バッグを貼ったことを家族に確認したら、児への水分補給を促すよう伝える。

❹採尿が済むまで、おむつを軽く当てておき、上体を軽く上にした体位を保つ。

家族への声かけ例

「おむつは指2～3本入るくらいふんわりと当てて、抱っこして安静にしておくと採尿バッグがずれにくいです」
「授乳や水分補給をしながら過ごし、ときどきおむつを開いてバッグ内に尿がたまっているか見てください」

図2 排尿が自立している小児（幼児後期～学童）の採尿方法

❶採尿の目的を伝え、採尿カップの中に排尿することを説明する。小児であっても羞恥心を配慮し、プライバシーの保護に十分配慮して、採尿場所や検体提出方法を案内する。

❷年少児の場合は、①の説明の際、家族にも同席を求める。採尿の介助も下記のように依頼する。

家族への声かけ例

「慣れないこと（採尿）だと思うので、お子さんから（家族の）お顔が見える位置に立って、話しかけたり、体に手を当てたりと、お子さんに安心感を与えるように排尿の介助をお願いします」

😊 看護のポイント

☑ 乳児の高熱で本症が疑われ、その場で採尿ができなかった場合は、自宅での採尿方法を具体的に説明し、尿を持参するように指示しておきましょう。

☑ 診断にこだわらず、発熱への対症療法やホームケアをしっかり伝えておくことが大切です。

見落としてはならない疾患

川崎病

毎年15,000人以上の小児が罹患する頻度の高い疾患です。特に４歳未満が全体の約70％を占め、乳幼児の発熱は、本疾患を念頭においた注意深い経過観察が必要です。

病態

- 主な病態は全身の血管炎ですが、原因はいまだ明らかになっていません。
- 発症年齢はおおよそ６か月〜９歳、男女とも９〜11か月に発症のピークがあり、男児に多い傾向があります。
- 最も注意すべき合併症が冠動脈病変（拡大や瘤の形成）で、急性期の約10％に認めます。
- 冠動脈病変は将来の狭窄病変を惹起し、狭心症や心筋梗塞を起こすことがあります。
- 確定診断の基準は満たさないが川崎病と考えられる例（不全型川崎病）の占める割合が年々増加傾向にあり、不全型での冠動脈病変に注意が必要です。

冠動脈瘤

正常　　　冠動脈瘤

早期発見・早期治療により、後遺症としての冠動脈瘤残存率は2.6％にまで減少しています。

診断・検査・治療

- の６つの主要症状のうち５つ以上の症状を有する場合、または４つの主要症状に冠動脈拡大や瘤を認めた場合で他の疾患が除外されれば本症と診断します。
- ３つの主要症状＋冠動脈病変、または３〜４つの主要症状のみ（冠動脈病変なし）でも他の疾患が除外され川崎病が疑われる場合は「不全型川崎病」と診断します。
- 血液検査では、炎症反応の上昇および血小板増多が特徴とされています。
- 冠動脈病変の確認には、断層心エコー検査が有用です。
- 早期診断・治療が功を奏することから、的確な診断が重要です。川崎病または不全型川崎病が疑われる場合は、すみやかに入院を指示するなど後送病院との連携が必要です。
- 川崎病罹患後は、定期的な心臓後遺症のフォローが必要となります。心臓後遺症を有する児には、学校生活の制限などについて専門医との連携が大切になります。

診断の手引きの改訂

2019年に診断の手引きが改訂されました（改訂６版）。改訂点は「有熱期間を問わなくなった」、「BCG接種部位の発赤が主要症状の発疹に含まれた」ことの２点です。

発熱

咳、喘鳴、呼吸困難、

嘔吐、下痢

腹痛

皮疹

けいれん

不定愁訴

エンテロウイルス感染症

アデノウイルス感染症

単純ヘルペスウイルス感染症

突発性発疹

EBウイルス感染症

インフルエンザ

A群溶血性連鎖球菌（溶連菌）感染症

急性中耳炎

尿路感染症

川崎病

図 川崎病の主要症状

❶発熱

❷両側眼球結膜の充血

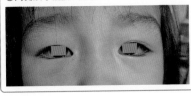

❸口唇・口腔所見：口唇の紅潮、いちご舌、口腔咽頭粘膜のびらん性発赤

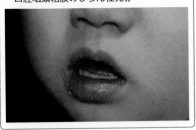

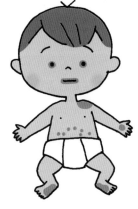

❹発疹（BCG接種痕の発赤を含む）

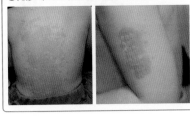

❺四肢末端の変化
（急性期）手足の硬性浮腫、掌蹠ないしは指趾先端の紅斑
（回復期）指先からの膜様落屑

❻急性期における非化膿性頸部リンパ節腫脹

写真以外の内容は、日本川崎病学会，日本川崎病研究センター，厚生労働科学研究難治性血管炎に関する調査研究班：川崎病診断の手引き 改訂第6版（2019年5月改訂）．を参考に作成
http://www.jskd.jp/info/pdf/tebiki201906.pdf（2021.12.15アクセス）

🏠 **家族からよくある質問**

「川崎病はうつりませんか？」

　川崎病は、以前は流行する年があることなどから感染症として考えられていたこともありましたが、現在は単純な感染症ではないと考えられています。「うつる病気」とは考えなくていいでしょう。

「川崎病にかかりましたが冠動脈病変はありませんでした。将来も大丈夫でしょうか？」

　川崎病は全身の血管炎であることから、冠動脈の形に拡大や瘤を認めなかったからといって絶対に大丈夫とは言い切れません。動脈硬化など成人期の冠動脈疾患を発症しやすいことも予想されますので、食生活に注意し喫煙などは控えておくことをお勧めします。

😊 **看護のポイント**

☑ 自宅での観察ポイント（特徴的な症状）をしっかり伝えておきましょう。

☑ 発熱の経過中に特徴的な症状が出てきた際には、再度受診することを指示します。

☑ 保護者のもつ強い不安に対しては、慎重にかかわっていく必要があります。

文献
1）日本川崎病学会編：川崎病学．診断と治療社，東京，2018．
2）日本川崎病学会：川崎病診断の手引き 改訂6版 作成の目的，経緯と変更点．
　　http://www.jskd.jp/info/tebiki.html．（2021.12.15アクセス）

② 咳、喘鳴、呼吸困難

1 発熱

2 咳、喘鳴、呼吸困難

3 嘔吐、下痢

4 腹痛

5 皮疹

6 けいれん

7 不定愁訴

咳、喘鳴、呼吸困難といった症状は、日常診療で非常に多いうえに、原因も１つではなく、長く続くこともあります。あわてずに様子をみてもよいときも多いのですが、診断を急ぎたいときもあります。

看護師も、診断、検査、経過観察をどのように組み立てていくのかを知ることが大切です。

咳、喘鳴、呼吸困難の状態や原因はさまざま

咳、喘鳴、呼吸困難とひと口に言っても、症状も原因もさまざまです。

咳は、乾性咳嗽、湿性咳嗽、いわゆる乾いた咳、湿った咳に分類されることが多いです。単に咳の閾値が下がってしまって出る乾性咳嗽と、鼻汁や痰などの分泌物による刺激によって起こる湿性咳嗽というように、ある程度原因を推測できます 図 表 。

> **咳の出る時間帯にも注意**
> 通常、咳は夜間のほうが目立つものですが、心因性咳嗽のように、子どもがわざとらしくこだわってする咳は、昼間にばかり目立つという特徴があります。

図 咳の性状から考える疾患

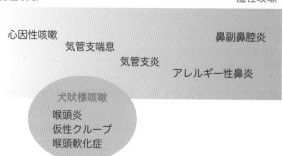

乾性咳嗽　　　　　　　　　　　　　　湿性咳嗽

心因性咳嗽　　　　　　　　　　　　鼻副鼻腔炎
　　　気管支喘息
　　　　　気管支炎
　　　　　　　アレルギー性鼻炎

犬吠様咳嗽
喉頭炎
仮性クループ
喉頭軟化症

西川龍夫：子どもの風邪−新しい風邪診療を目指して．南山堂，東京，2015：57．より引用

表 咳の種類と特徴

咳の種類	特徴	考えられる病気（病態）
コンコン	乾いた咳	かぜ症候群、百日咳
ゲホゲホ	痰がからむ咳	後鼻漏（副鼻腔炎）、肺炎、気管支炎
ケンケン	犬の吠え声 オットセイの声に似た咳	クループ症候群（急性喉頭気管支炎）
ヒューヒュー・ゼイゼイ	喘鳴	喘息、RS 感染症、後鼻漏（副鼻腔炎）

喘鳴は、呼気性喘鳴と、吸気性喘鳴に分けられます。**息を吐くときに目立つ呼気性喘鳴**は主に、喘息のような気管支が収縮したときに起こりやすい症状です。一方、**息を吸うときに目立つ吸気性喘鳴**は、クループ症候群のような喉頭を中心とした病変があるときに目立ちます。これらは程度の差はありますが、呼吸困難を伴います。

一方、喘鳴といってよいかどうか疑問ですが、乳幼児の場合は、鼻水がたまっているだけで起こる喘鳴があります。聴診器は胸にあてるので胸の音のように錯覚しがちですが、実際は鼻のほうから伝わってくる音で、鼻性喘鳴といいます。かぜ症候群でよくみられますが、いわゆる呼吸困難とは別に考えます。

診察までにしておくこと

1 トリアージ

咳、喘鳴、呼吸困難で受診した子どもが、どの程度の苦しさで、どの程度急いだほうがよいのかを判断することは、発熱時のトリアージ（p.24参照）と同様、小児科外来で働く看護師の大事な役割です。

受付の事務スタッフとも連携をとり、問診前の待ち時間でも、気になる子どもがいたら気軽に看護師に声をかけてもらったり、自ら待合室を巡回するなど、日ごろから気にかけておきたいものです。

2 問診

「おなかが痛い」と言っていたのに、じつは呼吸困難を訴えていたということがあります。また、昨日からゼーゼーしていると保護者が話したとしても、必ずしも喘鳴とは限りません。**少し前からのことをさかのぼって確認し、時系列に直してみる**と、その呼吸器症状が急に起こったのか、以前から続いていたのかで判断も変わってきますし、発熱を伴っていたとしても、それが呼吸器症状と関係がありそうかどうかも整理できます。

呼吸器症状の問診は、医師に整理された情報を提供するという意味で、看護師のスキルが非常によく反映されます。スキルのある看護師の予診をみれば、医師もそれだけで診察のポイントが絞られるといっても過言ではありません。

🙂 聴診器を活用しよう

聴診器は診察室で医師がまず当てるものと思っていませんか？ しかし、それではトリアージや問診のレベルが下がってしまいます。看護師が行う問診やトリアージにも、聴診器は活用したいものです。

🙂 パルスオキシメーターも必須

聴診器と並んでもう1つ大切なものはパルスオキシメーターです。医師の指示があってはじめて使うのではなく、日ごろから看護師も使えるツールとして準備しておきましょう。

📍 **「咳、喘鳴、呼吸困難」が主症状の疾患　掲載頁**

かぜ症候群、鼻副鼻腔炎

いわゆる普通のかぜのことですが、鼻汁と鼻閉が主症状のウイルス性疾患で、鼻副鼻腔炎のこととされています。

病態

1
発熱

2
咳、呼吸困難、喘鳴、

3
嘔吐、下痢

4
腹痛

5
皮疹

6
けいれん

7
不定愁訴

- 副鼻腔炎というと、普通のかぜとは違い、特別な疾患のように感じるかもしれませんが、特に小児では鼻腔と副鼻腔が隣接しているので、簡単に副鼻腔炎も合併してしまいます **図1**。
- 鼻炎、副鼻腔炎を起こすと、粘液がのどの後ろを伝って流れ落ち、いわゆる「後鼻漏」になります。その刺激によって咳や喘鳴が起こるのです。
- 多くは **図2** のような経過をとります。発熱は伴わないこともありますが、あるとすれば初期の2〜3日ぐらいが多いです。自然治癒しますが、咳は治まるまで3〜4週間かかることもまれではありません。

後鼻漏の合併症
後鼻漏の合併症として副鼻腔とかかわりをもつ器官である中耳に炎症が起こるのが中耳炎です。中耳炎は、咽頭副鼻腔からの炎症が耳管を通じて中耳に達したものです。

図1 子どもの副鼻腔

副鼻腔とは篩骨洞や上顎洞などの総称

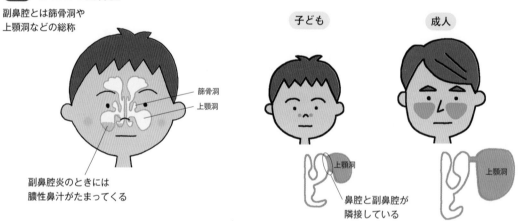

子ども　　　成人

篩骨洞
上顎洞

副鼻腔炎のときには膿性鼻汁がたまってくる

上顎洞

鼻腔と副鼻腔が隣接している

上顎洞

図2 普通のかぜ症候群の自然経過

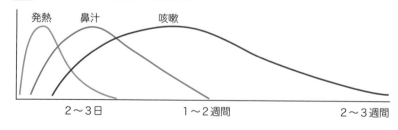

発熱　　鼻汁　　咳嗽

2〜3日　　1〜2週間　　2〜3週間

治療

- いわゆる普通のかぜに対しては、抗菌薬は使用せずに対症療法だけで経過観察をすることが基本ですが、細菌の混合感染などによって副鼻腔炎が急に悪化したときには、薬剤耐性に注意しながら、抗菌薬を投与することもあります。
- 慢性副鼻腔炎に対しては、マクロライド系抗生物質を少量長期投与する方法が、治療法の１つとして行われています。

🏠 **家族からよくある質問**

「なかなか咳がおさまりません」

「こんなに長く続いて大丈夫でしょうか？」など、不安の声を聞くことがよくあります。ていねいに耳を傾けて、よく話を聞き、患者さんに寄り添って不安感をやわらげることも看護師として大切な仕事です。

😊 **看護のポイント**

☑ 湿性の咳をみたときに、気管支や肺の疾患だけを考えるのではなく、鼻汁の量、膿性鼻汁の有無なども確認して、鼻副鼻腔炎による咳も考えましょう。

☑ 後鼻漏は、乳児では咳嗽だけでなく、哺乳力低下、不機嫌、吸気性呼吸困難、閉塞性無呼吸など、さまざまな症状を引き起こすこともあり、注意が必要です。

☑ 夜間咳で眠れないので可哀想、という家族からの訴えを聞くことがあります。枕などで頭の位置を上げて寝かせる工夫で、鼻汁ののみ込みが楽になり、安眠できることもあります。

☑ 鼻水を市販の鼻水吸引器などで吸ってあげるのが有効なことがありますが、あまりやりすぎると鼻に傷をつけたり、子どもが怖がって嫌がるので、細心の注意を保護者に促してください。

☑ 予診のときに咳の特徴をよく観察して、吸気性か呼気性か、緊急を要するかどうか、など的確に判断して医師に報告しましょう。

かぜ症候群、鼻副鼻腔炎

クループ症候群

RSウイルス感染症

マイコプラズマ感染症

細菌性肺炎

百日咳

気道異物

1
発熱

2
咳、呼吸困難、喘鳴、

3
嘔吐、下痢

4
腹痛

5
皮疹

6
けいれん

7
不定愁訴

頻度の高い疾患

クループ症候群

咽頭より少し深いところに声帯があり、このあたりに炎症が起こったものを喉頭炎と呼び、気管支にも炎症が及んでいることが多いので喉頭気管支炎と呼ばれることもあります。このなかで喉頭が狭くなり呼吸困難を伴うものをクループといいます。

原因はさまざまで、単一疾患ではないため、まとめて「クループ症候群」と呼びます。

病態・分類

1 ウイルス性クループ

● パラインフルエンザウイルスを中心にしたウイルス感染が引き金になります **図**。数日間のかぜ症状（鼻汁、咳、発熱）の後、突然犬が吠えるような犬吠様咳嗽、吸気性喘鳴、嗄声、呼吸困難を起こす急性呼吸器疾患です。

● 生後6か月～3歳ぐらいの子どもに多くみられます。

図 **クループ症候群の発症機序**

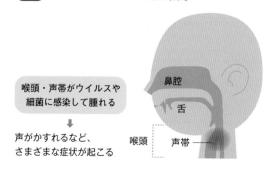

喉頭・声帯がウイルスや
細菌に感染して腫れる

↓

声がかすれるなど、
さまざまな症状が起こる

鼻腔
舌
喉頭　声帯

> 😊 **「クループ」という病名**
>
> 英語の「馬のように鳴く」という意味の動詞「croup」に由来しています。1800年代まではジフテリアによる症状と考えられていましたが、その後ウイルスが原因となるクループもあることが判明し、ジフテリアのクループと区別するために仮性クループとも呼ばれていました。

2 細菌性クループ

● ジフテリアや、インフルエンザ菌B型（Hib）、一般細菌によるものですが、予防接種が普及したおかげで、今ではほとんどみられなくなりました。しかし、ウイルス性クループよりもはるかに重症になるリスクが高いので、注意が必要です。

3 痙性クループ

● ウイルス感染ではなく、ウイルス抗原に対する何らかのアレルギー反応により突然起こり、何度も繰り返すのが特徴です。アレルギー性クループとも呼ばれています。

かぜ症候群、鼻副鼻腔炎

クループ症候群

RSウイルス感染症

マイコプラズマ感染症

細菌性肺炎

百日咳

気道異物

診断・検査

● クループ症候群に特別な検査はなく、あくまでも症状から診断する「経験診断」になります。日ごろからこの疾患に慣れておくようにしましょう。

治療

● 喉頭粘膜の浮腫に対してアドレナリン吸入が有効です。しかし数時間するとその効果は薄れて症状が再燃することもよくあるので、軽快後の観察を怠ってはいけません。

● ステロイドの内服も有効といわれています。

看護のポイント

☑ 基本的にクループは上気道の疾患であり、肺炎のような下気道の疾患ではないので、酸素飽和度は下がりません。もし、酸素飽和度が低下した症例であれば、酸素投与だけで様子をみるのは危険です。迅速に気道確保ができる準備をしておきましょう。

☑ 看護師が問診（予診）をしているときは、吸気、呼気を意識しておきましょう。

\\ここもポイント//

心因性による咳の可能性も

咳をする時間やタイミングの聞き取りはとても大切です。年長児（幼児期後半以降）で、なかなか薬物治療に反応しないクループ症候群のなかで、詳しく問診すると、眠っているときはまったく症状が出ないケースがあります。これはストレスが原因といわれる「心因性咳嗽」と呼ばれるものです。

新型コロナウイルス感染症の流行により子どもたちも多くのストレスを感じているようです。心理的なアプローチや漢方薬などで治療します。

🗣 家族からよくある質問

「心因性咳嗽は治るのでしょうか？」

心理的な問題が引き金になっているケースが多いので、親身になって相談に乗り、気長に時を待つことが大切です。自然治癒していくことが結構多いようです。

\\こんな疾患も//

喉頭蓋炎

クループに症状がよく似ていますが、非常に重篤な疾患です。インフルエンザ菌B型の感染により、喉頭蓋にサクランボ様の浮腫みができて呼吸ができなくなります。犬吠様咳嗽はほとんどなく、吸気時の呼吸困難や嚥下困難、流涎などが主な症状です。

最近では、全国的にHibワクチン接種が普及し、症例は少なくなりつつありますが、忘れてはならない疾患です。

頻度の高い疾患

RS ウイルス感染症

かつては秋から冬にかけて流行するといわれていましたが、今では1年中流行しています。また、2歳までにほぼ全員が罹患するというほどのありふれたウイルスです。

乳幼児では細気管支炎を起こしますが、年長児や成人では、ただの鼻かぜで終わることも多く、感染予防がとても難しいことも特徴です。

1 発熱

2 咳、喘鳴、呼吸困難

3 嘔吐、下痢

4 腹痛

5 皮疹

6 けいれん

7 不定愁訴

乳幼児期の病態と治療

- 肺炎や細気管支炎など、肺胞にきわめて近い部分に炎症を起こすことが多いようです。重い呼吸困難を伴う喘息様の症状をきたすことも多く、肺での酸素と二酸化炭素の交換が障害されるため、血中酸素飽和度が低下し、危険な状態になることもあります。
- 有効な治療法はなく、気管支拡張薬やステロイド薬を対症的に使用します。
- 医師の診療を受けた後に、自宅で思いのほか悪化することがあり、注意が必要です。呼吸困難が強い場合は夜間休日でも救急医療を利用しなくてはならないこともまれではありません。重症化すると酸素投与、吸入療法、補液などのほか、人工呼吸が必要になることもあります。特に乳児期前半の子どもは重症化リスクが高いので、看護には十分注意をします。

 検査の保険適用
RS ウイルスの迅速検査が健康保険でできるのは、①入院中の患者、②1歳未満の乳児、③パリビズマブ製剤（シナジス®）の適応となる場合です。

幼児期の病態と治療

- 主として喘息性気管支炎と似た症状になります。乳児期よりも軽度ですが、気管支拡張薬を投与しても、感染がからんでいるため、反応はあまりよくなく、しばしば咳や喘鳴が長引きます。
- 呼吸器症状を主症状とするかぜ症候群の原因にはなりますが、肺炎に至るまでは少ないようです。喘息の子どもがかかると、症状が一時的に悪化することもあります。学童などでは普通のかぜ（鼻水、咳など）として経過することがほとんどで、そのまま様子をみて自然治癒してしまうことも多いようです。

院内感染に注意
軽症のかぜと思われる年長児が RS ウイルス感染症であることはよくあることです。流行期には、低月齢の乳児は待合室では別室に隔離するなど工夫しましょう。

診断・検査

- RS ウイルス迅速キットが診断に役立ちます。ただし、診断ができてもインフルエンザのように特効薬がないので、直接治療には結びつきません。保護者にはその点をしっかり理解してもらいましょう。

中耳炎の合併が多い
RS ウイルス感染症は、中耳炎を合併することが多いので注意が必要です。

かぜ症候群、鼻副鼻腔炎

クループ症候群

RSウイルス感染症

マイコプラズマ感染症

細菌性肺炎

百日咳

気道異物

🔊 **家族からよくある質問**

「RSウイルスに感染した後、喘息になってしまうこともあるのでしょうか？」

すべての罹患児が喘息になるわけではないこと、発病には遺伝、家族歴、環境因子（ホコリやダニ）なども深くかかわること、必要があれば、その後もフォローしていくことなど、ていねいに説明してあげましょう。

👩 **看護のポイント**

☑ RSウイルス感染症は、比較的年齢の低い乳幼児がかかり、特に1歳未満の乳児は重症化しやすいことは覚えておきましょう。重症度をトリアージする看護力が求められます。SpO_2の測定は必須の検査として心がけ、医師に報告する習慣を身につけてください。

☑ 流行期には、近隣の保育園、幼稚園などの流行状況も参考になります。きょうだいからの感染も多いので、家庭内の子どもの症状なども、問診でよく聞いておきたいポイントです。

〝ピックアップ〟

RSウイルス感染症の予防注射薬

パリビズマブ（商品名：シナジス®）はRSウイルス感染症の予防を目的とした注射薬です。早産で生まれた子どもや、心臓疾患、呼吸器疾患、免疫不全、ダウン症などの基礎疾患があり、RS感染に対する抵抗力の弱い人を対象に行う抗体注射で、効果は十分検証されています。

〝こんな疾患も〟

ヒトメタニューモウイルス（hMPV）感染症

ヒトメタニューモウイルスは、RSウイルスと同じ仲間のウイルス（パラミクソウイルス）です。このウイルスも小児の呼吸器感染症の5～10%を占めるといわれ、気管支炎や肺炎を引き起こすことがあります。これらの呼吸器感染症を最初から見分けることはできませんが、ヒトメタニューモウイルスも迅速検査キットが使われるようになり、徐々に日常ありふれた疾患として、知られるようになりました。

ヒトメタニューモウイルスは、数日続く発熱、長引く咳が特徴です。喘鳴が目立ち、RSウイルスの症状と酷似していることもあります。また、場合によってはインフルエンザやマイコプラズマ感染症と区別がつかないこともあります。

春先3～6月ごろに流行し、RSウイルスが秋から冬に流行するのと対照的です。また、RSウイルスは主に乳児期に重症化しますが、ヒトメタニューモウイルスは、もう少し大きな年齢の子どもたちに流行するようです。

迅速検査キットは、従来は「画像診断（X線など）により肺炎が強く疑われる6歳未満の患者」が適応となっていましたが、2018年4月の改正により、聴診など理学所見で肺炎が強く疑われた場合にも適応拡大されました。

1 発熱

2 咳、呼吸困難、喘鳴、

3 嘔吐、下痢

4 腹痛

5 皮疹

6 けいれん

7 不定愁訴

マイコプラズマ感染症

学童期以降の長引く咳や、気管支喘息の症状を悪化させる原因の1つにマイコプラズマ感染症があります。本症の起炎菌は「マイコプラズマ」という細胞壁をもたない少々変わったウイルス並みの小さな細菌です。

病態

- 気道上皮に強い炎症を起こし、線毛運動の低下や上皮の剥離などの障害をもたらします。したがって、肺炎、気管支炎などに進展することも多く、咽頭炎、副鼻腔炎、クループ症候群、細気管支炎などの原因にもなります。
- 気管支喘息の増悪因子としても、知られています。
- 年間を通じて発生しますが、秋～冬に多い傾向があります。
- 年齢的には学童期に多く、それに比べて乳幼児は少ないといわれています。乳幼児は比較的軽症に経過する傾向もあるようです。
- 潜伏期は2～3週間とされ、合併症を起こさなければ、通常発症後2～4週で自然治癒します。

> **非定型肺炎**
> 肺炎を病原微生物によって分類すると、ウイルス性肺炎、細菌性肺炎（p.54）、非定型肺炎に分かれます。マイコプラズマ肺炎のほか、肺炎クラミジア、レジオネラという病原微生物が原因となる肺炎をまとめて、非定型肺炎といいます。

診断・検査

- 年長児の呼吸器感染症では、常に本症も鑑別診断として疑いながら診療を行います。発熱してすぐに疑うことは難しいので、やはり症状を経時的にみていくことが基本です。臨床症状はさまざまですが、肺炎、気管支炎の場合、はじめは発熱し、数日遅れて乾性咳嗽が出てきます。乾性咳嗽はだんだん強くなり、経過とともに湿性咳嗽に変化します。年長児は、高熱が続くことも多いので、マイコプラズマ感染症を疑うことは比較的容易ですが、乳幼児は発熱しないこともあり、普通のかぜとあまりかわらないこともあります。
- 迅速検査キットがあるので、日常診療には有用です。
- 早く診断することも大切である反面、自然治癒する疾患であることも念頭におき、子どもの症状に合わせて対応していきます。

治療

- マクロライド系抗菌薬を使用しますが、近年問題になっているマクロライド耐性菌には、トスフロキサシンや、テトラサイクリン系抗菌薬（乳幼児には禁忌、歯芽黄染に注意）が選択されます。

かぜ症候群、鼻副鼻腔炎

クループ症候群

RSウイルス感染症

マイコプラズマ感染症

細菌性肺炎

百日咳

気道異物

看護のポイント

☑ 過去の経験から、わが国ではオリンピックの年ごとに流行するといわれています。事実、最近では、2012年、2016年に大流行しました。感染症流行情報などこまめにチェックして、看護に役立てましょう。

☑ マクロライド耐性肺炎マイコプラズマ症（抗菌薬を服用しているのに改善しない）の出現で、本人および家族も症状が改善せず、気持ちがあせっていることがあります。はじめてこの病気の名前を耳にする保護者も多く、咳も長引くので、さらに心配になるようです。医師の診断や治療を信じて、適切に抗菌薬を使えば、ほとんどすみやかに改善することを説明しましょう。

☑ 本症の診断が難しいのは、正確な特異的診断法がないからです。病歴やその症状から積極的に疑うことも重要です。

ちょっとひと息

咳は大人でもつらいもの

　筆者も医学生時代この病気にかかり、1か月近く咳が止まりませんでした。たぶん「マクロライド耐性マイコプラズマ症」だったのでしょう。少しでも喋ろうとすると、咳き込んでまったく会話ができず、とてもつらい思いをしました。夜の睡眠も妨げられたことを覚えています。当時マクロライド耐性によく処方されたミノマイシンに残念ながら薬剤アレルギーがあり、服用することができませんでした。

　この病気の「咳」は患者さんにとって、日常生活に大変な支障をきたします。看護するときはこの点をよく理解してあげてください。

細菌性肺炎

肺炎とは、経口、経鼻、経気道的にさまざまな病原体が侵入し、肺に感染して炎症が起こった状態です。肺炎の病原体は多種多様ですが、なかでも細菌による肺炎（細菌性肺炎）は重症化するリスクが高く、注意が必要です。

病態

● 呼吸器の解剖学的構造は、気管、気管支、細気管支、肺胞、間質から構成されていますが、肺胞に炎症が及んだものが一般的な肺炎です。肺胞と肺胞の間の間質に炎症が起こった場合は間質性肺炎として区別されます **図**。

図 呼吸器の構造と細菌性肺炎

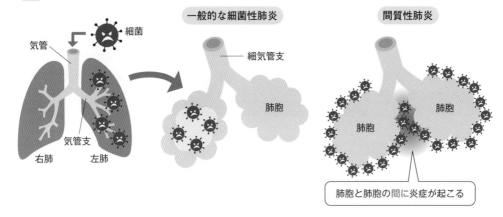

● 乳幼児や高齢者がかかると、致死的な経過をとることがあります。
● 細菌性肺炎の主な病原体は、肺炎球菌、インフルエンザ桿菌、ブドウ球菌です。肺炎球菌やインフルエンザ桿菌は、保育園や幼稚園などの集団生活の場で感染し、多くの子どもの鼻やのどの奥に、発病しないまま保菌されていて、体力や抵抗力が落ちたときなどに突然発症し、肺炎だけでなく、髄膜炎などの他の合併症を起こすこともあります。
● はじめは感冒様症状（咳、鼻汁、発熱）から始まり、徐々に状態が悪化して膿性の痰を伴う咳や長引く発熱、食欲低下、倦怠感、睡眠障害や呼吸困難などが起こり、日常生活が著しく障害されます。

診断・検査

●診断はX線検査、CT、血液検査などで行います。X線検査ではっきりわからないときに、CTで診断がつくことがあることを覚えておくとよいでしょう（例：結核菌による細菌性肺炎）。

治療

●起因菌となる病原菌に対して、感受性を考慮して、最も有効な抗菌薬の投与が基本です。

😊 看護のポイント

☑ 点滴などの治療は恐怖心も強いので、できるだけメンタルサポートをしてあげましょう。

☑ 一定期間抗菌薬を使うため、その副作用で下痢になり、おむつかぶれなどの合併症もよく起こします。家族からも症状をよく聴いて、気がついたら医師には迅速に伝えましょう。

☑ 肺炎球菌、Hibワクチン未接種で肺炎になってしまった場合、再び同じことを起こさないように、ワクチンをできるだけ早く接種するように保護者に勧めましょう。本人だけでなく、きょうだいがいれば、一緒に接種歴をチェックしておきます。

＼ここにも注意／

心不全でも咳が出ることがある

本章では、咳、呼吸困難が生じる病態で頻度の多い疾患について解説していますが、外来で出会う頻度は少ないものの頭の片隅においてほしい病態に「心不全」があります。

心不全は何らかの原因により、心臓のポンプ機能が低下することで起こります。さらに病態が進んで、肺うっ血（肺の血管に血液がたまる状態）になると、呼吸することが苦しくなり、もっと進行するとピンク色の泡沫状の痰を出したりします。

仰臥位になると苦しくなるので、喘息の発作時と同様に上半身を起こしたほうが楽になるという特徴もあります。運動誘発喘息に似ていることもあるので、以上のような症状があったら、喘息と間違えないように注意してください。

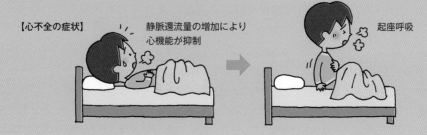

【心不全の症状】　静脈還流量の増加により心機能が抑制　→　起座呼吸

かぜ症候群、鼻副鼻腔炎

クループ症候群

RSウイルス感染症

マイコプラズマ感染症

細菌性肺炎

百日咳

気道異物

頻度の高い疾患

百日咳

百日咳菌による感染症です。ワクチンで予防できますが、乳幼児だけでなく、青年や成人の感染が話題になるなど、長引く咳の原因のトップクラスにランクされています。

病態

- 典型的な百日咳の症状は、特にワクチン未接種の乳幼児でみられます。
- 最初は普通のかぜ症状ですが、しだいに激しい咳が止まらなくなります。その後、発作性の咳が5〜10回以上途切れなく続いた後、連続的な咳込み（スタッカート）で呼吸が苦しくなり、息を吸うときに笛のような音を出すという、特徴的な症状（レプリーゼ）を繰り返します。
- 百日咳のさまざまな症状は、気道粘膜に菌が感染後、それが産生する毒素によって引き起こされます。
- 成人や、小児でもワクチンを接種していると、典型的な症状はみられないことが多くありますが、長引く咳の原因として常に念頭においておきたい疾患です。

百日咳特有の咳を見逃さない！

息を吸うときに大きな努力をするので、声門を通過する空気が笛の音のように聞こえます。
疑わしい子どもがいたら、まず「母子健康手帳」で予防接種歴を確認しましょう。

治療

- マクロライド系抗菌薬が有効です。出席停止期間の基準として、特有の咳が消失するまで、または5日間の適正な抗菌薬療法が終了するまでと決められています。

😊 **看護のポイント**

☑ 家族歴の問診は大切です。百日咳にかかった父親、母親、きょうだいから子どもが感染する危険性はかなり高いとの報告が多数あります。家の中で激しい咳をしている人がいないかということも問診では確認しておきましょう。

☑ 生後3か月になったらワクチンを接種するよう、日常の看護で啓蒙しておくことも大切です。生後6か月未満でワクチン未接種、特に3か月未満のワクチン開始前の乳児は、重症化する危険性があり、入院率、死亡率ともに高くなります。

\\\知っておきたい///

百日咳ワクチンの効果の持続

　最近、小学校高学年から、思春期および成人の百日咳がとても増えています。理由は、以前使用していた「全菌体ワクチン」の副作用が問題になったため、改良された「無細胞ワクチン」を1981年から採用していますが、このワクチンは副作用が少ない代わりに、免疫効果持続期間が短いので、数年経つと抗体の力が落ちてしまいます。低下した抗体をもう一度高めるために、小学校入学前に百日咳ワクチンを含む「三種混合ワクチン」（p.13参照）の接種を日本小児科学会では勧めています。

1 発熱

2 咳、喘鳴、呼吸困難

3 嘔吐、下痢

4 腹痛

5 皮疹

6 けいれん

7 不定愁訴

鼻副鼻腔炎、 かぜ症候群、

クループ症候群

RS ウイルス 感染症

マイコプラズマ 感染症

細菌性肺炎

百日咳

気道異物

気道異物

幼児期前半の1〜2歳ごろの長引く咳の原因として、気道異物の存在は常に念頭におく必要があります。気道が閉塞されると生命にかかわるため、緊急の対応が必要な疾患です。

病態

● 1〜2歳ごろの長引く咳の原因として多くみられます。異物の例として、低年齢ではピーナッツなどの豆類、年長児では歯科補綴物や玩具などが多く、その他ブドウやプチトマト、パンなどにも注意が必要です。

● 突然の喘鳴や咳嗽によって発症し、喉頭や気管に嵌頓して気道が閉塞され生命にかかわることもあります。しかし、ある程度通気が可能な大きさや形状のものは、早期に診断されにくく、咳嗽や喘鳴を主訴としてそのまま慢性の経過をたどる場合もあります。

直径39mm までは要注意

子どもは意外に大きなものを飲み込んでしまいます。直径39mm の筒（チャイルドマウス）に入るものは何でも誤嚥、誤飲の原因になります（p.213参照）。

治療

● 呼吸困難を起こしているような気道異物が疑われたら、すみやかに救急対応をとります **図** 。

図 窒息に対する初期救急

意識のある乳児

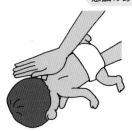

腹臥位にし、頭部は胸部より少し下げ、手で子どもの顎を持つ。そして乳児の肩甲骨間を手掌で数回強くたたく。

意識のある幼児

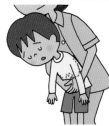

救助者は子どもの背後に回り、片手のこぶしを剣状突起の下にあてがい、もう一方の手でこれを覆い、両手で強く腹部を内側上方に5回ほどすばやく突き上げる。

看護のポイント

☑ 2歳ごろまでは何でも口に入れてしまいます。誤嚥、誤飲に気をつけるように、日ごろから保護者に指導しておくことが大切です。

☑ 気道異物が咳の原因になることは、日ごろ子どもをみている看護師として、常に気にかけておきましょう。咳き込み発症時の状況をできるだけ詳しく聞き出すことが大切です。

☑ 緊急時の救命処置（p.218参照）などのトレーニングも積んでおきましょう。

③ 嘔吐、下痢

1
発熱

2
咳、喘鳴、
呼吸困難、

3
嘔吐、
下痢

4
腹痛

5
皮疹

6
けいれん

7
不定愁訴

日常の小児科外来診療で子どもが嘔吐や下痢を訴えて来院することはよくあります。嘔吐と下痢を同時に訴えて来院することもありますが、嘔吐のみあるいは下痢のみのこともよくあります。嘔吐と下痢がある場合はまず急性胃腸炎（嘔吐下痢症）を考えますが、初診時にこれらの症状がそろっていることはそう多くありません。嘔吐のみの場合は急性胃腸炎や急性虫垂炎などの消化器疾患以外に髄膜炎や心疾患などいろいろな疾患を念頭におかなければなりません。

診察までにしておくこと

　保護者は子どもが突然吐いてぐったりすると動揺し、下痢がひどいと脱水症状ではないかと心配します。嘔吐以外に発熱、腹痛や下痢などの随伴症状に注意し、一般状態を見きわめながら、できるだけ不安を軽減して診察までの時間を過ごせるよう心配りをすることが大切です **図1**。

図1 嘔吐したときの対応の流れ

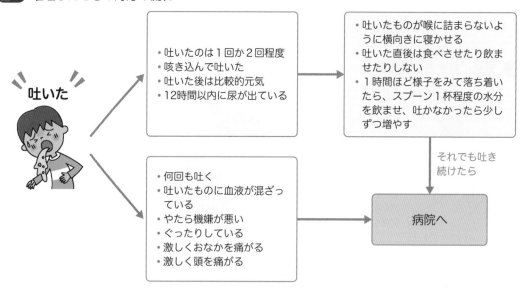

１ トリアージ

　嘔吐や下痢で来院した子どもをトリアージする際に重症度を判断するには、まず子どもが比較的元気かどうか、食欲はどうかなどの一般状態を観察することが重要です。このためには日ごろからみている保護者の訴えがとても参考になります。いつもの様子とどれだけ違うか、水分は十分とれているか、尿は出ているかなどは大切な情報です。顔色が悪い、ぐったり

して立てない、歩けない、しゃべれないなどの状態であれば、急いで診察を受ける必要があります。

また、まわりの流行状況や予防接種が済んでいるかなどを聞くこともトリアージの1つです。

2 問診

冬から春にかけて嘔吐、下痢を訴える疾患で年齢を問わず最も多いのは急性胃腸炎であり、診断はそう難しくありませんが、ときに腸重積症や急性虫垂炎など緊急を要する疾患の随伴症状として吐いたり下痢したりすることもあり、腹痛や血便の有無を確認します。

初発症状が嘔吐のみの場合も、季節や流行状況によっては急性胃腸炎（p.61）を第一に考えますが、髄膜炎（p.105）やアセトン血性嘔吐症（p.66）などもあり、吐物の性状、発熱や頭痛の有無についても確認します。

3 検査

診察前にできれば尿を採取して、潜血反応やケトン体を検査し、保護者が持参した便があれば性状や色はどうか、血便はないかみておくことも大切です。

院内感染防止対策

急性胃腸炎の主な原因はノロウイルスやロタウイルスですが、吐物や糞便には大量のウイルスが含まれており、院内での感染を防ぐことが大切です。

嘔吐や下痢を訴えて来院した子どもには、あらかじめ嘔吐用の容器（小さなバケツやビニール袋など）を渡しておくとよいでしょう。

吐物やおむつの処理の仕方は、基本的には院内と家庭での対応策は同じです。ノロウイルスは乾燥すると空中に舞い、これが口に入って感染することがあるので、吐物や糞便は乾燥しないうちに床などに残らないようすみやかに処理をします 図2 。また処理した後はウイルスが室内に残らないよう十分に換気することが重要です。

図2 感染防止対策の例

吐物・おむつの処理の仕方

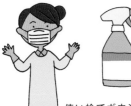

ウイルスが飛び散らないように、静かに拭き取る。床に付着した汚物は次亜塩素酸ナトリウム0.1％で拭き取る。

汚物を入れたビニール袋は、しっかり密封して処分する。

使い捨てガウン、手袋、マスクを使用する。

家庭内感染の予防

手洗い・うがいが重要！

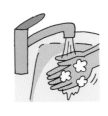

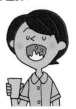

🔺 **家族からよくある質問**

「嘔吐下痢症ですが、いつから保育所や幼稚園に行けますか？」

嘔吐・下痢などの症状が治まり、普段の食事ができること（保育所における感染症対策ガイドライン2018年改訂版：厚生労働省）とありますが、症状が消失した後もウイルスの排泄は2〜3週間ほど続くので、便やおむつの取扱いに注意が必要です。

〆 **おさえておこう** 〆

保護者がホームケアで知りたいこと

くまがいこどもクリニックで急性胃腸炎と診断した子どもの保護者に、ホームケアで知りたいことを聞いたところ、水分のとり方や食事について知りたいと答えた人が多くいました。ホームケアは具体的な説明が必要で、リーフレットなど視覚に訴えるツールを用いると、理解が深まります。

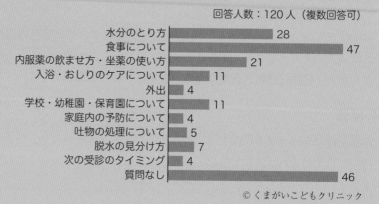

●保護者がホームケアについて知りたいこと

回答人数：120人（複数回答可）

水分のとり方	28
食事について	47
内服薬の飲ませ方・坐薬の使い方	21
入浴・おしりのケアについて	11
外出	4
学校・幼稚園・保育園について	11
家庭内の予防について	4
吐物の処理について	5
脱水の見分け方	7
次の受診のタイミング	4
質問なし	46

©くまがいこどもクリニック

〆 **ここもポイント** 〆

咳による嘔吐

新生児期に限らず、子どもは胃から食道への逆流防止機能が十分に発達していないので、ちょっとした刺激でよく吐きます。

咳もその刺激の1つですが、咳き込んで吐いた後、けろっとしているようであれば大きな心配はいりません。咳が鎮まれば咳による嘔吐もなくなるのですが、咳を無理に抑えることは病気を治すことではないので、咳止めはあまり使わないことを説明しましょう。咳がひどくて頻回の嘔吐があり水分や食事がとれない場合は、制吐薬を使うこともあります。

📍 **「嘔吐、下痢」が主症状の疾患　掲載頁**

左側タブ：
1 発熱
2 咳、呼吸困難、喘鳴、
3 嘔吐、下痢
4 腹痛
5 皮疹
6 けいれん
7 不定愁訴

頻度の高い疾患

急性胃腸炎（ウイルス性、細菌性）

小児科外来では、いわゆる「かぜ」に次いで多い疾患です。嘔吐、下痢や発熱が主な症状ですが、ときに血便を見ます。ロタやノロなどのウイルスによるものと、カンピロバクターなどの細菌によるものがあります。原因の診断も大切ですが、まずは脱水症状を評価し対応することが重要です。

病態

- ウイルスや細菌などの病原体を含んだ水や食物を摂取することによって起こる感染症です。
- 冬に多く、毎年10月ごろ〜3月ごろまで流行します。
- 嘔吐、下痢や発熱が主な症状ですが、ときに血便を見ます 図 。
- ロタやノロなどのウイルスによるものでは灰白色や薄い黄色の水様便を伴うことがよくあります 図 。
- カンピロバクターなどの細菌によるものでは、強い腹痛や粘血便を伴うことがよくあります。
- わが国では生活環境の改善、栄養状態の向上や治療法の進歩によって軽症化してきていますが、発展途上国ではまだまだ死亡の主要原因であり、年間約50万人以上の子どもが亡くなっているといわれています。

図 急性胃腸炎の便の特徴

ロタウイルス胃腸炎

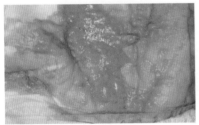

米のとぎ汁様の白色水様便

カンピロバクター腸炎

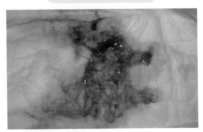

粘液便に血液が混入する。

診断

- ウイルス性胃腸炎の場合は、突然、吐き始め（多いときは10回以上）、続いて水のような下痢（灰白色や薄い黄色）になり、熱が出ることもあります。

- 粘液便に血液が混じる場合は細菌性を疑って便細菌検査をします。
- 学校、幼稚園や保育所での流行状況がとても参考になりますし、家族に同様の症状の人がいないか、確認します。
- 原因の診断も大切ですが、それ以上に脱水症状を評価することが重要です 表 。最も大切なのは体重減少の程度です。また、ぐったりして元気がない、顔色が蒼白、尿量が減少、目が落ち窪む、手足が冷たいなどの状態であれば、急いで治療する必要があります。
- 鑑別すべき疾患として、腸重積症、腸閉塞、急性虫垂炎、髄膜炎、尿路感染症、敗血症や頭部外傷などが挙げられます。

表 脱水の見分け方

	体重減少	症状
軽症の脱水	0〜5%	脈は正常か増加、尿量の減少、のどの渇き、身体所見は正常
中等症の脱水	5〜10%	頻脈、尿量減少、落ち着きがないか無気力、眼や大泉門が落ち窪む、涙が減る、口腔粘膜が乾燥する、皮膚ツルゴールがやや低下する、四肢は冷たく、青白い
重症の脱水	10%以上	末梢の脈は速くて弱いか触れない、血圧低下、無尿、眼や大泉門は著しく落ち窪む、涙が出ない、口腔粘膜乾燥、皮膚ツルゴールの低下、四肢は冷たく、まだら模様

検査

- 便中ノロ、ロタやアデノウイルス抗原検出検査キットにより迅速診断ができます。
- 細菌性胃腸炎を疑う場合は、原因菌によって治療法が異なるため、便中細菌培養同定、薬剤感受性の検査を実施することが多いようです。
- 脱水の程度や水電解質の異常を知り、治療方法を選択するため血液や尿検査をすることもあり、他の疾患を鑑別するためにこれらの検査に加えてエコー(超音波検査)やX線検査が必要なこともあります。

治療

- ウイルス性胃腸炎は約1週間の経過で自然治癒しますが、この間に脱水を起こさないように対応することが大切です。
- 小児科外来での治療法には、経口補水療法（oral rehydration therapy：ORT、p.64)、輸液療法、それに食事療法と薬物療法があります。
- 嘔吐は多くは1〜2日で治まりますが、吐き気（悪心）が強い場合は吐き気止めの坐薬を使うこともあります。
- 下痢は病原体を体外に出そうとする防御反応ですので、下痢止めは原則として使用しません。

ウイルスの種類は重要？

急性胃腸炎と診断した後、保護者から「原因はノロウイルスかロタウイルスか、検査してほしい」といわれることがよくあります。しかし、ウイルスの種類によって治療が変わるわけではありません。ノロウイルスやロタウイルスに効く薬はなく、嘔吐の回数や脱水症状の有無など症状が重いかどうかを見きわめたうえで、症状に見合った対応をすることが重要です。

1 輸液療法

- 脱水が強いときや吐き続ける場合は、外来での輸液療法や入院治療が必要になることもあります。

2 食事療法

- 嘔吐が止まり食欲が出てくれば、年齢に合った通常の食事を開始します。
- 乳児の場合は、通常どおり母乳やミルクを飲ませます。ミルクを薄める必要はありません。
- 最初は1回量を少なくし、回数を多く与えます。
- みそ汁、野菜スープなど塩分の入った飲み物を優先します。
- 脂っこいもの、冷たいもの、糖分の多いものは避けるのが安全です。

3 薬物療法

- ウイルス性腸炎に対しては、ビフィズス菌製剤（ラックビー®、ビオフェルミン®）や酪酸菌製剤（ミヤBM®）などの整腸薬を使用します。これらは腸内細菌叢を改善させ下痢などの回復を早めるとされています。
- 細菌性腸炎であっても抗菌薬を必要としないこともあります。

集団生活の可否

学校、幼稚園や保育所など集団生活の可否については、以下に従うよう伝えます。

【文部科学省による学校感染症の出席停止期間】
感染性胃腸炎：嘔吐・下痢が消失し、全身状態がよければ登校可

【厚生労働省による感染症の登園基準】
ウイルス性胃腸炎：嘔吐・下痢などの症状が治まり、普段の食事ができること

制吐薬の副作用

制吐薬であるドンペリドン（ナウゼリン®）やメトクロプラミド（プリンペラン®）は、手足のふるえなどの錐体外路症状やショック症状を起こすことがあります。

看護のポイント

- ☑ 急性胃腸炎は急に発症し症状が多彩であるため、対応する看護師の役割は重要です。
- ☑ 心配ごとに対して気配りしながら、水分や食事の摂り方などのホームケアについて保護者の理解度に合わせ、ゆったりした態度で話します。
- ☑ 家庭内での感染防止対策についてもしっかり説明することが大切です。
- ☑ 次回の罹患時に家庭でも対処できるよう、家庭看護能力の向上に努めましょう。

こんな疾患も

病原性大腸菌感染症と溶血性尿毒症症候群

　病原性大腸菌には、ベロ毒素を産生し出血を伴う腸炎や溶血性尿毒症症候群（HUS）を起こす腸管出血性大腸菌と呼ばれる菌があります。

　ときに合併症として高度の血小板減少、溶血性貧血、腎機能障害などの重篤な状態をきたす溶血性尿毒症症候群を引き起こします。血便や強い腹痛があり病原性大腸菌感染症が疑われる場合は、家庭で出血傾向がないか、顔色は悪くないかなどについて観察するよう保護者に伝えます。

脱水の評価と治療

小児の経口補水療法

1 病歴を確認する

ウイルス性の胃腸炎を疑う場合、既往歴では生後2か月でのロタウイルスワクチン接種の有無、現病歴では2日前後の保育園などでの胃腸炎の流行、家庭内での生の貝類の摂取などを聞きましょう。

血液、粘液が混ざった便、生や加熱不十分の肉類の摂取後5日前後での症状出現があれば、感染型細菌性腸炎も考えましょう。

症状が重症の場合、小児外科的疾患、急性虫垂炎と腸重積も考慮しておきましょう。

2 臨床的な小児の脱水評価

臨床症状や徴候により患児の脱水レベル評価を行いましょう（p.62表参照）。特に精神状態や意識レベルの低下、心拍数の増加、末梢循環の低下は重度の脱水の徴候です。毛細血管再充満は簡単に行える手技で、4秒を越えて爪の色が戻らなければ重度脱水です。血管確保や病因検索が必要です。

重度の脱水ではないと判断できれば、ただちに経口補水療法（oral rehydration therapy：ORT）を開始しましょう。開発途上国でコレラの下痢による脱水症で多くの子どもが亡くなっていましたが、ORTによって死亡率が劇的に減少しました。

3 経口補水療法（ORT）の方法

脱水がないか、あっても軽度であれば、嘔吐が治まるまで数時間絶食させ、少し治まったら経口補水液（oral rehydration solution：ORS 図 ）をゆっくり飲ませます。ORSを飲み嘔吐がなければ、徐々に1回量を増やしていきます。ORSは砂糖と食塩水を混ぜて水に溶かしたもので、主に急性胃腸炎（p.61参照）の脱水症の治療に用います。

❶ 少量ずつ（10mL程度）経口補水液（ORS）を約5分ごとに与える。

❷ 4時間程度で約50mL/kg（約500mL）補えば、かなり元気になる。その後は年齢にあった消化のよい食事を再開する[1]。

嘔吐が強い場合はごく少量（5mL）から始めたり、乳児ではスポイトを使って飲ませる方法もあります。家族が飲ませるのが難しいときは、看護師などが実際に飲ませてみせると、体が必要としているのかORSをおいしいと感じるのか、かえって欲しがることも多々あります。嘔吐が治まったことが確認できれば、欲しがるだけ自由に飲ませます。

どうしてもORTが難しい場合は、繊維が少ない糖分を含んだジュースと、塩分の入ったコンソメスープのようなものを交互に摂ってもらうのも方法の1つです。

図 経口補水液（ORS）の作り方

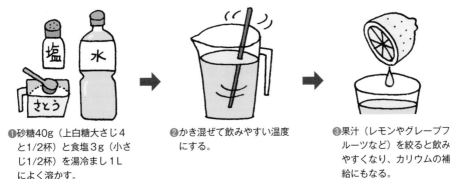

❶砂糖40g（上白糖大さじ4と1/2杯）と食塩3g（小さじ1/2杯）を湯冷まし1Lによく溶かす。

❷かき混ぜて飲みやすい温度にする。

❸果汁（レモンやグレープフルーツなど）を絞ると飲みやすくなり、カリウムの補給にもなる。

市販の経口補水液を利用する方法もある
（代表的な商品：オーエスワン®（OS-1）、アクアライトORS）。

4 ORTがうまくいかないとき

ORSを投与してもよくならない場合があります。ロタウイルスやノロウイルス感染症の重症例では、腸管の麻痺性イレウスを生じ、胆汁の混じった黄色い嘔吐液を吐き続けます。ただちに血管を確保し経静脈輸液へ変更し、あわせて病因の検索も進めましょう。

5 病因検索には腹部エコーが有用

ウイルス性腸炎では小腸の腸管が輪切り状に、中に黒い腸液がたまっているのが見えます[2]。カンピロバクターやサルモネラ腸炎では結腸の粘膜のヒダの肥厚が見られます。O-157などの出血性腸炎では結腸の粘膜全層の著しい肥厚があり内腔が見えないことが多いです[3]。

外科的疾患の腸重積ではtarget signが見られます。虫垂炎はエコーで診断されることもありますが、できない場合があり、繰り返しエコー検査する、腹部CTを行うこともあります。

> 🗣 **家族からよくある質問**
> **「健康増進や脱水予防のため、日ごろから経口補水液を飲んでもいいですか？」**
> 必要ありません。経口補水液は脱水時に水分・電解質をすばやく補うためのもので、健康増進や脱水予防にはなりません。

文献

1) King CK, Glass R, Bresee JS, et al. Management acute gastroenteritis among children: oral rehydration, maintenance, and nutrition therapy. *MMWR Recomm Rep* 2003; 52 (RR-16): 1-16.

2) 内田正志：小児腹部エコー　ウイルス性胃腸炎の腸はどのように見えるのか？日経メディカル　2019/01/29
https://medical.nikkeibp.co.jp/leaf/mem/pub/series/gazounokihon/201901/559378.html（2021.12.1アクセス）

3) 内田正志：小児腹部エコー　細菌性腸炎の特徴的所見は何か？日経メディカル　2019/02/05
https://medical.nikkeibp.co.jp/leaf/mem/pub/series/gazounokihon/201902/559405_2.html（2021.12.1アクセス）

アセトン血性嘔吐症（周期性嘔吐症症候群）

古くは自家中毒症という病名でしたが、食中毒とまぎらわしいこともあって、この病名はほとんど使わなくなりました。最近では血中のケトン体（アセトン体）が増えることからアセトン血性嘔吐症と呼びますが、嘔吐などの症状が繰り返し（周期的に）起こることから、周期性嘔吐症症候群ともいいます。嘔吐を繰り返すことが最大の特徴です。

1 発熱

2 咳、喘鳴、呼吸困難

3 嘔吐、下痢

4 腹痛

5 皮疹

6 けいれん

7 不定愁訴

病態

- 3〜8歳ぐらいの子どもに多い疾患です。
- 食中毒などのはっきりした原因がないのに、突然何回も嘔吐します。
- 顔色が悪くなり、元気がなくぐったりし、腹痛を訴えることもあります。
- 心理的あるいは身体的なストレスや緊張が引き金になったり、前日の夕食をとらなかったりした翌日に起こります。
- 尿検査でケトン体が陽性になり、ときには低血糖をきたします。発作のないときは正常です。

血中ケトン体の測定

尿が採れずにケトン体が測れないことがありますが、糖尿病患者用の血中ケトン体自己測定器を使うと、指に針を刺した血液で簡単に血中ケトン体を測定できます。

診断・検査

- 特異的な検査はなく、臨床症状と嘔吐の特徴、尿中ケトン体が陽性、そして器質的疾患がないことで診断します。

重症例の検査

重症例では血中アンモニアやピルビン酸測定、血中アミノ酸や有機酸分析などの検査もすることがあります。

治療

- 軽症例では無治療あるいは制吐薬で軽快します。
- 中等症以上では輸液や入院を必要とすることがあります。

看護のポイント

☑ アセトン血性嘔吐症は急に発症し嘔吐を繰り返し、子どもはぐったりするため保護者の心配も大きく、看護師の対応が重要です。

☑ 嘔吐は繰り返し起こるので、初回の発症時にしっかり説明をしておくことが大切です。その結果、次回発症したときに保護者が家庭できちんと対処できるようになり、家庭看護能力の向上につながります。

肥厚性幽門狭窄症

乳児によくみられる疾患です。幽門筋（胃の出口の筋肉）が肥厚することにより、ミルクや母乳など嚥下したものが胃に停滞してたまっていき、胃がいっぱいになると激しく嘔吐します。外科手術の適応になります。

病態

- ●激しい嘔吐が主症状です。
- ●生後2、3週ごろ〜3か月ごろまでの乳児にみられます。
- ●胃の出口（幽門）の筋肉（幽門筋）が肥厚しているため **図1**、飲んだミルクがその先の十二指腸に行かず、胃の中に停滞します。
- ●胃がミルクでいっぱいになると噴水状に大量に嘔吐します。
- ●嘔吐がひどいので体重が増えないばかりか減少することもあります。
- ●第1子で男児に多いのですが、女児や第2子以降にもみられます。

診断・検査

- ●体重増加不良や脱水徴候などがあり、疑いが強くなれば超音波検査 **図2** をして診断します。

図1 幽門狭窄のイメージ

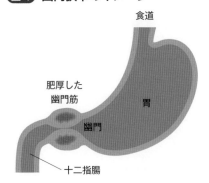

食道

肥厚した
幽門筋

胃

幽門

十二指腸

図2 肥厚性幽門狭窄症の腹部超音波画像

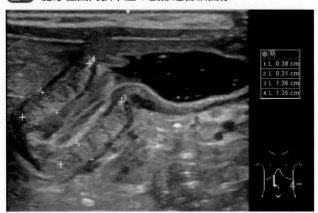

向かって右側に液体が貯留した胃があり、胃に連続して左側に肥厚した幽門像を描出する。
画像提供：片山哲夫先生

治療

- 脱水があれば点滴で補正をします。
- 根本的な治療法として、手術による方法と硫酸アトロピンという薬を静脈注射して治療する方法があります。
- 手術方法は肥厚した幽門筋を一部切開します（ラムステッド法の手術）。一般的にはそう難しい手術ではありません。
- 最近では美容的な面から臍部弧状切開法（へそのまわりを弧状に切開し、手術痕を目立たなくする手術方法）や、内視鏡を使って幽門筋を拡げる鏡視下手術が行われています。
- 硫酸アトロピン静注療法は、硫酸アトロピンという薬を静脈内に投与することにより幽門筋を弛緩させて治しますが、手術に比べて入院期間が長く効果は不確実であるとされています。
- どちらの治療方法を選択するかは専門医と相談しながら決めます。

 ラムステッド法の手術
肥厚した筋肉を切開し、胃の出口の通過をよくします。通常は手術翌日から吐きにくくなり栄養状態も改善します。

☺ 看護のポイント

- ☑ 診断が確定するまで何日もかかることがあり、外来で経過をみる場合は、母乳やミルクの飲み具合、嘔吐の回数や程度、機嫌はいいか、体重は増えているかなど、次回来院するまでに家庭で注意すべき点について、家族の心をやわらげるような説明をしましょう。
- ☑ 特にこの時期は、マタニティブルーに陥りやすく、この疾患は母親の責任ではないことを話し、父親や祖父母の協力が得られるよう家族にアドバイスすることが必要です。
- ☑ 次回来院時には、嘔吐の回数や程度を聞いて体重を測り、皮膚や口唇の乾燥など脱水徴候はないか観察します。

\\おさえておこう//

新生児期の嘔吐

　この時期は食道下部の括約筋が未発達で、飲んだ母乳やミルクが胃から食道へ逆流しやすく、げっぷに伴って、あるいは飲みすぎなどのときに吐きます。

　吐く回数や程度が強くても、吐いたあと、けろっとしてまた欲しがるようであれば、まずあわてることはありません。何日も続けて吐いていても、機嫌が悪くなく食欲があればそのまま様子をみてかまいませんが、1〜2週ごとに体重の増え方をチェックしましょう。

　機嫌が悪い、熱がある、飲みが悪い、呼吸が苦しそう、便が出ずおなかが張っているなどの症状があれば、翌日に受診するよう伝えます。

1 発熱

2 咳、喘鳴、呼吸困難、

3 嘔吐、下痢

4 腹痛

5 皮疹

6 けいれん

7 不定愁訴

4 腹痛

腹痛は、一般小児科外来で受診する子どもの多くは軽症です。約5～10%が訴えるといわれています。多くみられるものは、便秘症、胃腸炎、嘔吐下痢症、尿路感染症などがあります。なかには、器質的疾患でない心理的な要因のこともあります。

ときに急性腹症の重症疾患も隠れていることがあり、緊急を要することがあるため注意が必要です。トリアージ（子どもの状態の把握）、問診がとても大切なポイントになります。心理的な要因では、家族のことや学校、園での状況に対しても話を聞いて確認します。

診察までにしておくこと

腹痛の主訴のときに、まず、子どもの状態をみることが大切です。その後、バイタルサインをとり、問診をし、医療スタッフ間でしっかり連携しましょう。

1 トリアージ

顔色や顔つき、痛みがひどくて立っていられない、腰を曲げている、歩く姿勢がいかにも痛そう、冷汗などの確認をします 表。

大切なことは、緊急性があるかどうかです。全身状態が悪く、腹痛が強く苦悶な表情であれば、至急医師への連絡が必要です。

2 問診

周囲の感染症の状況、食事歴、アレルギー歴、本人への声かけで、意識レベルの状態と痛みの程度の把握に努めます。便秘による腹痛も多いです。便の状態についても詳しく聞きましょう。

3 触ってみる

手を触って、冷汗がないかをみます。脈をとり、**頻脈、徐脈、低血圧の**サインを見逃さないようにしましょう。

> **排便の確認**
> 「うんちは出ていますか？」という質問に保護者は、あまり考えずに「はい。出ています」と答えることがあります。しかし、十分な量の便が出ていなかったり、排便時間が長かったりと、便秘の徴候がある場合もあります。食事量と併せて問診するとよいでしょう。

表 腹痛を主訴にしているのに、嘔吐、下痢がないとき対応に注意すべき疾患

- 紫斑病、IgA血管炎（足の発疹、関節痛）
- 起立性調節障害（立ちくらみ、車酔い、頭痛、朝起き苦手）
- 鼠径ヘルニア（鼠径部の確認）
- 睾丸捻転（睾丸の腫れ、色調の変化）
- 気管支喘息（既往や咳、喘鳴の有無）
- 肺炎（熱と咳の症状）
- ナットクラッカー（突発的な血尿）

4 診察

　診察はクリニックによっても異なりますが、ベッドの上で行われることが多いです。膝を曲げて、おなかに力が入らないように、声かけするとよいでしょう。小さい子どもは、泣いて診察ができないときがあるので、保護者の膝の上での診察のほうが、所見がわかりやすいときもあります。

5 検査、処置

　外来小児科では、腹部エコー検査、単純腹部X線、尿検査、採血での感染症の把握が行われます。また、処置として浣腸（p.72）がよく行われます。

診察後に確認・説明すべきこと

　腸重積（p.75）のときは、診察中や直後には強い腹痛を訴えていなくても、会計で待っているときに腹痛や苦悶状表情、顔面蒼白をみることがあります。

　嘔吐がなくても、急な悪心から嘔吐してしまうことがあります。院内であれば、ガーグルベース、持ち帰れるようなビニール袋などを渡すとよいでしょう。

　他の疾患でも同様ですが、時間が経過すると、症状が変わってくる場合があります。症状の急な変化の際は、再来の指示や、夜間には救急センターなどの受診も勧めることが大切です。

診察前の採尿
診察の前に尿をしたくなる子どもは多いです。すかさず、尿コップを渡して、採尿しておきましょう。尿路感染症や血尿を確認できます。

プレパレーション
腹部エコーやX線検査時に、医療スタッフによるプレパレーションを行うことも増えています。部屋が暗くなったりするので、事前の説明は不可欠です。

🔍 「腹痛」が主症状の疾患　掲載頁

サイドタブ:
1 発熱
2 咳、喘鳴、呼吸困難、
3 嘔吐、下痢
4 腹痛
5 皮疹
6 けいれん
7 不定愁訴

便秘

便秘とは、便が長時間出ない、出にくいことをいいます。便秘になると、便が硬くなり排便時に痛みを伴うようになり、子どもは恐怖で排便をがまんしてしまい、ますます悪化します。この悪循環を断ち切ることが大切です。本項では便秘の治療のなかで特に、外用療法の1つである浣腸について述べます。

病態

● 便秘とは、便が長時間出ない、出にくい状態をいいます **図1**。

● 2日以上便が出ない状態が続くと腸から水分が吸収されて便が硬くなり、排便しようとしてもなかなか出ません。

● ときに肛門が切れる、肛門のしわに一致して膨れるスキンタッグ（皮膚のしわ）ができる、出血するなどのトラブルが起こります。

● 厳しいトイレトレーニング、遊びに夢中になる、肛囲溶連菌感染症、おむつかぶれの痛みなどでも便秘は起こります。

😊 **スキンタッグ**

・女児に多い

・12時方向に多い

・保護者が「痔になった」と言ってくることがある

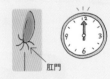

肛門

😊 **便塊の除去**

便秘の治療の前には、便塊除去をすることが望ましいです。経口薬と浣腸・坐薬を併用して、十分に便塊を取り除きます。1日1〜3回、3〜7日間連日行います。どうしても排便できないときには、指で摘便することがあります。

図1 排便のしくみと便秘

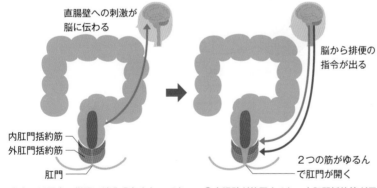

直腸壁への刺激が脳に伝わる

脳から排便の指令が出る

内肛門括約筋
外肛門括約筋
肛門

2つの筋がゆるんで肛門が開く

❶ 食べたものは胃十二指腸で消化吸収され、できた食物残渣は、まだ水分が多くドロドロな状態。

❷ 結腸に進んでいくと腸内細菌で分解され、水分を吸収し、だんだん形のある便に変わっていく。

❸ 結腸を通過していき、いい形の便が直腸に降りてくると、直腸壁のセンサーが伸展刺激を感じ、「便が降りてきた」という情報が神経を介して脳に伝わり、便意を感じることになる。

❹ 直腸壁が伸展すると、内肛門括約筋が反射的に弛緩し便が降りていくが、トイレではないところで漏らすと困るので外肛門括約筋を収縮させてがまんする。

❺ トイレで排便の準備ができたら、脳から指令が出て、外肛門括約筋をゆるめ肛門を開き、腹圧をたかめ、「うーん」と力むと、肛門から便が出てくる。

ーー いわゆる便秘の状態とは… ーー

何らかの原因で外肛門括約筋が収縮し、さらに直腸に便が長時間停滞貯留することによって、直腸がのびのびになり、便が降りてきた感覚センサーは鈍くなる。そうなると、便がさらに直腸にたまり、排泄されない便は水分を吸収され、硬い大きな便になっていくことになる。これが便秘の状態になる。

診断・検査

- 小児は、1週間に3回痛みの伴わないスムーズな排便があることが通常であり、これに反して、硬い便が出たり、痛みが強く排便時間が長いときが便秘となります。
- 治療が必要な状態を便秘症といい、毎日便が出ていても硬く痛みが強いときやコロコロの便が出るときにも便秘症と考えます。
- 診察で左下腹部に便が触れます。

治療

- 内服療法では、酸化マグネシウム（機械性下剤）やピコスルファートナトリウム（ラキソベロン®、刺激性下剤）、ポリエチレングリコール（PEG）製剤（モビコール®、対象年齢2歳以上）を使用します。
- 外用療法では、新レシカルボン®坐剤やグリセリン浣腸を使用します **図2**。
- 浣腸の方法としてはグリセリン浣腸液を2 mL/kg投与します。市販の浣腸液では、量が少ないことがあります。保護者の使用量についても確認が必要です。

> 😊 **浣腸液の調節**
> 悪心・嘔吐や苦痛が出たときには、浣腸液を人肌に温めたり、減量したりします。

図2 浣腸実施時の姿勢

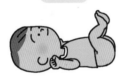

1歳未満

おむつを替える姿勢

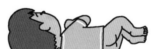

1歳以上

横を向いた姿勢

🏠 **家族からよくある質問**

「便秘はよくなりますか？」

適切な治療を行えば、数日から2か月で「週に3回以上快適に便が出る」状態になります。ときに長引く子どももいます。早期発見・早期治療が大切です。

「浣腸がくせになったりしませんか？」

心配いりません。便が直腸に長くとどまるほうがよくありません。しだいに浣腸の回数も減ってきます。

「うんちが出ているのに便秘なのですか？」

おなかに便が触れますし、腹部X線でも便が映っています。排便がつくられるよりも多く、たまった便の横から、漏れてくることもあるのです。

「モビコール®が飲めません」

家族から飲みにくいという相談があります。1包60mLの水で溶かして飲ませますが、塩味が強く、苦手な子も多くいます。調剤薬局でもメーカーからのお薦めの飲み合わせ表があります。小児消化器専門外来に通う子どもさんのアンケートでは、リンゴジュース、オレンジジュース、スープ、牛乳、ヤクルト®、味噌汁、ぶどうジュース、ピルクル®、カルピス®、マミー®、コーヒー牛乳、スポーツドリンクの順で好評のようです。参考にしてみましょう。

1 発熱　2 咳、呼吸困難、喘鳴、　3 嘔吐、下痢　4 腹痛　5 皮疹　6 けいれん　7 不定愁訴

👤 看護のポイント

☑ 浣腸を経験したことも見たこともないという保護者も多いため、その場合は今後も起こりうる便秘への対応の指導もかねて、家族と一緒に浣腸の処置を行うとよいでしょう。

☑ 正しい浣腸や排便方法のほかに、便秘をやわらげる食物や生活習慣についてもアドバイスするとよいでしょう。治療が終わった後も快便の習慣を続けられることが大切です。

> 当たり前ですが、好き嫌いせずにバランスよく、何でも食べるのがお勧めです。ヨーグルト、野菜ジュース、牛乳、食物繊維（海藻類、豆類、きのこ類、穀物類など）がよいといわれていますが、これらは糖類や果糖、脂質が多く、かえって食欲を減らすことがあります。本人が食べたがるからといっておやつばかり与えるのも食物繊維が減ることがあるので感心しません。年齢や生活に合った食事をバランスよくとり、胃結腸反射を促し、便意を感じ、スムーズな排便をめざしましょう。

> 早寝早起きの習慣をお勧めします。余裕をもって朝の時間をつくり、朝ごはんの後、トイレに座るまでの時間をもてるといいですね。しかし、朝からの時間の余裕がない家庭も多く、そのときにはトイレに座る時間を夕食後にするのも1つの方法です。夕食後にタイマーをかけて30分くらいしたら、トイレに座るように決めて実行するのもよいでしょう。

> 大人の便器は大きくて座面が高いので、子どもが足をつけて踏ん張れるように足台を置いたり、便座にはめる子ども用の補助具を利用するものよいでしょう。クリニックの子ども用小型便器は好評で、いつも、大便して帰る子どもも多いです。子どもが大好きなキャラクターカレンダーやポスターを貼って、明るく楽しい雰囲気をもってもらうのも方法です。うんちが出たら、「やったね！」と褒めてあげたいですね。

☑ 浣腸をした後の排便の指導も重要です。家族にも、子どもに「力み方」を身体で覚えさせることが必要であることを説明します。

> 当院では浣腸を行った後、子どもが便意をもよおし力みはじめるか、または不快さで泣きはじめたら、子どもの足を"Mの形"にし、そこに保護者の身体を挟みます。そして、できるだけ子どもが不安にならないよう保護者の身体を添わせ、一緒に力みます。
> またはお座りがじょうずにできる子どもであれば、おまるや便座に座らせたほうがスムーズであるとアドバイスしています。ほとんどの保護者が「便座＝おむつが外れてから」と考えているようで、「寝たままでうんちしやすいですか」と聞くと、はじめて想像するようです。
> 便のスムーズな排出は浣腸後の体位が大きなカギを握っています。その体位さえ習得できれば、徐々に浣腸をしなくても排便できるようになるでしょう。便秘の解消には食事とともに排便も重要であると考え、指導にあたりたいものです。

文献
1）日本小児栄養消化器肝臓学会，日本小児消化管機能研究会編：小児慢性機能性便秘症診療ガイドライン．診断と治療社，東京，2013．
　　https://www.jspghan.org/constipation/files/01_contents.pdf（2021.12.1アクセス）
2）十河剛：子供の便秘はこう診る！南山堂，東京，2020．

反復性腹痛（心因性腹痛）

子どもが繰り返し腹痛を訴え、器質的な原因がみられなければ、反復性腹痛を疑います。不安やストレスの原因考察など、精神的なケアも求められる疾患です。

病態

- 反復性腹痛に多い原因は、機能性（心因性）腹痛、乳糖不耐症、便秘などです。
- 心因性腹痛は、不安・ストレスが関係しているので、平日の痛みがひどくなり、週末や長期休暇のときには、軽くなるのが特徴です。

診断・検査

- 何か腹痛の原因がないか、採血、腹部X線、腹部超音波検査、便培養、便潜血などを行い、器質的なものがないかを精密検査します。
- 特に異常所見がなければ、この疾患を疑いながら、不安やストレスの原因をまわりのキーパーソンと一緒に考えていきます。

治療

- 乳糖不耐症は、乳製品の摂取との関係で症状をみることがめやすになります。乳糖を含まない乳製品や乳糖分解剤を内服して対応します。
- 腹痛に対しては抗コリン薬（商品の例：ブスコパン®）や腸管運動調整薬（商品の例：セレキノン®）を、下痢に対しては整腸剤（商品の例：ビオフェルミン®、ラックビー®、ミヤBM®）、止瀉剤（商品の例：ロペミン®）を使用します。ときに抗不安薬、抗うつ薬を使用することもありますが、専門医を紹介することが望ましいです。

😊 **問診が重要**
ほとんどの子どもがやさしい、おとなしい雰囲気で、「朝は痛かったけれど、今は痛くない」と言っては携帯ゲームをしたり、漫画を読んで目を合わせません。心因性と考えられる場合は、さりげなく保護者だけを別の場所に連れ出し、問診を行います。

😊 **食事にも注意を**
乳製品、冷たいもの、カフェイン、高脂肪食は控えましょう。

💬 **看護のポイント**

☑ 問診では、家庭のなかで何か心配ごとはないか、学校生活はどうかなど詳しく確認しますが、一番大切なのは「痛みを否定しない」ことです。痛みは個人的なものであることを保護者にも理解してもらい、痛みにしばらく寄り添うことを伝えます。

☑ 心の問題はすぐに解決することはできません。少し時間がかかること、それでもいつか解決する日が来ることを、事例をもって説明すると、安心する人がほとんどです。

左端タブ： 1 発熱　2 咳、喘鳴、呼吸困難　3 嘔吐、下痢　4 腹痛　5 皮疹　6 けいれん　7 不定愁訴

見落としてはならない疾患

腸重積

腸重積は、腸の一部が腸の中にめり込んでいく疾患です。小児科外来ではときに遭遇する疾患で、適切な時期に適切な処置整復をしないと重篤な症状が出るために、決して見落としてはならない疾患です。

病態

- 生後3か月～2歳ごろに多くみられます。
- 症状は、顔色が悪く、蒼白になります。
- 特徴的なのは周期的に腹痛があり、急に泣き出します。
- 嘔吐がみられます。
- 血便、特にイチゴジャムのような色で血液臭のする便がみられることもあります 図1 。ただし、血便は発症から間もないときにはみられないことがあるので、注意が必要です。
- 腸の血液の流れが阻害されるため 図2 、処置が遅れると壊死に至る危険性があります。

図1 腸重積の便の特徴

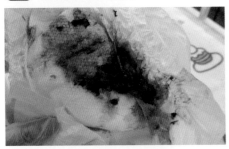

便はイチゴジャムのようで、血液が多い。

図2 腸重積とは

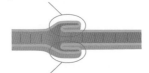

腸の一部が腸の中にめり込み、うっ血が生じる

重積する部位は回盲部（回腸が上行結腸に入り込む）が最も多い

診断・検査

- 便の状態を確認するために、便が出ていないときには浣腸をすることもあります。
- 診察前、または浣腸後の便が血便でなくとも、症状が続いて、腸重積が疑わしいときには、再度浣腸を試みます。
- 触診でかたまりのような陥入部をときに確認できます。
- 腹部超音波検査を行い、ターゲットサインを見つけます。

😊 **発症時間の確認**
発症からの時間が大切になります。いつごろから腹痛、不機嫌が始まったかを保護者から聞くとよいでしょう。

😊 **ターゲットサイン (target sign)**
超音波画像において、腸管の輪の中に陥入した腸がまた輪状に描出され、弓の的（まと）のように見える状態。

治療

- X線透視下で空気（または造影剤）を肛門から注入し、整復します。
- 徒手整復するときには脈拍、呼吸、顔色などを注意して観察します。
- 整復後数時間は、腸管の回復と再発の予防のため、点滴管理し入院することがあり、絶飲食とします（特に24時間）。
- 徒手での整復が難しい場合、徒手整復を行っても再発を繰り返す場合、発症から24時間以上経過した場合は手術を行います。

> 徒手整復が難しいケースがある
>
> 小腸−小腸の入り込むタイプや、メッケル憩室やリンパなどが先進部になるタイプなどは徒手での整復が難しいです。

家族からよくある質問

「腸重積は治りますか（よくなりますか）？」

発症から時間が経っていないときには、空気整復するとよくなります。しかし、時間が長く経っていると、空気整復を試みますが、整復ができなく、外科手術になることがあります。

「どうして腸重積になったのですか？　母乳が悪かったのでしょうか？」

原因が特定できないことが多いです。ロタウイルス感染症などの腸炎が判明することがありますが、腸重積発症前に下痢をしないことも多いです。特に母乳が悪かったということではありません。

「また腸重積になりませんか？」

1日以内にまたはまり込むことがあり、嘔吐や周期的な腹痛が再び出現するときには注意が必要です。また、数か月後に同様な症状で再発することがあります。同じような症状（間欠的腹痛、嘔吐）がみられたら注意が必要です。受診のときに、「腸重積にかかったことがあり、同じような症状」であることを伝えると、早期診断に役立ちます。

看護のポイント

☑ 症状が明確なときにはわかりやすいことがありますが、初期には気づきにくいです。

☑ 嘔吐していて、痛がり方に波があるときがポイントです。問診をしていて泣いていた子どもが、急に泣きやんだりした後、診察のときに、また急に号泣したりします。そのようなときには、問診のときからの経過を医師に報告します。

☑ 定期接種ロタウイルスワクチンを接種した子ども（特に1回目接種後7日以内）は、腸重積を発症することがあります。ワクチン接種歴を聞くことが大切です。ワクチン接種時にも初期症状を説明しましょう。

☑ 再発に注意して、初発時の症状が出ていないか、嘔吐や便の性状を観察します。

☑ 腸重積は0歳児が多く、診断がついたときも保護者は大変不安になります。今後の見通し（二次病院での整復、多くの場合は1泊入院で済む）を、不安なことを聞きながら説明するとよいでしょう。

1 発熱

2 咳、喘鳴、呼吸困難、

3 嘔吐、下痢

4 腹痛

5 皮疹

6 けいれん

7 不定愁訴

急性虫垂炎

虫垂の急性化膿炎症で、一般的に「盲腸」という呼び名で知られている疾患です。初期段階で手術をすれば短期間の入院で済みますが、年少児は症状の訴えがはっきりせず進行してから手術の適応となる場合も多いため、特に注意が必要です。

病態

- 小・中学生に多い疾患ですが、年少児は、機嫌が悪いなどはっきりとした症状の訴えがない場合が多いです。
- 右下腹部痛が主症状ですが、病初期には、上腹部痛を訴えることがしばしばあります。
- 連日の症状の観察確認が必要です。発熱はないことも多く、診断がなかなかつかないときには、発熱や下痢が出てくることがあります。

診断・検査

- 診断は、腹部の診察所見（歩行時の前屈姿勢など）、血液検査（末梢血白血球増加）、画像検査（単純X線撮影、エコー）によって行います。
- 診察では、マックバーニー圧痛点、ブルンベルグ徴候（反跳痛）や筋性防御をみます **図**。

歩き方に注意
診察室の中では子どもの歩き方がわからないことが多く、待合室での子どもの歩き方に注意しましょう。前屈姿勢をとることがあります。

図　急性虫垂炎の診察の例

筋性防御

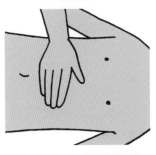

虫垂炎のときには、右下腹部が痛いので、痛みの少ないと思われる左下腹部や臍上部より、ゆっくりと押さえる。腹痛が強いときに腹部に力が入り、普段よりも強い緊張状態になる。

ブルンベルグ徴候（反跳痛）

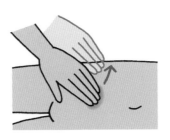

右下腹部に圧痛があるときには、ゆっくり下に押して、押し切ったときに力をゆるめて反動をつける。「押さえたときと離したときでは、どっちが痛い？」と確認する。

マックバーニー圧痛点

急性虫垂炎のときに認められる、臍と右上前腸骨棘を結ぶ線上の臍から2/3の点に生じる圧痛点。

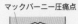
マックバーニー圧痛点

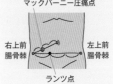

右上前腸骨棘　　左上前腸骨棘

ランツ点

治療

- 腹膜炎症状が出ていない初期段階では、抗菌薬の投与と安静、禁食で軽快します。
- 初期段階で手術をする場合は腹腔鏡下手術もありますが、腹膜炎症状併発は開腹術になります。

家族からよくある質問

「虫垂炎は遺伝しますか？」

遺伝病ではなく炎症性疾患ですが、家族が毎日同じ食事を摂ることで、体質が似てくることはあります。また、診察時に家族の虫垂炎の既往を聞くと、「手術を受けた」と言う人もいます。

「虫垂炎は、今は切らずにカメラで手術できるのですか？」

腹腔鏡による虫垂切除を行う医療機関も増えてきています。虫垂炎の状態により異なるので、主治医と相談しましょう。入院期間の短縮と腹部創部の状態も小さくすることができます。

「虫垂炎は薬でちらせますか？」

エコー検査で診断が可能で、内部の状態もわかります。緊急性がなく、腹部所見も強くないときは抗菌薬点滴静注し、後日に切除することもあります。しかし、子どもは虫垂炎の進行が速く、虫垂壁もうすいため、穿孔性腹膜炎を併発することがあり、お勧めしません。特に女児は、腹膜炎による卵巣癒着の不妊症が心配です。

看護のポイント

- ☑ 診察までは、本人の一番楽な姿勢をとってもらいます。
- ☑ まずは痛みの程度を、痛みの評価スケールを活用するなどして把握しましょう。
- ☑ 年齢に応じた声かけと本人への説明に努め、手術へスムーズな進行ができるように支援を行いましょう。
- ☑ 手術のときには麻酔をすることがあり、飲水は控えてもらいます。最終の飲水時間や摂食時間・物なども聞いておきましょう。本人が理解できる言葉での説明が大切です。

1 発熱
2 咳、喘鳴、呼吸困難
3 嘔吐、下痢
4 腹痛
5 皮疹
6 けいれん
7 不定愁訴

見落としてはならない疾患

鼠径ヘルニア

鼠径ヘルニアは、鼠径部に男児は腸管、女児は腸管や卵巣が出てしまっている状態で、一般的に脱腸と呼ばれます。小児では最も多い外科疾患です。また、脱出したヘルニアの内容が元に戻らなくなった状態を嵌頓といいます。嵌頓が起こった場合、血流が停滞し壊死する危険性があるため、手術の適応となります。

病態

- ほとんどが、胎生期に閉鎖するはずの腹膜鞘状突起の閉鎖不全が原因で起こり、先天性です。
- 1歳以下の乳児によくみられます。
- 閉鎖しなかった腹膜鞘状突起に腸管や卵巣が脱出すると、鼠径部に膨らみができます **図1**。触るとやわらかく、そっと押すと引っ込みます。膨らみが出たり引っ込んだりするのが鼠径ヘルニアの特徴です。
- 特に泣いているときなどはヘルニアが出ていることもありますが、寝ているときには出ていないときもあります。おむつの中の鼠径部の確認が大切です。
- 嵌頓とは、強い腹圧などによりヘルニアの内容が狭いヘルニア門から飛び出し、狭い門に締めつけられ血流が悪くなる状態をいいます **図2**。放置するとヘルニアの内容が壊死する危険性があります。
- 嵌頓状態になると腹痛が出ますが、乳児においては訴えることが難しく、顔色が悪くなったり嘔吐したりショック状態になります。

図1 鼠径ヘルニアとは

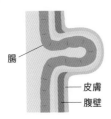

腸

皮膚

腹壁

図2 嵌頓とは

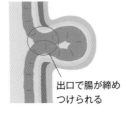

出口で腸が締めつけられる

診断

- 鼠径部を観察します。硬くなっている場合は嵌頓の発生を疑います。
- 乳児は症状を訴えることが難しいため、顔色や態度なども注意して観察することが必要です。

女児のヘルニア
卵巣が滑脱すると卵巣を痛めてしまうことがあるので、女児では早めに二次病院に紹介します。

検査

- 診察で、鼠径部の腫大、発赤を確認します。エコー(超音波)検査を行うこともあります。徒手整復を試みますが、整復できないときには、ヘルニア嵌頓を疑います。

治療

- ヘルニアの部分を引っ張りながら、整復を試みますが、うまくいかないこともあります。
- ときに鎮静して、整復を試みることもあります。
- 根本的な治療には外科手術の施行が必要になり、診断がつけば早期に行います。手術によって脱出したヘルニアの内容を元に戻し、ヘルニア門(閉鎖不全を起こしていた腹膜鞘状突起)を縛って閉じます。
- 手術は、従来より高位結紮術が行われてきました。近年では腹腔鏡下での結紮術が普及してきており、従来法より創痕の大きさを抑えて治療ができるようになっています。

🔊 家族からよくある質問

「鼠径ヘルニアは脱腸帯で治りませんか?」

　一時的な圧迫なので、根本的治療ではありません。お勧めしません。

「鼠径ヘルニアは反対側もなりますか?」

　1年以内に反対側が発症したり、ときには10年以上経って発症することがあります(対側発症)。そのため、手術中に反対側に病気があるか確認することがありますが、すべての人が発症するわけではありませんので、担当医師と相談しましょう。

「鼠径ヘルニアは早く手術したほうがいいでしょうか?」

　嵌頓の危険もあるので早くに小児外科の診察と判断を受けましょう。生後3か月以降の時期が多いですが、嵌頓の危険性から低年齢のときに手術することもあります。

「鼠径ヘルニアは日帰り手術できると聞いたのですが…」

　担当する小児外科医と相談が必要ですが、日帰り手術できる病気です。利点と欠点をよく聞いて、子どもの状態や家族の状況から総合的に判断・選択しましょう。

😊 看護のポイント

- ☑ 既往歴に鼠径ヘルニアをもっているかを確認することが大切です。
- ☑ ヘルニアの嵌頓開始時間を把握するために、不機嫌が始まった時間も確認しましょう。
- ☑ 嵌頓傾向がなく経過観察をする場合は、あまり腹圧をかけないようにすることが大切です。

1 発熱

2 咳、喘鳴、呼吸困難、

3 嘔吐、下痢

4 腹痛

5 皮疹

6 けいれん

7 不定愁訴

見落としてはならない疾患

急性膵炎（膵胆管合流異常症）

膵臓は腹部の奥深いところにある臓器で、インスリンやグルカゴンなどのホルモンを分泌する内分泌機能と、消化酵素を分泌する外分泌機能をもっています。急性膵炎は、何らかの原因により、膵臓が自らの強力な消化酵素で消化されてしまう疾患です。

病態

- 急性膵炎の原因としては、感染症、胆石、薬剤、外傷、それに膵胆管合流異常症 **図1** が挙げられます。
- 主な症状は、腹痛、嘔吐、腹部膨満感で、進行すると多臓器不全をまねき、死に至る危険性もあります。腹痛は急性膵炎を発症していると激痛になります。
- 膵胆管合流異常症でも、乳児から幼児、小児にみられるのは、先天性胆道拡張症です。
- 腹痛、嘔吐、そして、白い便が特徴です。激しい下痢を起こすことは少なく、しばらくすると、改善していきます。

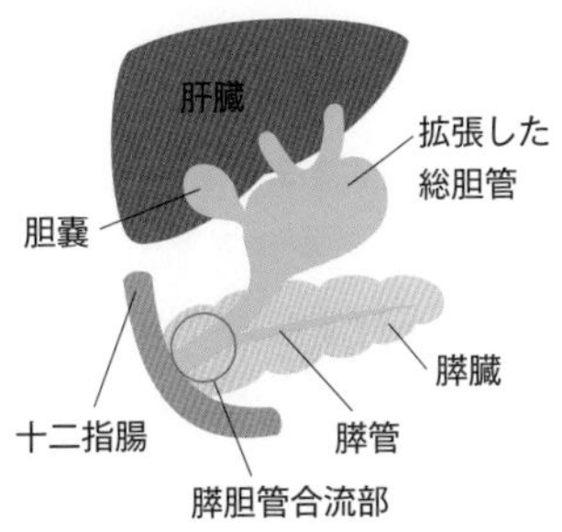

診断・検査

- 血液検査（白血球増加、膵臓の分泌酵素であるアミラーゼ、リパーゼ増加）に加えて、画像検査を行います。画像検査は腹部超音波検査 **図2** や CT 検査、ERCP（内視鏡的逆行性胆管膵管造影）を行います。
- 重症になると死亡するリスクが高くなるため、早期に診断をすることが重要です。

治療

- 入院、絶飲食、輸液とします。十分な輸液、抗ショック療法、栄養管理、感染予防を行います。経腸栄養、中心静脈栄養もあわせて行います。
- 重症例は、ときに ICU 管理となります。

図1 膵胆管合流異常症とは

肝臓

拡張した総胆管

胆嚢

十二指腸

膵管

膵臓

膵胆管合流部

図2 急性膵炎の腹部超音波画像

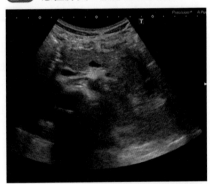

急性膵炎の女児例。膵頭部の腫大がみられる（青色の部分）。
画像提供：髙木祐吾先生（熊本赤十字病院小児科）

😊 **看護のポイント**

☑ 症状は胃腸炎に似て、腹痛、悪心・嘔吐ですが、激しい上腹部痛が特徴です。

☑ 膵外分泌機能の抑制のために、絶対安静、絶飲絶食、抗膵酵素療法を行い、疼痛緩和、ショック治療（水分・電解質管理）、二次感染防止を行います。

☑ 自転車などのハンドル上腹部外傷、おたふくかぜの感染症、基礎疾患の有無に気をつけましょう。

⑤ 皮疹

小児の皮疹には、生まれたときからある母斑（あざ）のほか、感染症に伴う一時的なもの、不適切なスキンケアによってどんどん悪化するものがあります。ゆっくり悪化したもののなかには、病気という認識がなく、そのまま放置されている例もあり、まったく別の主訴で来院した際に診断、治療となる場合も少なくありません。

家族に確認すべきこと

　家族（保護者）が皮疹をどうとらえているかの確認が、「これまで」と「これから」を考えるうえで重要です。

- 数か月前から（慢性）なのか、数日前から（急性）なのか
- 部位はすべて把握しているか、一部のみか
- 衣類やおむつはどんなものを使っているか（厚着やタンクトップ、裸が皮膚炎と関係していることもある）
- 汗をかくスポーツやダンスなどの習慣はあるか

小児の皮膚の特徴　図1

- **薄い**：成人2.1mmに対し、新生児1.2mm
- **皮脂が少ない**：生後1か月前後に増え、再び減少
- **角層の水分保持能力が低い**：乾燥しやすい
- **汗腺が密集**：汗腺の数は成人と同じだが体表面積が小さい→あせもができやすい
- **食物や汚れがつきやすい**：食べこぼし、おむつの着用

図1 小児の皮膚の特徴

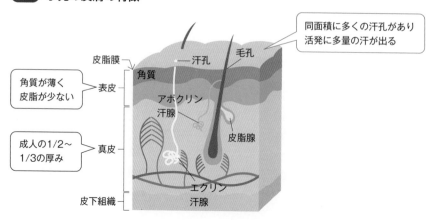

同面積に多くの汗孔があり活発に多量の汗が出る

皮脂膜
角質
表皮
汗孔
毛孔
角質が薄く皮脂が少ない
アポクリン汗腺
皮脂腺
成人の1/2〜1/3の厚み
真皮
エクリン汗腺
皮下組織

1 発熱
2 咳、呼吸困難、喘鳴、
3 嘔吐、下痢
4 腹痛
5 皮疹
6 けいれん
7 不定愁訴

正しいスキンケア

　お風呂に入らなければアトピー性皮膚炎にはならないという話があります。一生身体を洗わない地域の人々には、1人もアトピー性皮膚炎患者がいないそうです。アトピー性皮膚炎（p.182参照）の患者さんの多くは、洗いすぎて乾燥肌をつくり、そこにさまざまな原因で湿疹ができ、それを治せないままに時間が経ってしまったという経過をたどっています。すなわち、洗いすぎなければアトピー性皮膚炎にならないのです。正しい肌の洗い方、スキンケアを実践すればよいのです。

　一方で、汚れを放置すればそれが皮膚炎の原因になります。代表的なものはおむつ皮膚炎（p.87参照）です。おむつの中の便や尿を皮膚についたままにすれば、接触皮膚炎を発症します。治療しなければ皮膚炎は悪化します。排便・排尿の直後におむつを交換して、皮膚を清潔に保てば発症しません。

　"よだれかぶれ"という言葉を聞きますが、よだれそのものではなく、ガーゼやティッシュペーパーなどで拭くことによって皮膚炎が起こります。口の周囲の皮膚炎は凹んでいる部分にはほとんどなく、頬・顎の隆起している部分に強い皮膚炎が見られます。つまり、拭いた部位、こすった部位に皮膚炎ができるのです。

　汚れは洗っても、拭いたり、こすったりしないように指導します。入浴時も、タオルやガーゼ、スポンジなどを使わず、手指によって皮膚の汚れを感じ取り、汚れている部位には洗浄剤を用い、きれいな部位は状況確認にとどめて洗わないことが皮膚の健康を保つことになります。

きれいな皮膚はそのまま （洗わない）	汚れた皮膚は洗う （洗浄剤と水またはお湯で、こすらずに）
↓	↓
洗浄剤を使うと皮脂が失われて乾燥肌になる	食品・便・尿・汗などは接触皮膚炎の原因となる

図2　脂漏性皮膚炎ができやすい部位

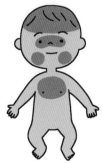

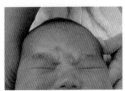

脂漏性皮膚炎の症例
写真提供：門井伸暁先生（愛育こどもクリニック 院長）
生後1か月前後の乳児は皮脂分泌が多いため、脂漏性皮膚炎になりやすい。

図**3** 汚れやすい部位

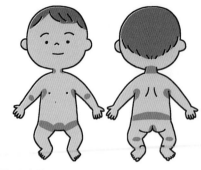

夏は汗などで汚れやすい場所をよく洗うことが大切

図**4** 乾燥肌になりやすい部位

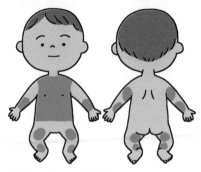

冬は洗いすぎによる乾燥肌にしないことが大切

😊 看護のポイント

☑ 湿疹があっても病気ととらえていないことがあります。
☑ 小児科では湿疹を治してもらえないと思っていることがあります。
☑ 湿疹を見つけたら治療についてたずねてみましょう。
☑ 服に隠れているところにも湿疹があるかもしれません。

📍「皮疹」が主症状の疾患　掲載頁

1 発熱

2 咳、呼吸困難、喘鳴、

3 嘔吐、下痢

4 腹痛

5 皮疹

6 けいれん

7 不定愁訴

頻度の高い疾患

湿疹

アトピー性皮膚炎を心配して来院する子どものほとんどは診断基準を満たしておらず、短期間のステロイド外用薬治療とその後の適切なスキンケアの実践で治ります。また、複数の皮膚科を受診し適切な外用薬を処方されているのに、じょうずに塗られていないために皮膚炎が長引いているという子どもが後を絶ちません。

病態

- 湿疹とは、紅斑、丘疹、小水疱、びらん、痂皮など多彩な様相を呈する皮疹です 図 。

図 乳児湿疹の症例

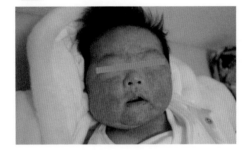

- かゆみを伴っているため、患部を引っ掻いては症状を悪化させるのが小児の特徴です。大人のようにはがまんしません。
- 接触皮膚炎と乾燥性皮膚炎が大半を占めます。
- 接触皮膚炎は、食べこぼしなどの汚れ、物質と皮膚が接触したときの刺激、またはアレルギーによって起こります。
- 乾燥性皮膚炎は、洗いすぎや拭きすぎによって起こります。
- 乳幼児期は、食べこぼしやおむつ内の尿や便による皮膚炎が多く、洗いすぎによって乾燥し、バリア機能が低下した状態に汗や衣服の摩擦などの刺激が加わって皮膚炎を起こしている例もよくみます。

> 😊 **スキンケアが重要**
> 大学病院や小児病院の皮膚科ではアトピー性皮膚炎が最も多いそうですが、筆者の診療所には、不適切なスキンケアによるものと思われる、比較的経過の短い湿疹の子どもが最も多く訪れます。

診断・検査

- 口周囲にあれば、保護者がガーゼで拭くことによる皮膚炎、または食べこぼしによる接触皮膚炎を考えます。
- 肘窩、膝窩、腋窩、背中、首のしわの中などは汗などの汚れによる皮膚炎を考えます。
- 頬、四肢外側、おむつに隠れていない体幹の皮膚炎は乾燥性皮膚炎を考えます。このような場合、きれいであるにもかかわらず全身を毎日洗浄剤でしっかり洗っていることがほとんどです。いわゆる洗いすぎです。

> 😊 **まずは正しい治療とスキンケアを**
> 保護者からいきなり「アレルギーですか、普通の湿疹ですか」と聞かれることがあります。皮膚の状態は治療や時間経過でも変わります。まずは正しい治療とスキンケアを始めましょう。診断はその後で。

治療

- ●ステロイド外用薬を十分な量と頻度で塗布します。1日2〜3回塗布が原則です。
- ●朝の着替えのときと入浴後のほか、午後のおやつ時間か夕食前など、塗布しやすい時間帯を決めておきましょう。
- ●塗布は皮膚が完全に健康な状態になるまで続けます。べたつくぐらいにたっぷりと塗ることが重要です。
- ●湿疹がよくなった後も、適切なスキンケアをすることで健康な皮膚を維持します。

🗣 **家族からよくある質問**

「いつまで外用薬を塗るのですか？」

湿疹部分がつるつるすべすべとなり、周囲の健康な皮膚と区別がつかなくなるまでしっかり塗布を続けます。赤みがひいても、ざらつきやぶつぶつがあるときは、まだ治っていません。治るまでは回数や塗る量を減らさないよう説明します。

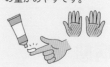 **外用薬の塗布量（FTU: フィンガーチップユニット）**

手のひら2枚ぶん程度の皮膚に塗る場合、人さし指の先から第1関節までの量がめやすです。

😊 **外用薬を塗布する回数**

子どもは入浴時に裸になると湿疹を突然掻きはじめたり、浴室で体が温まるとかゆみが強まって掻いたりすることが多いものです。1日2回の外用薬塗布で改善しない場合は、入浴前に2回目の塗布、入浴後の塗り直しと、1日3回の塗布を勧めます。

😊 **看護のポイント**

☑ 問診では湿疹の原因を見きわめるために、ガーゼやおしりふきの使用状況、入浴、睡眠中の掻破している様子、衣類の素材などを確認します。

☑ タンクトップや汗を吸わない合成繊維の服は汗による皮膚炎を悪化させます。肌に直接触れるものは木綿にするようアドバイスし、汗で濡れたら着替えさせることも忘れないようにしましょう。

☑ 「ステロイド外用薬が効かない」と訴える保護者のほとんどが十分な投与を行っていません。薄く塗っていたり、1日1〜2回しか塗っていません。目の前で適切な量の外用薬を塗ってみせると、「こんなに塗るのですか!!」とほとんどの保護者が驚きます。

☑ 再診の際には、よくなった点については褒め、悪化した場合も保護者を責めるのではなく、一緒になって原因を考えるようにするとよいでしょう。

左側縦タブ：
1 発熱
2 咳、呼吸困難、喘鳴
3 嘔吐、下痢
4 腹痛
5 皮疹
6 けいれん
7 不定愁訴

頻度の高い疾患

おむつ皮膚炎（おむつかぶれ）

おむつ皮膚炎はおむつによる皮膚環境がもたらした皮膚病変です。おむつで覆われている部分だけに皮疹が起こります。おむつの中の高温多湿環境、おむつ交換時の摩擦や不適切なスキンケアが原因です。適切なおむつの種類や交換時期、スキンケアの方法を指導しましょう。

病態・診断・検査

- おむつの中は、汗・尿・軟便による高温多湿環境です。この状態は、皮膚を浸軟させてバリア機能を低下させ、便と尿によって発生したアンモニアが皮膚環境をアルカリ性にします。アルカリ環境では、便中の酵素が皮膚炎を起こしやすくします。

- 水様便は、軟便よりさらに皮膚炎を悪化させます。

図 おむつ皮膚炎の症例

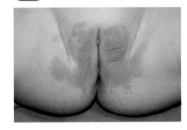

- おむつ交換を長時間しないまま放置すれば症状が悪化します。

- 不適切なスキンケアが続くと症状が悪化し、びらんや潰瘍に進展する場合があります **図**。

物理的な刺激
おむつによる物理的な摩擦とおしりふきの化学的刺激が湿潤した角層を傷つけ、皮膚炎を悪化させます。ベビーパウダーが皮膚炎の原因になることもあります。

治療

- 清潔にして皮膚本来の状態を維持することが最も大事です。不潔になりやすい布おむつを中止し、通気性のよいものを使います。長時間もれないパンツタイプは、テープでとめるタイプより蒸れやすい傾向があります。

- 便性が改善するような食事を心がけます。

- 便はこすらずに、シャワーで洗い流します。

- 清拭後は、白色ワセリンや保湿剤など、皮膚を保護するものを塗ります。皮膚の保護やステロイド外用薬の塗布によってすみやかに改善しますが、不適切なおむつの使用や不適切なスキンケアが続けば症状が再び悪化します。

布おむつと紙おむつ
乾いた布おむつは皮膚にやさしく、蒸れないので、排尿・排便してすぐに交換できる状況であれば、必ずしも悪くありません。しかし、保護者が眠る夜間は紙おむつにしたほうが安心です。

看護のポイント

- ☑ 下痢や布おむつ使用の際は、こまめなおむつ交換が必要です。
- ☑ おしりふきは低刺激のものが多くなり化学的刺激の心配は減りましたが、こすると物理的刺激により皮膚炎が生じます。そっと便をつまむように使い、こすらないよう指導します。
- ☑ おしりふきを使って皮膚炎が悪化した場合は、座浴やシャワー浴でよくなることも伝えます。

頻度の高い疾患

乳児寄生菌性紅斑（おむつ部カンジダ症）

乳児寄生菌性紅斑は、おむつ部にできる皮膚炎のうち、カンジダ菌が原因であるものです。おむつ皮膚炎の治療を続けても改善しないことで受診し、診断に至ることが多いです。皮膚が健常な状態であれば発症する可能性が低いので、日ごろのスキンケアが大切です。

病態

- 乳児寄生菌性紅斑は、便中のカンジダ菌が皮膚に感染することで発症します。
- 高温多湿な状態が続くことで皮膚が浸軟し、皮膚のバリア機能が低下している場合、発症しやすくなります。
- 多くの症例で、口腔内に鵞口瘡（がこうそう）を認めます。

診断・検査

- 鱗屑の検鏡にてカンジダ菌の存在を確認して診断します。
- 本症を疑った際には、皮膚科を紹介して鱗屑の検鏡で確定診断をしてもらいます。近くに皮膚科がなければ真菌を確認するための検鏡の用意が必要となります。
- 鼠径部のしわの中や陰茎や陰嚢が接して蒸れやすい部位などに紅色丘疹や紅斑がみられます 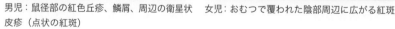。
- 湿潤傾向の強い場所の紅色丘疹から始まります。
- かゆみがないことが多く、紅色丘疹が集まると面を形成し、病変の面積が広がります。
- 男児では、陰茎、陰嚢に小紅斑、丘疹、落屑がみられると典型的です。
- ベビーパウダーやステロイド外用薬を使用すると、悪化します。

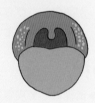

鵞口瘡とは

舌ではなく、頬粘膜や口唇内にけし粒のような小さい白斑から始まり、進行すると面形成して白苔となります。さらに悪化すると出血することもあります。舌が白いだけの場合、ほとんどカンジダは検出されません。

図 乳児寄生菌性紅斑の症例

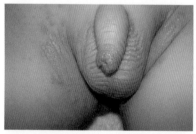

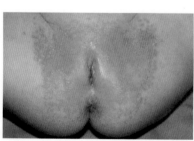

男児：鼠径部の紅色丘疹、鱗屑、周辺の衛星状皮疹（点状の紅斑）

女児：おむつで覆われた陰部周辺に広がる紅斑

1 発熱

2 咳、喘鳴、呼吸困難

3 嘔吐、下痢

4 腹痛

5 皮疹

6 けいれん

7 不定愁訴

湿疹

おむつ皮膚炎
（おむつかぶれ）

乳児寄生菌性紅斑
（おむつ部カンジダ症）

じんましん

伝染性膿痂疹
（とびひ）

血管性紫斑病

治療

- 病初期であれば、外用の抗真菌薬がきわめて有効で、予後は良好です。
- ただし、治療が不十分であると反復することが多く、治療の十分な指導と治癒の確認が大切な疾患です。
- 尿や水様便がついた布おむつは病変を悪化させるため、紙おむつに変更します。
- 抗真菌薬を朝、肛門清拭後や入浴後に1日数回、1〜2週間塗布します。
- カンジダ症の場合、肉眼的な症状消失は治癒でないことをしっかり保護者に伝えなければ再発します。
- 真菌は肉眼では見えないものなので、肉眼的に治癒したように見えても、その後数日間は継続して抗真菌薬を塗布するように説明します。
- 皮膚炎が軽いものは、抗真菌薬のみで治癒することもありますが、皮膚炎がある程度悪化してかゆみを伴う場合などは、亜鉛華軟膏やステロイド外用薬などを併用します。
- ステロイド外用薬を用いた場合は、抗真菌薬終了後、数日間継続使用することが勧められています。
- 病変が広範囲にわたる場合や免疫不全が疑われる場合は、抗真菌薬の全身投与や入院加療の可能性があるため、専門家へ紹介します。

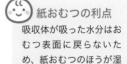

紙おむつの利点
吸収体が吸った水分はおむつ表面に戻らないため、紙おむつのほうが湿潤環境になりにくいです。

ステロイド外用薬は単独では使わない
ステロイド外用薬を使用する場合は、あくまでも抗真菌薬と「併用」です。

 看護のポイント

☑ カンジダ皮膚炎を繰り返す子どもは、治療を中止するのが早すぎるようです。
☑ 治療内容と経過を確認して再発を防ぎます。
☑ 十分な治療期間が指導のポイントです。

\\こんな疾患も//

肛門周囲膿瘍

　おむつかぶれが治らないという訴えで来院する子どもの中に、肛門周囲膿瘍が見つかることがあります。直腸と肛門の境の肛門陰窩に通じる肛門腺に感染が起こり、肛門周囲にまで拡がり膿瘍を形成する疾患です。肛門陰窩と肛門周囲の間に瘻孔ができるので、乳児痔瘻とも呼ばれます。乳児ではほぼ男児にしかみられません。

　切開排膿が必要なこともありますが、漢方薬（十全大補湯や排膿散及湯）が有効なことが多いです。大部分は月齢が上がると軽快しますが、長引く場合は免疫不全などを考える必要があります。

じんましん

じんましんは、膨疹が一過性、限局性に出没する疾患です。かゆみを伴うことが多く、1つ1つの皮疹は24時間以内に跡を残さず消退します。しかし、何日にもわたり繰り返すこともあります。じんましん単独ならば一般に予後良好ですが、かゆみを伴うことが多いため、睡眠に支障をきたしたり、掻破によって別の皮疹を引き起こしたりする可能性があります。続発症を防ぐためにも、適切な治療と看護の実践が大切です。

病態

● 皮膚のマスト細胞が化学物質を放出し、周囲の神経や小血管を刺激して浮腫性紅斑や膨疹を引き起こします**図1** **図2**。

図1 **じんましんの症例**

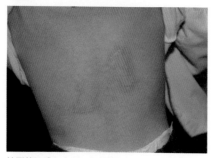

地図状に盛り上がった発疹

図2 **膨疹とは**

一過性の限局性浮腫で、隆起、形とも不整

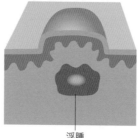

浮腫

● 膨疹が一過性、限局性に出没し、かゆみを伴うことが多く、1つ1つの皮疹は24時間以内に跡を残さず消退します。
● 時間単位で変化することが特徴です。
● 小児では細菌やウイルスによる感染が原因となっているものが多いとされています。
● 食物、薬物、植物などが原因で起こるⅠ型アレルギーによるものもあります。

診断・検査

● 食べると口のまわりが赤くなる場合、そのほとんどが接触皮膚炎なので、じんましんとは区別します。
● 食事中や食後すぐに発症した場合、食物アレルギーも念頭におきます。

- このとき、はじめて食べたものだけでなく、いつも食べているものもすべてリストアップして記録してください。大好物や苦手な食材がじんましんの原因であることは珍しくありません。

治療

- 抗ヒスタミン薬を内服し、かゆみの悪化を防ぐために体を温めないように留意します。
- 入浴は避けて、シャワーで済ませるように指導します。

> **抗ヒスタミン薬**
> 眠気やけいれん誘発を避けるために、第2世代の中でも中枢抑制作用の少ない抗ヒスタミン薬を選択します。

🗣 家族からよくある質問

「じんましんの原因はなんですか？」

原因不明の場合が多いですが、子どもは感染症に伴うことが多いといわれています。食べ物が原因の場合は繰り返すはずなので、食事中や直後に出た場合は、食べ物の内容をもらさず記録してください。3回以上繰り返す場合は、食物アレルギーを疑い、原因を追求します。

😊 看護のポイント

- ☑ じんましん単独の場合は予後良好ですが、まれに呼吸困難や血圧低下、意識障害などアナフィラキシーを発症することがあります。
- ☑ その場合は、注意深い観察が必要となり、医療機関で長時間状態を観察する必要があります。
- ☑ 皮膚だけでなく呼吸状態や心拍数、意識レベルなどバイタルサインの異常を見逃さないようにしましょう。
- ☑ アナフィラキシー発症例は、入院施設がある場所で経過をみるのが理想的です。

おさえておこう

皮膚が黄色いとき

高ビリルビン血症である黄疸は、即治療が必要なものが多いのですが、眼球結膜が黄色いので、すぐに診断がつきます。外来でよくみるのが柑皮症です。手掌や足底が黄色い場合が多く、本人はいたって元気です。柑橘系や野菜ジュースが大好きで多量に摂取していることがほとんどで、治療は不要です。

伝染性膿痂疹（とびひ）

細菌が皮膚に感染することで発症し、皮膚に膿疱ができる疾患です。名前のとおり伝染するため、膿疱を掻いた手でバリア機能の低下した皮膚を触ったり、健常皮膚を引っ掻いて傷をつくったりすると、その部位にも膿疱ができて周囲の皮膚にも広がっていきます。

病態

- 水疱性膿痂疹と痂皮性膿痂疹に分けられます **図**。
- 水疱性膿痂疹は夏に多く、黄色ブドウ球菌が原因です。
- 痂皮性膿痂疹は季節性がなく、A群β溶血性連鎖球菌（化膿連鎖球菌）が原因です。
- 虫刺されやあせも（汗疹）、アトピー性皮膚炎などかゆみのある皮疹を掻破した際に、上記細菌が感染を起こして発症します。

伝染性膿痂疹の
原因菌

水疱性膿痂疹
↓
黄色ブドウ球菌

痂皮性膿痂疹
↓
化膿連鎖球菌

図 **伝染性膿痂疹の症例**

水疱性膿痂疹

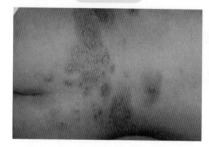

痂皮性膿痂疹

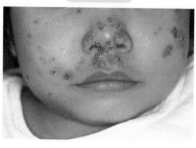

診断・検査

- 子どもの手が届く範囲で、皮疹が集まっていることが多く、手の届かないところにはみられません。
- 初発の皮疹を掻破することで、周囲に広がるため、限局性に分布することが多く、広範囲に皮疹が散在する水痘と対照的です。
- 患部から黄色ブドウ球菌やA群β溶連菌が分離されれば診断がつきますが、子どもが引っ掻きやすい場所に湿疹や掻破痕と混在して水疱や膿疱、痂皮が集まっていれば診断は容易です。

湿疹

おむつ皮膚炎
（おむつかぶれ）

乳児寄生菌性紅斑
（おむつ部カンジダ症）

じんましん

伝染性膿痂疹
（とびひ）

血管性紫斑病

治療

- 黄色ブドウ球菌とＡ群β溶連菌に有効な抗菌薬の外用または内服をします。
- かゆみが強い様子があれば、抗ヒスタミン薬の内服を併用します。
- 溶連菌にはアミノグリコシド系が無効なので、外用薬はフシジン酸ナトリウムやナジフロキサシンを用います。
- アトピー性皮膚炎の合併例のようにかゆみが強い場合は、適切なステロイド外用薬を併用します。
- 外用抗菌薬で改善しない場合、内服抗菌薬を併用します。

看護のポイント

- ☑ 夏季、虫刺されやあせもに続発することが多いようです。
- ☑ 伝染性膿痂疹発症前の原発皮疹を見きわめたり、爪の状態や現在の治療薬の確認をしたりすることが大切です。
- ☑ 治療が不十分で再発する例があります。完治するまでは治療を続け、薬が足りなくなるときには再受診するように念を押します。
- ☑ 患部を触れないように服で覆う、皮膚を清潔に保つ、周囲の人とタオルを共用しない、といった日常生活上のポイントを伝えることも大切です。

こんな疾患も

ブドウ球菌性熱傷様皮膚症候群（SSSS）

　ブドウ球菌による膿痂疹では、ブドウ球菌が産生する表皮剥脱毒素によって皮膚発赤、表皮剥脱、びらんなどがみられることがあります。低年齢の子どもに多く、表皮剥脱が高度だと熱傷のときのように皮膚がズルッとむけるようになるので、ブドウ球菌性熱傷様皮膚症候群（staphylococcal scalded skin syndrome：SSSS）と呼ばれます。

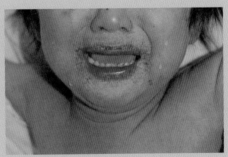

口囲・胸部の皮膚の発赤とびらん

血管性紫斑病

アレルギー性紫斑病、アナフィラクトイド紫斑病、シェーンライン・ヘノッホ紫斑病とも呼ばれる疾患です。免疫機序の異常により細い血管が炎症を起こすため、血管の脆弱性から出血斑が生じます。根治的な治療法はないため、それぞれの症状に応じて対症療法を行います。

病態

- 学童期に好発します。
- 3大症状は出血斑 図、関節痛、腹痛です。
- 感染やアレルギーをきっかけに IgA が産生され、皮膚の真皮浅層の血管炎を発症し、紫斑が生じます。
- 同じことが腎臓や消化管などの内臓で生じることで、臓器障害が起こることがあります。

図 血管性紫斑病の症例

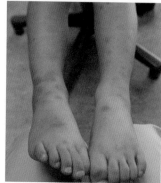

膝から下に出血斑がみられる。

> 紫斑の好発部位
> 紫斑は両側下肢（特に膝から下が多い）を中心に紅色丘疹、紅斑、点状紫斑などが生じ、ときに癒合します。

診断・検査

- 腹部症状（腹痛、下痢、嘔吐）や関節炎、腎症状（血尿、タンパク尿）を合併することがあります。
- 明らかな病因は今のところ不明とされていますが、誘因として溶連菌による上気道の先行感染などが挙げられることから、免疫機序の問題によって発症するのではないかと考えられています。

治療

- 特別な治療方法はなく、各症状に応じて対症療法を行います。
- 安静、止血薬、血管補強薬投与を行います。
- 重症な場合には入院治療となり、ステロイドの全身投与を行うこともあります。

看護のポイント

- ☑ 膝から下腿に出ることが多く、圧迫で消退しません。
- ☑ 臓器症状の合併などによって治療内容が変わるので、子どもの訴えに耳を傾け、合併症を見逃さないことが大切です。

1 発熱
2 咳、喘鳴、呼吸困難
3 嘔吐、下痢
4 腹痛
5 皮疹
6 けいれん
7 不定愁訴

6 けいれん

成人と比較して、子どもがけいれんを伴う疾患の頻度は高く、専門的にけいれんや神経疾患を診療する医療機関以外の一般小児科においても重要な症状の1つです。その対応に関しても、発作時から発作間欠時である慢性期までの多岐にわたる知識や技能が必要です。

けいれんはなぜ起こる？

けいれんは大脳・神経細胞の過剰な興奮に伴う発作症状です。厳密には全身の筋肉の強直や間代運動を主訴とする一般的なけいれん発作と、全身の筋トーヌスの異常を認めない意識の変容だけを主徴とする非けいれん性の発作が含まれます。中枢神経系は大別して神経細胞、神経線維から構成されますが、簡単にいえばけいれんは神経細胞の障害に起因する症状で、神経線維の障害のみで生じるものではありません 図1 。逆に、すべての神経細胞を障害する疾患にはけいれんを合併する可能性があります 表1 。

けいれんは大脳半球の神経細胞（解剖学的には灰白質）の器質的あるいは機能的障害に伴う興奮系と抑制系の不均衡（興奮系の機能亢進あるいは抑制系の機能低下）が推測されています。また、熱性けいれんが示すように、けいれんの発症は乳児期や思春期前後に多い傾向があり、年齢的要因も関与します。

けいれん発作にかかわる物質

大脳半球で広く分布している興奮系神経伝達物質であるグルタミン酸の過剰や、逆に抑制系神経伝達物質であるGABA濃度の低下がけいれん発作に関与しています。

図1 中枢神経系の基本構造

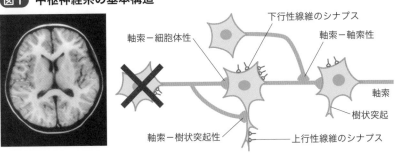

軸索－細胞体性
下行性線維のシナプス
軸索－軸索性
軸索
樹状突起
軸索－樹状突起性
上行性線維のシナプス

頭部MRI画像：周囲の灰色の部分が神経細胞の集まりである灰白質を示す。
けいれんは神経細胞（灰白質）の障害（×）で発症する。

表1 障害部位と臨床徴候の関係

①灰白質病変 （神経細胞の障害：neuronopathy）	けいれん、行動異常（多動・不注意）、性格変化、知能低下
②白質病変 （神経線維の障害：myelinopathy）	歩行障害などの運動機能の障害、感覚障害、視力障害、膀胱・直腸障害

原因疾患

　子どもでけいれんを伴う主要疾患としては熱性けいれんやてんかんがありますが、その他に中枢神経感染症である髄膜炎、脳炎・脳症、中枢神経系に傷害を生じる脳血管障害、最近では**虐待による頭蓋内出血**も念頭におく必要があります。

　一般の小児科外来でけいれんを主訴に受診する子どもの診断で断然多いのは、熱性けいれんです。熱性けいれんの子どもの場合、特に初回の発作では、本当に熱性けいれんなのか、他の髄膜炎や脳炎に伴うけいれんなのか、の判断が重要になります。

発作型分類

　けいれん発作を理解するうえで臨床上の表現型である発作型の理解は、その後の治療、予後の判定にきわめて重要です 表2 。

表2 てんかん発作型国際分類（1981年）

Ⅰ. 部分（焦点、局所）発作	Ⅱ. 全般発作
A　単純部分発作 　　（意識障害は伴わない） B　複雑部分発作 　　（意識障害を伴う） C　二次性全般化に移行する発作	（けいれん性あるいは非けいれん性） A　欠神発作 B　ミオクロニー発作 　　（単発性ないし多発性） C　間代発作 D　強直発作 E　強直間代発作 F　脱力発作 　　（失立発作） Ⅲ. 未分類てんかん発作

宮崎雅仁：脳科学から学ぶ発達障害 小児プライマリケア／特別支援教育に携わる人のために. 医学書院, 東京, 2012：101. より引用

1 部分発作

　脳のある一部分に病巣をもち 図2 、発作出現時にはその部分に対応した症状を生じます。

図2 部分発作と全般発作の伝播経路

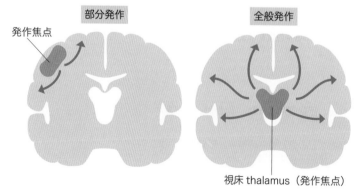

部分発作　　　　　　　　　全般発作

発作焦点

視床 thalamus（発作焦点）

宮崎雅仁：脳科学から学ぶ発達障害 小児プライマリケア／特別支援教育に携わる人のために. 医学書院, 東京, 2012：101. より改変して転載

1 発熱 2 咳、喘鳴、呼吸困難 3 嘔吐、下痢 4 腹痛 5 皮疹 6 けいれん 7 不定愁訴

【 単純部分発作 】

　意識レベルに変化のない発作です。てんかん焦点部位に対応した症状を呈する発作、例えば右運動野をてんかん焦点とする発作では左上肢起始のけいれん発作、左知覚野なら右半身のしびれ感などの感覚異常、が生じます。

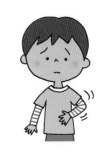

【 複雑部分発作 】

　脳の一部分から始まる発作ですが、意識レベルの変化を伴います。発作開始時より意識減損のある場合と単純部分発作に引き続き、途中からの意識障害を伴う場合があります。

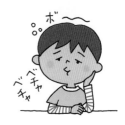

【 二次性全般化に移行する発作 】

　部分発作で始まりますが、最終的に全身性の強直間代発作に移行する場合を示します。

2 全般発作

　中心脳といわれる大脳半球の深部に病巣があり **図2**、発作が全身性に左右対称性に生じ大脳半球全体を巻き込む発作であり、その多くは意識障害を伴います。また、全身性の強直発作や強直間代発作は呼吸困難を伴うため危険性が高く、特に注意が必要です。

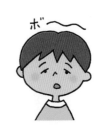

【 欠神発作 】

　全般発作の中で意識欠損を主症状とする発作です。主に脳波上3Hz棘徐波結合を呈する予後良好な特発性全般てんかんの発作型である定型欠神発作と、それ以外の予後不良の症候性全般てんかんの際に認める非定型欠神発作があります。

【 ミオクロニー発作 】

　通常単発の両側対称性に出現する瞬間的な筋攣縮（筋肉のピクつき）を主症状とする発作、ときに反復したり、眼筋や四肢末梢の体の一部に限局したりする場合もあります。

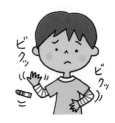

【 間代発作 】

　発作開始と同時に意識が消失し、左右対称性に律動性の筋肉の収縮・緩和（間代性）を繰り返す発作です。通常短時間ですが、強直期が先行する場合を多く認めます。

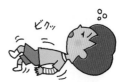

【 強直発作 】

　発作開始時より左右対称性に全身が持続的に緊張（強直）する発作です。最初から急激に最大の強直状態を呈する場合と徐々に筋強直が増強し

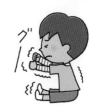

ていく場合があります。

【 強直間代発作 】

全身の強直期に引き続き、間代期が生じる発作です。一般的に大発作といわれる発作の多くがこのパターンに属します。

【 脱力発作 】

全身の筋緊張が突然減弱、消失する発作であり、一部に転倒する場合を失立発作と診断します。発作時脳波で棘徐波結合に一致して脱力が生じる場合は陰性ミオクローヌス発作と称されます。

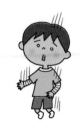

けいれん発作時の初期対応

1 観察ポイント

けいれん発作時は緊急時であり、子どもの状態を冷静に観察することは大変な困難を伴います。しかし、適切な観察はその後の治療方針の決定に大変役立ちます 図3 表3 。

図3 けいれん発作時の対応フローチャート（一般診療所での対応を中心に）

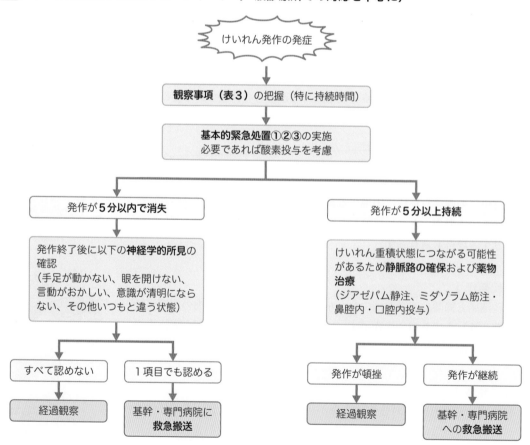

表3 保護者（目撃者）への確認や観察しておくべき重要な事項

① 発作前の前兆の有・無
② 発作の持続時間
③ 意識減損などの意識レベルの変化の有・無
④ 発作に伴う眼球偏位の方向、発作症状の局在や左右差の有・無
⑤ 顔色の変化、特にチアノーゼの有・無
⑥ 失禁や嘔吐の有・無
⑦ 発作消失後の状態、すなわち昏迷状態・麻痺の有・無
⑧ 体温
⑨ 発作時の開・閉眼

		正常径
		縮瞳
		散瞳
		瞳孔不同
		位置異常（眼球上転）

偽発作
乳幼児ではまれですが、年長児では子どもが意識的に発作症状を模倣する場合（偽発作）があります。一般的には閉眼のまま全身性の強直間代発作を呈する場合は偽発作の可能性が残ります。

2 緊急処置

インフルエンザのシーズン期間中には、待合室や診察室で突然けいれんを起こす子どももまれではありません **図4**。けいれんを起こした際の基本的緊急処置は以下のとおりです。

❶ケガをしないように周囲に危険なものがない場所にゆっくり寝かせる
❷呼吸が楽になるように衣服の首のきついところをゆるめる（全般性強直間代発作を含み強直期には呼吸ができないのでチアノーゼが強く出現するが、間代期にはチアノーゼは軽減・消失する傾向にある）
❸吐き気（悪心）・嘔吐があるときや唾液分泌が多いときには顔を横に向ける

図4 全般性強直間代発作の患児（例：熱性けいれん）の特徴と対応

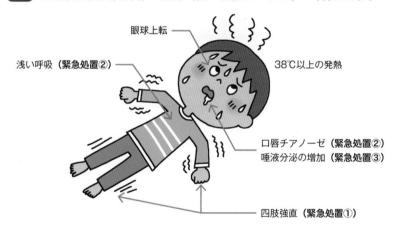

眼球上転

浅い呼吸（緊急処置②）

38℃以上の発熱

口唇チアノーゼ（緊急処置②）
唾液分泌の増加（緊急処置③）

四肢強直（緊急処置①）

3 けいれん発作頓挫の判断基準

　乳幼児のけいれん、特に熱性けいれんでは、発作後の意識混迷状態が持続してけいれんの終息を判断することが困難な場合があります。そのような場合には以下の項目を参考にして総合的に判断することが必要です。

臨床症状で判断できない場合

脳波検査が必要となり、脳波上の発作時脳波の消失および正常の睡眠波型（入眠時瘤波、睡眠紡錘波）の出現などにより判断します。

❶肉眼的なけいれん発作の消失
❷顔色および呼吸の正常・規則化
❸四肢の異常な筋緊張亢進状態の消失
　（ただし、筋緊張の低下は発作後の麻痺状態として持続することもある）
❹眼球偏位の消失や対光反射が出現
　（一般的にけいれん発作持続時の多くの瞳孔は散瞳している）

看護のポイント

☑ インフルエンザの流行時期にはときに待合室や診察室での発症もあり、専門性を活かした手際のよい問診や発作形態などの症状把握、適切な初期対応が必要になります。

☑ 意識清明とはいえない発作後のもうろう状態が長時間持続する場合もあり、すでにけいれん自体は頓挫しているのか、発作の持続なのか、急性脳炎・脳症の可能性はないのか、判断が難しいこともあるので、注意しましょう。

📍 「けいれん」が主症状の疾患　掲載頁

頻度の高い疾患	見落としてはならない疾患
●てんかん ……………… p.101	●髄膜炎 ……………… p.105
●熱性けいれん ……………… p.103	●脳炎・脳症 ……………… p.107
	●頭蓋内出血 ……………… p.108

文献
1）宮崎雅仁：脳科学ら学ぶ発達障害 小児プライマリケア／特別支援教育に携わる人のために．医学書院，東京，2012：100-106.
2）日本小児神経学会監修，熱性けいれん診療ガイドライン策定委員会編：熱性けいれん診療ガイドライン2015．診断と治療社，東京，2015.

1 発熱

2 咳、喘鳴、呼吸困難

3 嘔吐、下痢

4 腹痛

5 皮疹

6 けいれん

7 不定愁訴

頻度の高い疾患

てんかん

世界保健機構（WHO）の定義では、てんかんとは、種々の成因によってもたらされる慢性の脳疾患であり、大脳・神経細胞の過剰な発射に由来する反復性の発作（てんかん発作）を主徴とし、それにさまざまな臨床症状および検査所見を伴う疾患単位です。

病態

- てんかんの頻度には人種差はなく、全人口比の0.6〜1.0％程度の罹患率です。
- 日本では約100万人の患者が存在し、毎年8万人の新規の患者が発生しています。
- 近年、高齢での発症の増加もみられますが、発症の多くは乳児、幼児、思春期の発症であり、80％以上が20歳までに発症します。
- 予後としては、70〜80％程度の患者が抗てんかん薬の治療に反応して発作が消失しますが、小児の10％、成人の20％程度の患者は難治で多剤併用の薬物療法にも抵抗性です。

診断・検査

- てんかんの診断は比較的容易であり、定義に従い反復するてんかん（けいれん）発作とそれに対応する脳波所見があれば可能です。てんかんに関連する分類には、「てんかん発作型分類」と「てんかん分類」という似通った単語が存在します。
- てんかんの主症状であるてんかん発作は多様ですが、国際分類（p.96参照）によれば部分発作と全般発作に大別されます。一方、てんかんの病型分類では、発作型に基づき全般てんかん、あるいは部分てんかんに分類します。
- てんかん発作が唯一の症状で、明らかな器質的病変を認めない特発性てんかんも存在します。

「てんかん」と「てんかん発作」

てんかんは疾患単位ですが、てんかん発作はてんかんの一症状としての「けいれん発作」を表す言葉です。上部消化管の疾患に例えれば胃炎がてんかんに相応し、胃酸過多、胃痛がてんかん発作に相応します。

治療

- 治療の第1選択は抗てんかん薬を用いた薬物療法です **図**。
- てんかん発作型を含む臨床症状や検査所見から得られたてんかんの診断から、抗てんかん薬を単剤選択して治療を開始します。
- 第1選択薬での治療が困難・不十分な場合は、発作型・てんかん分類に応じた第2選択薬を用いる単剤治療に切り替えます。最近は新規抗てんかん薬も使用されます。

- さらに難治性の場合は迷走神経刺激療法を含む外科的な特殊な治療法も考慮されます。
- 薬物療法の治療終了の一般的なめやすは、3年以上の発作抑制と2年以上の脳波の正常化（てんかん発作波の消失）です。

治療終了までに必要な検査
治療開始から終了まで年間1～2回の定期的な脳波検査と、抗てんかん薬服用に伴う副作用の予防・早期発見のために抗てんかん薬の血中濃度を含む血液検査が必要です。

図 てんかんの診断から治療へのプロセス

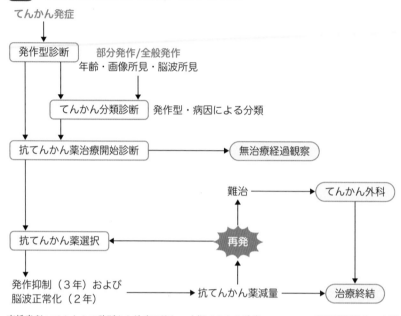

高橋幸利：てんかんの診断から治療の流れ．小児てんかん診療マニュアル．藤村建樹監修，高橋幸利編，診断と治療社，東京，2006：9．より一部改変して転載

🗨️ **家族からよくある質問**

「てんかんは遺伝しますか？」

大部分のてんかんに遺伝性は認められません。しかし、その難治性に限らず一部のてんかん／てんかん症候群では遺伝性が存在します。その意味でも正しいてんかん／てんかん症候群の診断が重要です。

「てんかんは治りますか？ また、どのような場合を治癒したと考えればよいですか？」

てんかん患者の70～80％程度は適切な抗てんかん薬の服用により発作はコントロールされます。また、おおむねその半分程度は抗てんかん薬の中止も可能です。一般的に抗てんかん薬を中止して5年間経過した時点で発作の再発がない場合を、治癒したと判断されます。

👤 **看護のポイント**

- ☑ てんかん発作の症状やその合併症は多種多様であり、それぞれの子どもの特性に合った個別の対応や知識が必要です。
- ☑ てんかんの看護には大別して急性期と慢性期が存在します。
- ☑ 急性期の対応はてんかん発作の頓挫、全身状態の改善です。
- ☑ 慢性期の対応は発作の予防に加えて、成人になってからの就労、妊娠・出産、自動車免許などの社会的な相談事項も含まれます。

熱性けいれん

熱性けいれんは、てんかんの国際分類では発作が特有の状況下に生じる機会けいれんに分類されますが、その定義としては国際・国内的にも多種多様に存在します。代表的な定義としては1980年の米国国立衛生研究所（National Institutes of Health：NIH）の「通常生後3か月から満5歳までの乳幼児期に起こる発熱に伴う発作で、頭蓋内感染症や明らかな発作の原因がみられず、無熱性の発作の既往がないもの」があります。

病態

● 一般診療ではおおむね生後6か月～60か月までの乳幼児が、通常は38℃以上の発熱に伴うけいれん発作で受診した際に念頭におくべき疾患です。

診断・検査

● 他のけいれん発作を生じる髄膜炎などの中枢神経感染症や代謝性疾患との鑑別の必要があり、またてんかんの既往のあるものは除外されますので、十分な病歴の聴取と診察が必要になります。

● 熱性けいれんの予後を予測するうえで単純型、複雑型およびてんかん型に分類します。

● 予後不良の因子として、①焦点性発作（部分発作）の存在、②15分以上持続する発作の出現、③単一発熱機会内の通常24時間以内に複数回反復する発作の存在があり、上記した3項目をまったく満たさない場合を単純型とし、1項目でも満たす場合は複雑型、それとは別に脳波上に明白なてんかん発作波の出現のある場合をてんかん型に分類します[1]。

● 通常、熱性けいれんは60か月までの乳幼児の有熱時のけいれん発作を示しますが、5歳以後に発作を反復したり無熱時けいれんを呈したりする場合は、全般てんかん熱性けいれんプラス（GEFS＋）などのてんかんを考慮する必要があります。

全般てんかん熱性けいれんプラス（GEFS＋）

複雑型の特殊型であり、無熱性けいれんや6歳以降に熱性けいれんを認めるタイプです。家族歴として高率に熱性けいれんや多様なてんかんの合併を認め、顕性遺伝形式を示します。

治療

● 臨床的な規定とは無関係に脳波上明白なてんかん発作波を認めるてんかん型では、てんかん発作に準じた治療が行われます。

● 熱性けいれんに特異的な予防法として発熱時ジアゼパム坐薬の挿肛があります。前述した複雑型に該当する場合は初回から、一方単純型の場合は2回目再発以降に実施するのが標準的です。

- 一般的な用法としては熱性けいれんの既往がある子どもの37.5℃以上の発熱時に1回0.4〜0.5mg/kgをめやすに挿肛し、8時間後に発熱が持続していれば再度同量を追加するものです。

- 熱性けいれん発作時にジアゼパム坐薬を挿肛しても発作を頓挫させる可能性は低く、逆に意識レベルを変容させます。特に初発の熱性けいれんの子どもでは後述する髄膜炎や脳炎・脳症の鑑別を困難にする可能性があり、来院時発作後である場合を含み使用は慎重である必要があります。

- 一方、けいれん重積状態の既往のある患児を中心に最近処方が可能となったミダゾラム口腔用液（ブコラム®）は熱性けいれん発作の重積化を回避して早期に頓挫させることが可能です。

単純型の場合

筆者は、単純型の場合は1回目の熱性けいれんの発作では予防投与はせずに少なくとも2回以上の既往をもつ子どもに限り、ふらつきなどの副作用を考慮して1回0.3〜0.4mg/kg程度に減量して実施しています。

家族からよくある質問

「熱性けいれんの既往があります。解熱薬を使用してよいですか？」

熱性けいれんの多くは急激な体温上昇時に生じます。その意味で体温が上下する機会を増やす解熱薬の使用は理論的には注意が必要です。しかし、その使用により熱性けいれんの発作が増加したとの明らかなエビデンスはありません。熱性けいれんのないお子さんと同様に過剰な使用は慎む必要がありますが、適切な使用は特に問題ありません。

「熱性けいれん予防のために発熱時にジアゼパム坐薬を使用しています。いつまで続ける必要がありますか？」

ジアゼパム（ダイアップ®）坐薬による熱性けいれんの間歇予防療法は2年間熱性けいれんが予防できた時点か、年齢が6歳になった時点での中止が一般的です。

「熱性けいれん予防のジアゼパム坐薬を使用して熱が下がることがありますか？」

ジアゼパム（ダイアップ®）坐薬には解熱作用はありません。しかし、ジアゼパムには筋弛緩作用があり、筋緊張低下により軽度ですが熱が下がることはあります。

「熱性けいれんやてんかんをもつ子どもは、抗ヒスタミン薬を使用しないほうがよいですか？」

かぜやアレルギー症状に有効な抗ヒスタミン薬がけいれん発作を誘発するとの報告が散見されます。一方、影響がないとの報告も少なくありません。対処療法として必要な場合の適切な使用は問題ないと考えられます。日本小児神経学会の熱性けいれん診療ガイドラインでもその使用は制限していません。一方、喘息の治療薬として以前多用されていたテオフィリン製剤はけいれん発作を遷延・重症化させることがあり、発熱時の服用には注意が必要です。

看護のポイント

- ☑ 子どものけいれん性疾患で最も頻度の高い疾患です。
- ☑ 他のてんかん発作と異なり、その多くは感染症を合併する病態です。
- ☑ 発熱時の突然の発症で保護者はパニックになり、救急車で搬送されることも少なくありません。
- ☑ 一般的にそのけいれん発作は来院時には頓挫していることが多く、看護の中心は発熱への対応や保護者の心的動揺への援助や適切な説明が中心になります。

文献
1）大田原俊輔, 苅田総一郎, 市場高文, 他：熱性痙攣に関する研究－とくにてんかん性熱性痙攣について. 小児科臨床 1979；32：625-630.

1 発熱

2 咳、呼吸困難、喘鳴、

3 嘔吐、下痢

4 腹痛

5 皮疹

6 けいれん

7 不定愁訴

見落としてはならない疾患

髄膜炎

髄膜炎とは、細菌やウイルスが副鼻腔などを経て侵入し、脳を覆っている髄膜に炎症を起こす疾患です。特に細菌による髄膜炎は小児において発症頻度は低いものの、罹患すると重症化しやすい傾向を認めます。細菌性は早期に診断し薬剤投与をする必要がありますが、初期の症状が感冒様症状と似ているため、早期診断が難しいという問題点があります。また、耐性菌が増えていることにより、早期に診断がついても薬物治療が効かずに症状が進行し、最悪の場合は死に至るケースも増えています。

病態

●何らかの病原体に起因する感染により中枢神経系の髄膜（硬膜、クモ膜、軟膜）に炎症が波及した状態で**図1**、一般小児科外来では主にウイルス性（無菌性）、細菌性に関連するものが重要です。

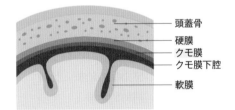

図1 髄膜炎の生じる部位

頭蓋骨
硬膜
クモ膜
クモ膜下腔
軟膜

●主な症状としては発熱、頭痛、嘔吐などがありますが、けいれん発作を主訴に受診する子どもも存在するために熱性けいれん、特に初発の熱性けいれんの子どもや、主要な細菌性髄膜炎の起因菌であるHibや肺炎球菌に対するワクチン未接種児の診療の際には特に注意する必要があります。

診断・検査

●意識レベルの変容や診察所見として、大泉門膨隆や項部硬直などの髄膜刺激症状の髄膜炎を示唆する所見がある場合は、その確定診断のための髄液検査や脳圧亢進状態の評価を行う頭部CT検査が可能な医療機関への紹介が必要です。

●腰椎穿刺は通常患児を左側臥位の姿勢で助手がしっかり固定して実施します。術者は20〜22G程度の腰椎穿刺針をL4椎体のすぐ尾部に背面に対して垂直ないしやや頭側にむけて穿刺して髄液圧を測定したり、髄液を採取したりします**図2**。

😊 **大泉門膨隆**
明白な病態生理は不明ですが、突発性発疹に罹患の際にも大泉門膨隆を呈する場合があり、高熱を伴い髄膜炎との鑑別を必要とする場合があります。

😊 **声かけが大事**
穿刺は疼痛を伴う侵襲の大きい検査であり、児の不安や恐怖心は非常に大きなものです。不安や恐怖心を最小限にするやさしい声かけを行い続け、寄り添いましょう。

図2 看護師による腰椎穿刺時の体位保持方法のコツ

穿刺前
- 年長児の場合には事前に排尿を済ませてもらう。
- 頭部を屈曲して押さえるため、呼吸状態に注意する。フルモニター、吸引の準備をしておく。
- 患児を左側臥位にし、穿刺部の椎間が開くように、背中を丸める。臍をのぞき込むように頭部と膝を曲げ、「エビ」のような姿勢になるように、と声をかける。乳児の場合、肩全体を保持する。

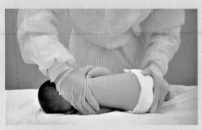

- 脊椎は処置台に水平、ヤコビー線に垂直になるように固定する。

穿刺中～穿刺後
- 穿刺中から患児に声をかけて不安をやわらげ、患児の顔色や呼吸状態を観察する。
- 髄液穿刺後は、頭部を水平にして1～2時間仰臥位で安静にする。患児や家族に安静の必要性を説明し協力を得る。

治療

- ウイルス性の場合は、一般的にウイルスに対する治療薬がないため、対症療法を行います。
- 細菌性の場合は、抗菌薬を投与します。その他の感染症の治療と比較して大用量の抗菌薬を投与する必要があります。補助的治療として脳浮腫の改善のために浸透圧降圧薬や難聴予防も兼ねてデキサメタゾンを併用したりします。

看護のポイント

- ☑ 髄膜炎の症状にはけいれん発作以外に頭痛、嘔吐や高熱の持続があります。
- ☑ 細菌性の場合は顔色不良などの全身状態の悪化を認めることも少なくはありません。
- ☑ 髄膜炎に伴うけいれん発作では発作が長時間持続するけいれん重積状態を呈することがあります。
- ☑ 治療・看護の第一歩はけいれん発作を早く頓挫させることです。そのうえで全身状態の改善を図り、後遺症なき回復をめざします。

1 発熱
2 咳、喘鳴、呼吸困難
3 嘔吐、下痢
4 腹痛
5 皮疹
6 けいれん
7 不定愁訴

脳炎・脳症

脳の炎症や腫脹により頭蓋内圧が高まることで、種々の症状が出てくる疾患です。予後は不良なことが多く、死に至ることも珍しくなく、早期の診断と治療開始が望まれます。

病態

- 脳炎・脳症は中枢神経系が器質的あるいは機能的に神経細胞障害をきたす病態であり、その主要症状としてけいれんを認めます。
- 脳炎・脳症の病因としては、感染症や代謝性疾患などと多種多様ですが、小児の場合はインフルエンザ、単純ヘルペス、HHV-6、7（突発性発疹）、風疹、麻疹などのウイルス感染症が主要な原因になります。
- 共通の症状として、けいれんに加え髄膜刺激症状として頭痛や嘔吐、意識障害、その他局在巣症状を認めます。

診断・検査

- 一般的に脳炎・脳症の両者は中枢神経系における炎症所見の有無によって区別されます。炎症の有無の確定診断には病理学的検索が必要です。しかし、実際の臨床現場では髄液細胞数の増加の有無によって評価されることが多く、髄液中の細胞数の増加を認める場合を脳炎、認めない場合を脳症と診断します。

治療

- 各病因に対する抗ウイルス薬投与などの特異的治療に並行して、脳浮腫、けいれん対策や呼吸・循環管理などの集学的治療を必要とします。脳浮腫の予防や改善のためにD-マンニトールやグリセオールなどの浸透圧降圧薬を使用したり、けいれん対策としてミダゾラムなどの持続点滴可能な抗けいれん薬を経静脈的に投与したりします。

 髄液の採取
髄液は患者を左側臥位の姿勢で横向きに寝かせ、髄液採取用の腰椎穿刺針を硬膜嚢（脊髄を包む嚢）に挿入する腰椎穿刺という方法で採取します。

救命的処置が必要な場合も
脳炎・脳症とプライマリケア医で診断されたり、その疑いがある場合は治療可能な医療機関へ紹介されます。紹介先の医療機関では集学的治療、救命的看護を行います。

看護のポイント

☑ 脳炎・脳症はそれほど多い疾患ではありませんが、インフルエンザのシーズンには念頭におくべき疾患です。

☑ けいれん発作以外に発症早期より意識障害を伴う場合も多く、「いつもと行動が違う」「言動が妙に変だ」など、問診での保護者の訴えが早期診断の糸口になることもあります。

見落としてはならない疾患

頭蓋内出血

頭蓋内出血とは、頭蓋骨の中で起こる出血です。頭蓋骨の中でも出血する部位によって、脳実質内出血、クモ膜下出血、硬膜下血腫などに分類されます。

病態

- 脳血管障害に伴うけいれんの頻度は成人では10％程度ですが、小児では10〜40％程度と報告されており、成人に比較して小児の脳血管障害ではけいれんを発症しやすいと考えられます。
- 脳血管障害は大別すると脳梗塞、脳血栓などの虚血性脳障害と脳実質内出血、クモ膜下出血、硬膜下・外血腫などの頭蓋内出血に分けられます。
- 小児患者の多くは成人と異なり基礎疾患に伴う二次性の病態を認めます。
- 例えば、頭蓋内出血の病因としては、血管異常症である動静脈奇形、もやもや病、血小板や血液凝固系の異常として特発性血小板減少性紫斑病 (p.167)、血友病 (p.169)、ビタミン K 欠乏症 (p.171) があります。

 脳血管障害
脳血管障害は、外傷性を含み頭蓋内の血管病変により生じる脳機能障害の総称で、その病態として血管の破綻による出血と血流低下に伴う虚血があります。

診断・検査・治療

- 脳血管障害の診断は頭蓋内病変を疑い頭部 MRI/CT 検査を施行すれば比較的容易です。
- 治療にはけいれんなどに対する対症療法に加えて、基礎疾患に対する治療が必要です。そのための病因検索には血液検査や特殊検査も重要ですが、生活環境を含む問診や身体所見の診察も必要です。
- 例えば、ビタミン K 欠乏症では完全母乳、出生後の経口ビタミン K 製剤の服用回数、もやもや病での虚血発作の既往などの問診は必須です。
- 被虐待児例では画像診断上の硬膜下血腫の所見に加えて、他の身体の紫斑・外傷痕、網膜下出血の所見などは、診断の裏づけに重要です。

児童虐待に注意
最近は児童虐待件数の増加に伴い、常に外傷性の頭蓋内出血、特に硬膜下血腫を診断した際は児童虐待を考慮する必要があります。

😊 **看護のポイント**

- ☑ 頭蓋内出血は小児では比較的まれな疾患ですが、致命的であり早期の気づきが必要です。
- ☑ その多くは血管系や血液・凝固系の異常を伴う二次的な発症です。
- ☑ 最近は原因として児童虐待による硬膜下血腫の頻度が増加しています。
- ☑ 鑑別のために頭蓋内出血以外の皮膚所見などの身体所見の視診や家族関係・生活環境の把握が重要です。

1 発熱

2 咳、呼吸困難、喘鳴、

3 嘔吐、下痢

4 腹痛

5 皮疹

6 けいれん

7 不定愁訴

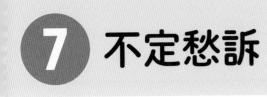

7　不定愁訴

他覚的所見に比較して不相応に痛みや不調などの自覚症状が強く、愁訴を説明するに足る器質的疾患の裏づけがない場合を不定愁訴といいます。

確認すべきこと

　学童期・思春期の不定愁訴では、まず起立性調節障害の存在を考え検索を行います 表1 表2 。その症状が頭痛に集中するなら頭痛を、腹痛に集中するなら腹痛をきたす疾患の検索を行うことが必要です。

　症状への対応には、**心身両面からのアプローチが大切**です。

表1　不定愁訴の特徴

- きわめて主観的な訴えに終始する
- 愁訴が多彩で、多愁訴を示しやすい
- 内容が変化する
- 同一愁訴であっても増減が認められる
- 神経筋性愁訴や呼吸循環器性愁訴は訴えの頻度が多い

表2　心理的背景の要因

家庭要因	● 家族との関係 ● 保護者の問題
社会的要因	● 友人との関係 ● 教師との関係 ● 部活動
本人自身の要因	● 発達面の問題 ● 性格傾向の問題

📍「不定愁訴」が主症状の疾患　掲載頁

文献
1）中島義明, 子安増生, 繁桝算男, 他編：心理学事典（2020　第21版）. 有斐閣, 東京, 1999：749.
2）日本小児心身医学会編：小児起立性調節障害診断・治療ガイドライン. 小児心身医学会ガイドライン集 改訂第2版. 南江堂, 東京, 2015.

起立性調節障害

起立性調節障害（orthostatic dysregulation：OD）は、思春期に起こりやすい自律神経の機能不全の１つです。

病態

- ●起立に伴う循環動態の変化に対して生体が代償できずに生じる病態で、主に自律神経系による循環調節不全から起こる機能的な身体疾患です 表1。
- ●症状は、朝起きられない・立ちくらみ・頭痛・腹痛・気分不良・動悸・怠さなどです。
- ●午前中に調子が悪く、午後には回復する傾向があります。

表1 起立性調節障害の発症機序

> **起立時に大量の血液が急激に下半身に移動する**
>
> ↓
>
> **健常者では…**
>
> 代償機構が素早くはたらき、抵抗血管（細動脈）・容量血管（静脈系）の収縮と心拍上昇が起こるため、心拍出量は軽度低下するが血圧は維持される
>
> **起立性調節障害では…**
>
> a. 細動脈の拡張などに対し適切な代償機構がはたらかず、血圧が低下し血圧回復時間が遅延する
> b. 静脈の拡張などにより、静脈還流量の低下・心拍出量の低下をきたし、心拍数が著明に増加する
> c. 静脈還流量の低下と過剰な心室収縮に伴う心臓神経反射が関与して起こると考えられるが、aやbの病態を伴っていることもある
>
> 動脈系・静脈系の障害の程度がさまざまに混在するため、
> 病態の異同が考えられる

診断・検査

- ●症状や経過、生活環境、受診歴、既往歴などの問診が重要です。
- ●11症状 表2 のうち３つ以上当てはまるか、２つであっても起立性調節障害が強く疑われる場合で、循環調節異常を生ずる基礎疾患がない場合、新起立試験 表3 を行います。
- ●基礎疾患の有無の判断に、血液検査（甲状腺機能検査などを含む）、尿や便検査、心電図検査、X線検査などを行います。

😴 **必要に応じた精査**
所見により、頭部MRI検査、心エコー検査、ホルター心電図、脳波、ヘッドアップティルト試験などが必要になります。

1 発熱

2 咳、喘鳴、呼吸困難

3 嘔吐、下痢

4 腹痛

5 皮疹

6 けいれん

7 不定愁訴

看護の専門出版社
照林社

Vol.1

臨床ですぐ役立つ！ 照林社のイチオシ書籍

Best Selection 2024

2023年下半期売れ筋Best 5

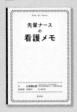
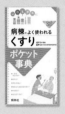
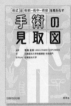
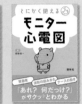
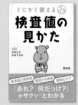

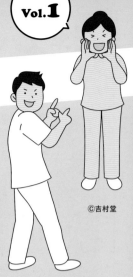
©吉村堂

先輩ナースが
書いたシリーズ

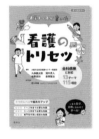
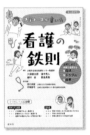

新人もベテランも全科で使える
先輩の経験がつまったベストセラー

経験豊富な先輩看護師が現場の視点で書いた、全科共通の看護事典です。『看護のトリセツ』は急性期から慢性期まで、看護師が日ごろ困っていることが幅広く網羅されています。『看護の鉄則』は病棟でイレギュラーなことやトラブルが起こったとき、何を観察して、どのように対処するのか、根拠を示しながら具体的に書かれています。圧倒的な情報量と読みやすさを両立している点も人気の理由です。

術前～術中～術後 手術の知識を見わたせる3冊

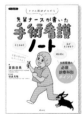

- 麻酔
- 術前評価
- 手術体位
- 機械出し・外回り看護
- 診療科別の解剖、薬 など

豊富なイラストで実務をイメージ。手術室看護師が知っておきたいことをまとめた1冊です。

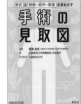

- 11診療科
- 術式別の100項目

手術の概要・手順、注意点まで、手術を受ける患者を"見える化"しました。

- 内科・外科系の16領域
- 136疾患

看護師と医師でつくった術後のケアにも使える看護のための疾患事典です。

エキスパートナース コレクションシリーズ

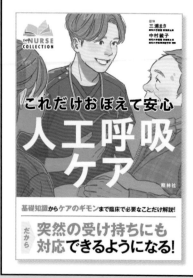

エキスパートナースから生まれた 働きはじめたらぜったいに 必要なテーマを厳選

働きはじめたらぜったいに必要なテーマを集めた「エキスパートナースコレクション」、第4弾テーマは人工呼吸ケア。
人工呼吸器は、生命に直結する機器だからこそ、知っておかなければならない管理方法やケア方法があります。
人工呼吸器装着患者特有の患者管理、そして日常ケア方法にはじまり、注意したい合併症や急変時の対応を写真やイラストを使ってわかりやすく解説します。

本当に大切なことが1冊でわかるシリーズ

看護師2,000人の声から生まれた、診療科別書籍の決定版

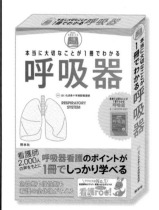

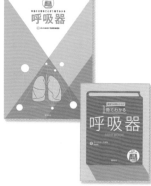

本編＋別冊付録の 2部構成だから、 いつでもどこでも大活躍！

「各科で必要な看護師としての基本的な知識」＋「患者全体をみるための知識」をおさえた、看護師のための診療科別書籍の決定版。
看護師に必要な、経過別視点やアセスメント力がつけられるように詳しく解説しています。
大切なことが基本的に1ページ単位で解説されているので、読みやすさ・調べやすさが抜群です！

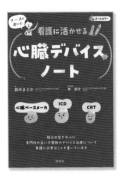

ナースが書いた看護に活かせるノートシリーズ

イラストいっぱいで楽しくわかりやすく!

血液ガス
脳画像
輸液 など

医師による執筆が多い「基礎医学」のテーマを、1人の看護師が、自身の知識や経験をもとに解説する人気シリーズです。親しみやすいイラストとていねいな文章でスッと理解できます。
最新刊の「心臓デバイスノート」は、植込み型を中心に、専門性の高い不整脈のデバイス治療について看護に必要なことが書かれています。

まるごと図解シリーズ

認知症
糖尿病
循環器 など

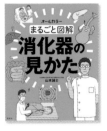

どこから読んでも面白いほどよくわかる!楽しく学んで臨床力アップ!

「まるごと図解シリーズ」は、解剖・病態生理を軸に、人体や疾患、治療などの知識を視覚的に理解することができます。
1冊全体が図解されているので、どこから読んでもわかりやすく、誌面を眺めるだけでも勉強になります。
シリーズ第11弾は「消化器」。複数の臓器が複雑に関連する消化器の全体像と診療の流れ、患者をみるときのポイントをまとめました。

がんまるわかりBOOKシリーズ

使いやすさにこだわったがん看護のポイント満載!

がん治療薬
がん薬物療法レジメン
がん患者の症状 など

ロングセラー書籍が、より読みやすく、より臨床で役立つ内容に生まれ変わりました。
鎮痛薬や鎮痛補助薬、嘔気・嘔吐や便秘の治療薬に関して、看護師が知っておきたいポイントだけがまとまっている便利な1冊です。副作用対策、安全管理と服薬アドヒアランス、マネジメントしづらい痛みへの対応など、病棟や外来で役立つ知識も満載です。

とにかく使えるシリーズ

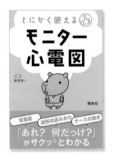

「あれ?何だっけ?」がサクッとわかる

モニター心電図
急変対応
検査値

"困ったときに、パパッと調べられる" "ポイントがわかりやすくまとまっている" をコンセプトに、臨床でとくにニーズの高いテーマをとりあげました。
「モニター心電図」では、重要な不整脈波形を収載し、波形の読み方や対応法が一目でわかります。
誘導法や、急変時の対応なども載っており、臨床で迷ったときにも安心です。

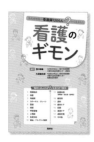 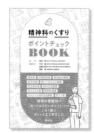 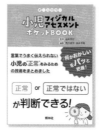 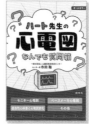 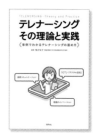

表2　起立性調節障害の身体症状項目

1. 立ちくらみ、あるいはめまいを起こしやすい
2. 立っていると気持ちが悪くなる、ひどくなると倒れる
3. 入浴時あるいは嫌なことを見聞きすると気持ちが悪くなる
4. 少し動くと動悸あるいは息切れがする
5. 朝なかなか起きられず午前中調子が悪い
6. 顔色が青白い
7. 食欲不振
8. 腹痛をときどき訴える
9. 倦怠あるいは疲れやすい
10. 頭痛
11. 乗り物に酔いやすい

表3　新起立試験の方法

検査場所・時刻	● 静かな部屋で、ベッドは通常の診察台の高さ・硬さがよい ● 検査は午前中に実施（午後に行うと改善していることがある）
準備	● 記録用紙（年齢・体重・身長を記録）・アネロイド式血圧計・聴診器・コッヘル・ストップウォッチ・心電図・蘇生セット ● 起立1分以後の血圧・脈拍数測定は、自動血圧計、心電図モニターの血圧計（心拍数）でも可能　アネロイド式血圧計のみの場合の脈拍数測定は、パルスオキシメーターでも可能 ● 起立中の突然の失神発作に対応できるようスタッフが付き添い、患児の観察を怠らない
患者への説明	● 検査の手法 ● 起立時・起立中の症状（立ちくらみ・眼前暗黒感や白濁感・頭痛・気分不良・動悸・倦怠感）を覚えておくこと、立っていることが無理になった場合は途中でも告げて臥床できること
新起立試験の手順	❶安静臥位を10分間保つ。血圧計を装着し、可能な限り四肢誘導心電図やモニターを装着する ❷安静臥位10分の経過後、聴診法で収縮期/拡張期血圧を3回測定し、中間値の血圧を決定、脈拍数も測定する ❸血圧計のカフに送気し収縮期血圧（中間値）でゴム管をコッヘルでクリップして、コルトコフ音がわずかに聴取できるかできないかの状態にする ❹聴診器を腕に固定し（テープなどで）、聴診器を耳に当てたまま、ストップウォッチをスタートさせ、患児を起立させる ❺一度聞こえなくなったコルトコフ音が再び聞こえ始めた時点で、ストップウォッチを止め記録する（血圧回復時間）。25秒を超えれば聞こえなくても、コッヘルを外してエアーを開放する ❻起立後、1、3、5、7、10分（可能なら1分ごと）における収縮期/拡張期血圧、脈拍数を測定する。脈拍数はアネロイド式血圧計とは反対の腕の自動血圧計やパルスオキシメーター、心電図モニター（心拍数）などのいずれかで測定するのもよい

日本小児心身医学会編：小児心身医学会ガイドライン集 改訂第2版. 南江堂, 東京, 2015：33-34. より改変して転載

● 非侵襲性連続血圧測定装置（フィノメーターなど）が使用できない場合、新起立試験を行い、4つのサブタイプ 表4 のいずれかに当てはまる場合に起立性調節障害と診断します。

● 新起立試験の結果、症状・日常生活状況から重症度の判定を行い、身体・心理社会的因子を評価します。
　・身体機能の評価（新起立試験の反応や睡眠リズム、季節変動など）
　・生活習慣の評価（睡眠時間、テレビ・パソコン・ゲーム・スマートフォンの使用時間、食事・水分摂取不足、運動不足など）
　・発達、性格、学業などの確認（神経発達症の児の報告が増えている）
　・学校生活や家庭生活の評価
　・心因性な要因の関与の評価（ 表5 で判断を行う）

新たなタイプも
最近は、起立直後に収縮期血圧が著明に上昇するタイプ、脳血流が低下するタイプの存在も示されています。

専用の機器
最近、新起立試験用に開発された自動血圧計も登場し、販売されています。

表4 起立性調節障害の4つのサブタイプ

	起立時の循環反応
起立直後性低血圧	● 起立直後に一過性の強い血圧低下を認め、起立時血圧回復時間が25秒以上、または20秒以上かつ起立直後血圧低下60%以上の場合 ● 細動脈の収縮不全で、重症型は静脈系の収縮不全も伴う ● 重症型は起立3〜7分後の収縮期血圧低下が15%以上
体位性頻脈症候群	● 起立中に血圧低下を伴わず、著しい心拍増加を認める ● 起立3分以後心拍数が115回/分以上、または心拍数増加が35回/分以上
血管迷走神経性失神	● 起立中突然に収縮期と拡張期の血圧低下ならびに起立失調症状が出現し、意識低下や意識消失発作を生じる
遷延性起立性低血圧	● 起立直後の血圧心拍は正常であるが、起立3〜10分を経過して収縮期血圧が臥位時の15%、または20mmHg以上低下する

日本小児心身医学会編：小児心身医学会ガイドライン集 改訂第2版. 南江堂, 東京, 2015：32.
より改変して転載

> **2つのサブタイプに当てはまる場合**
> 起立直後性低血圧と体位性頻脈症候群の両方に当てはまる場合、「頻脈を伴う起立直後性低血圧」とします。

表5 「心身症としてのOD」診断チェックリスト

1. 学校を休むと症状が軽減する
2. 身体症状が再発・再燃を繰り返す
3. 気にかかっていることを言われると症状が増悪する
4. 1日のうちでも身体症状の程度が変化する
5. 身体的訴えが2つ以上にわたる
6. 日によって身体症状が次から次へと変化する

以上のうち4項目がときどき（週1〜2回）以上みられる場合、心理社会的関与ありと判定し「心身症としてのOD」と診断する

日本小児心身医学会編：小児心身医学会ガイドライン集 改訂第2版. 南江堂, 東京, 2015：65.
より改変して転載

> **重症度の評価**
> 新起立試験の結果と症状、日常生活状況により重症度を判定します。

治療・対応

● 重症度と心理社会的な要因の程度により治療を組み合わせます。

1 病態説明

● 起立時の循環動態の変化が代償されないことで、血圧低下や脈拍増多が起こり、さまざまな症状が出現することを、わかりやすく説明します。

2 日常生活の指導

● 起立動作：頭を下げてゆっくり起立、起立中は足踏み・両足をクロスする・弾性ストッキングの使用など。起立中つらいときは座り、横になる。

● 睡眠時間の確保：早寝早起き・規則正しい生活、日中は横にならない。

● 塩分は朝に多く、水分は朝から日中に多く摂取（高血圧の家族歴なども確認）。

● 体調が改善する午後や夕方に身体を動かす（特に下半身の運動が重要！）。

> **デコンディショニング**
> 最近は、「デコンディショニング」といって、身体活動の低下が原因で心血管に影響を及ぼすことが、発症や増悪の原因の1つと考えられています。

> **生活リズムが大事**
> 睡眠相後退が問題になります。

1 発熱　2 咳、喘鳴、呼吸困難　3 嘔吐、下痢　4 腹痛　5 皮疹　6 けいれん　7 不定愁訴

3 学校との協力

● 病態を説明し、対応の連携が必要です。

4 薬物療法

● 第1選択薬はミドドリン塩酸塩（メトリジン® など）
● 第2選択薬はサブタイプによって選択
　アメジニウムメチル硫酸塩（リズミック® など）、プロプラノロール塩酸塩（インデラル® など）など、副反応などに注意して使用
● 漢方薬（半夏白朮天麻湯、苓桂朮甘湯、五苓散、小建中湯など）
● 睡眠障害に、ラメルテオン（ロゼレム® など）やメラトニン（メラトベル®：神経発達症の小児に）
● 頭痛、腹痛や悪心への対症療法薬
● 精神的な症状に対しての向精神薬　　など

5 環境調整

● 心理社会的な背景に対して、学校・友人・家庭の環境を調整することが大切です。

6 心理面への対応

● 身体面の治療を行いながら、必要に応じて心理面の対応も行います。
● 午後や夜によくなり、一般的な検査で異常が見つからず、怠けていると誤解されることがあり、自尊感情が低下しやすいです。
● 思いを受けとめ、カウンセリングなどの心理状態や性格傾向に合わせた対応が必要です。
● 心理面への対応としては、受容し支持し保証することが大切です。
　・受容：話すことをよく聴き、受け入れ、共感します。「そうだったのね」など
　・支持：思いを聴いて、整理し、理解を示します。「そう思ったのね」など
　・保証：受容・支持をしたうえで、病態や今後について説明し、寄り添います。「よくなっていこうね」など

経過

目標を見つけ、自分に合う学校に行くことなどで改善することが多いです。

・軽症：適切な治療により数か月で改善することが多い
・生活に支障のある中等症：1年後の回復率が約50%といわれる
・不登校を伴う重症：短期間での復学は難しいことが多い

ストレスが結果にも原因にもつながる

・発症後、症状に対する不安や周囲に理解されないことがストレスに
・発症前のストレス（人間関係なども含め）が誘引に

看護のポイント

☑ 病態から自身の症状が理解でき、納得することが大切です。
☑ 周囲の理解やサポートが大切で、家族の苦労を受けとめ支えましょう。
☑ 好きなことを見つけ、今できることを少しずつ始め、将来に向けて前向きになっていくのを、家族とともに寄り添い見守りましょう。

文献
1）日本小児心身医学会編：小児心身医学会ガイドライン集 改訂第2版. 南江堂, 東京, 2015.
2）日本小児心身医学会編：初学者のための小児心身医学テキスト. 南江堂, 東京, 2018.

1 発熱

2 咳、呼吸困難、喘鳴、

3 嘔吐、下痢

4 腹痛

5 皮疹

6 けいれん

7 不定愁訴

頻度の高い疾患

過敏性腸症候群

機能性消化管障害は国際基準のローマ分類で規定されます。その中の機能性腹痛障害の4疾患のうちの1つが、過敏性腸症候群です。

病態

- 消化管運動機能異常による大腸病変で、下痢と便秘が主な症状です 表1 表2 。
- 腹腔神経知覚過敏による腹痛や下腹部不快感を生じます。
- 心身相関が強く、4～18歳の小児・思春期にみられます。

表1 ローマ分類における過敏性腸症候群の定義

下記のすべての項目があること
1. 2か月以上前からみられ、少なくとも月4日以上の腹痛があり、下記の1項目以上と関連する
   ・排便と関連する
   ・発症時に排便頻度の変化がある
   ・発症時に便性状（外観）の変化がある
2. 腹痛と便秘を伴う場合、各々の症状改善が関連しない
3. 適切な評価ののち、症状を他の病態で説明できない

表2 小児過敏性腸症候群のサブタイプ

各タイプは固定的でなく、発達年齢や状況により相互に移行することも多い。

RAP（反復性腹痛）型	● 頻回に臍部中心の腹痛がある ● 便通は一定しない ● 起床時に悪化し午後は軽減 ● 低年齢の小児に多い
便秘型	● 下剤を用いた便意、または頻回な便意と不十分な排便がある ● 比較的頻度は少ない ● 女子にやや多い
下痢型	● 起床時から腹部不快感や腹痛、頻回の便意がある ● 便性状は、はじめは軟便で次第に下痢となる ● 不登校につながることもある ● 男子に多い
ガス型	● 放屁や腹鳴、腹部膨満感などガス症状に対する恐怖・苦悩が強い ● 便通は一定ではない ● 多くは思春期以降に軽快するが、一部は治療抵抗性を示し、精神疾患へ発展することもある ● 圧倒的に女子に多い

日本小児心身医学会編：小児心身医学会ガイドライン集 改訂第2版. 南江堂，東京，2015：247. より改変して転載

便性の表示

ブリストル便形状スケールにより便性を評価します。

1. コロコロ便

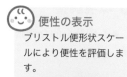

2. 硬い便

3. やや硬い便

4. 普通便

5. ややわらかい便

6. 泥状便

7. 水様便

検査・診断

- 急性発症か、繰り返す慢性の腹痛か、発症年齢を考慮します。
- 器質的疾患の有無を考え、精査し除外します **表3**。
- 機能性と判断すれば、心理的評価や介入をします。

主な検査内容
尿検査・便検査・血液検査・腹部超音波検査など必要なら消化器専門医での精査（画像検査・内視鏡検査など）

表3 問診のポイント

- 痛みの始まりからの期間、頻度
- 痛みの部位・種類・持続時間、痛む時間帯と曜日
- 食事との関連、食欲
- 嘔吐・下痢・便秘などの有無、排便による痛みの変化
- 症状と体位（増悪や緩和）
- 痛みによる睡眠障害
- 体重減少、頭痛、四肢痛などの有無
- アレルギーの有無
- 女子の場合、月経との関連
- 既往歴：嘔吐・下痢・便秘しやすい、薬物服用・外傷・手術
- 登園・登校との関連
- 家族歴：ピロリ菌感染など

日本小児心身医学会編：小児心身医学会ガイドライン集 改訂第2版. 南江堂, 東京, 2015：238. より改変して転載

指導・治療

- 病態の説明や器質的疾患が否定的であることを説明します。
- 便の回数・性状や増悪・軽快因子を排便日誌に記載します。
- 生活習慣の改善が重要です（早寝早起き、起床時の軽い運動、登校前排便の時間的余裕など） **表4**。
- 薬物療法としては、腹痛・下痢・便秘などの消化器症状に対しての治療を行います。症状や経過によっては抗不安薬や向精神薬なども必要となることがあります **表5**。
- 治療効果が乏しい場合は、再度、器質的疾患の精査が必要です。

表4 指導のポイント

便秘のとき	下痢のとき
● わずかな便意でも無視せず排便を	● 香辛料やカフェインの摂取を控える
● 排便姿勢（前屈、足の接地）	
● 水分摂取	**登校や登園への不安やストレスが強いとき**
● 繊維の多い食材摂取	● 頓服薬を持参
● 適度な運動	● 各駅停車を利用
● 腹部の保温やマッサージ	● 通学路や駅内のトイレの確認
	● 担任や養護教諭などの病態への理解
	● 授業中のトイレへの行きやすさを確保
	など

115

表5 過敏性腸症候群の薬物療法

症状とタイプ	分類	一般名	商品名	備考・注意点
腹痛（RAP型）	消化管鎮痛鎮痙薬	ブチルスコポラミン臭化物	ブスコパン®	口渇や眼症状、尿閉
腹部膨満感を伴う腹痛（RAP型、ガス型）	消化管機能調整薬	マレイン酸トリメブチン	セレキノン®	
	消化管内ガス駆除薬	ジメチコン	ガスコン®	
下痢型	整腸薬	ビフィズス菌	ビオフェルミン®・ラックビー®	
		ミヤリサン	ミヤBM®	
	腸内環境調整薬	ポリカルボフィルCa	ポリフル®・コロネル®	
便秘型	浸透圧性緩下剤	酸化マグネシウム	酸化マグネシウム	血中Mg濃度に注意
	腸内環境調整薬	ポリカルボフィルCa	ポリフル®・コロネル®	
	刺激性瀉下剤	ピコスルファートNa	ラキソベロン®	腹痛に注意、頓用

＊漢方薬を使用することもあり、症状によっては、抗不安薬や向精神薬の検討も必要
日本小児心身医学会編：小児心身医学会ガイドライン集 改訂第2版. 南江堂, 東京, 2015：259. より改変して転載

心理・社会的な対応

● 家庭や学校・園での生活状況や、友だち関係の評価と環境調整が大切です。
● 不安・抑うつ・統合失調症など精神疾患があれば専門機関へ紹介します。

看護のポイント

☑ 腹痛や排泄に時間がかかることで、遅刻や不登校になることがあるため、まわりの人々に理解してもらえるようにしましょう。
☑ 今、何に困っているか、どうなると楽になるかを話せるように、聴ける環境をつくってあげましょう。
☑ 腹痛があり苦痛や不安を感じています。訴えを聞きストレスがやわらぐよう支えてあげましょう。
☑ 腹部症状の出現が心配で朝食をとらずに登校することもあり、何か少しでも口に入れられるものを一緒に考えましょう。
☑ 生活習慣の改善のための努力に対して評価しほめましょう。

文献
1）日本小児心身医学会編：小児起立性調節障害診断・治療ガイドライン, 小児心身医学会ガイドライン集 改訂第2版. 南江堂, 東京, 2015.
2）日本小児心身医学会編：初学者のための心身医学テキスト. 南江堂, 東京, 2018.

（左側縦タブ）
1 発熱
2 咳、呼吸困難、喘鳴、
3 嘔吐、下痢
4 腹痛
5 皮疹
6 けいれん
7 不定愁訴

慢性頭痛

慢性頭痛は片頭痛を代表とする一次性頭痛、感染症など器質的な原因による二次性頭痛、神経痛・顔面痛などその他の頭痛に分類されます。小児では頭痛の性状や随伴症状の訴えが難しい場合も多く、ていねいな問診と経過観察が必要です。

病態

- 日本人小児の片頭痛の有病率は、中学生で4.8％、高校生で15.6％、緊張型頭痛の有病率は高校生で26.8％というデータがあります[1]。
- 片頭痛・緊張型頭痛ともに女性に多いことが知られています。
- 片頭痛の機序はいまだ確定していません。大脳神経細胞の過剰興奮と引き続く機能抑制（大脳皮質拡延性抑制現象）、三叉神経終末から放出されるカルシトニン遺伝子関連ペプチド（CGRP）などが関与しているといわれています[1]。

診断・検査

- 国際頭痛分類第3版に基づいて診断します 表1。複数のタイプの頭痛が合併することもあります。
- 慢性頭痛の原因で頻度が高いのは一次性頭痛です。診断には詳細な問診と身体診察が重要です。まず危険な二次性頭痛を鑑別したうえで、診断基準に基づき片頭痛などの一次性頭痛を診断します 表2。
- 表3 のような特徴がある場合、画像検査を含む精査を行います。
- 成人の片頭痛は片側性の拍動性頭痛ですが、小児～思春期の片頭痛は両側性のことが多く、通常前頭・側頭部痛です。後頭部痛はまれで、後頭部痛を訴える場合は二次性頭痛を鑑別する必要があります[2]。片頭痛の持続時間も成人より短いことが知られています。
- 緊張型頭痛は締めつけられるような、または圧迫感のある疼痛で、片頭痛より痛みの程度は軽度です。
- 二次性頭痛には 表1 のような原因が挙げられており、小児の場合、感染症や頭部外傷、副鼻腔炎の頻度が高いとされています[1]。
- 1日に4時間以上の頭痛が1か月に15日以上続く頭痛を慢性連日性頭痛と呼び、難治に経過することがあります。
- 頭痛ダイアリー 図1 をつけてもらい、生活リズムや学校の状況を把握することが重要です。

> **慢性連日性頭痛**
> 1日に4時間以上の頭痛が1か月に15日以上、3か月以上持続するもので、鎮痛薬が効きにくく難治に経過します。生活への支障度が高く、遅刻や欠席の原因になります。複数の型の頭痛が合併していることもあります。

表1 頭痛の分類

1 　一次性頭痛
　1）片頭痛（前兆あり・なし）
　2）緊張型頭痛
　3）群発頭痛、三叉神経・自律神経性頭痛
　4）その他の一次性頭痛（寒冷刺激による頭痛、ポニーテールやゴーグルなど頭蓋外からの圧力による頭痛など）

2 　二次性頭痛
　5）頭頸部外傷による頭痛
　6）頭頸部血管障害による頭痛
　7）非血管性頭蓋内疾患による頭痛（てんかん・脳腫瘍による頭痛など）
　8）物質またはその離脱による頭痛（鎮痛薬の使用過多による頭痛など）
　9）感染症による頭痛
　10）ホメオスターシス障害による頭痛（高血圧性頭痛や高山頭痛など）
　11）頭蓋骨、頸、眼、耳、鼻、副鼻腔、歯、口あるいはその他の顔面・頸部の構成組織の障害による頭痛または顔面痛
　12）精神疾患による頭痛

日本神経学会・日本頭痛学会監修，慢性頭痛の診療ガイドライン作成委員会編：慢性頭痛の診療ガイドライン2013. 医学書院，東京，2013：3. より作成

表2 片頭痛の診断基準

1 　前兆のない片頭痛
A. B〜Dを満たす発作が5回以上ある
B. 頭痛発作の持続時間は4〜72時間（未治療もしくは治療無効の場合。小児の場合2〜72時間としてもよい）
C. 以下の4つの特徴の少なくとも2項目を満たす
　①片側性（年少児では両側性の場合も多い）
　②拍動性
　③中等度〜重度の頭痛
　④歩行や階段昇降などの日常的な動作により頭痛が増悪する、あるいは頭痛のために日常的な動作を避ける
D. 頭痛発作中に少なくとも以下の1項目を満たす
　①悪心または嘔吐
　②光過敏および音過敏（小児の場合、悪心・嘔吐・光過敏・音過敏・臭過敏のうち少なくとも2項目が該当する）
E. ほかに最適な診断がない

2 　前兆のある片頭痛
A. BおよびCを満たす発作が2回以上
B. 以下の完全可逆性前兆症状が1つ以上ある
　①視覚症状（閃輝暗点や視覚消失など）
　②感覚症状（チクチク感や感覚鈍麻など）
　③言語症状（失語）
　④運動症状（運動麻痺、脱力）
　⑤脳幹症状（めまい、耳鳴りなど）
　⑥網膜症状（単眼の視覚障害）
C. 以下のうち少なくとも3項目を満たす
　①少なくとも1つの前兆症状は5分以上かけて徐々に伸展する
　②2つ以上の前兆が引き続き起こる
　③それぞれの前兆症状は5〜60分持続する
　④少なくとも1つの前兆症状は片側性である
　⑤少なくとも1つの前兆症状は陽性症状である（閃輝暗点やチクチク感など）
　⑥前兆に伴って、あるいは前兆出現後60分以内に頭痛が発現する
D. ほかに最適な診断がない

日本頭痛学会：国際頭痛分類 第3版（ICDH-3）日本語版：3，5. より一部改変して転載
https://www.jhsnet.net/kokusai_2019/1-1.pdf （2021.12.1アクセス）

1 発熱
2 咳、喘鳴、呼吸困難
3 嘔吐、下痢
4 腹痛
5 皮疹
6 けいれん
7 不定愁訴

表3 二次性頭痛を疑う特徴

❶突然の頭痛
❷今まで経験したことのない頭痛
❸いつもと様子の違う頭痛
❹頻度と程度が増していく、悪化傾向のある頭痛
❺神経症状を有する頭痛
❻発熱・項部硬直・髄膜刺激症状を有する頭痛

【小児の場合】
❼6か月以内に薬が効かない頭痛
❽乳頭浮腫・眼振・歩行障害・運動障害を有する頭痛
❾片頭痛の家族歴のない頭痛
❿意識障害または催吐を伴う頭痛
⓫睡眠と覚醒を繰り返す頭痛
⓬中枢神経疾患の家族歴や既往歴を有する頭痛

日本神経学会・日本頭痛学会　慢性頭痛の診療ガイドライン作成委員会：慢性頭痛の診療ガイドライン2013．医学書院，東京，2013：6-7．より一部改変して転載
https://www.jhsnet.net/GUIDELINE/gl2013/gl2013_main.pdf（2022.2.10アクセス）

図1 頭痛ダイアリーの例

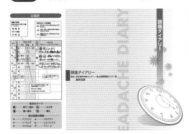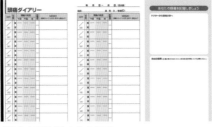

日本頭痛学会ホームページ「頭痛ダイアリー（坂井文彦監修）」より転載
https://www.jhsnet.net/pdf/headachediary.pdf（2021.10.1アクセス）

治療

1 非薬物療法

● 睡眠不足を避ける、適度な運動を行うなど生活指導を行います。日本頭痛学会のホームページで紹介されている頭痛体操は、片頭痛・緊張型頭痛の緩和に役立ちます[3]。

2 薬物療法

● 頭痛治療に使用する薬には、予防薬、鎮痛薬、制吐剤などの種類があります。
● 薬物乱用頭痛を避けるため、鎮痛薬は適切に使用します。
● 片頭痛の薬物治療：急性期治療としてイブプロフェン、アセトアミノフェンが使用されます。いずれも痛みの早期に十分量使用することが重要です。無効な場合トリプタン製剤を検討しますが、小児では保険適用外です。急性期治療薬で頭痛頻度の改善がみられない場合、予防薬の導入を考慮します。

😊 **薬物乱用頭痛**
過剰に鎮痛薬を使用することによって難治性の頭痛が起こることがあります。3か月を超えて鎮痛薬を月に15回以上使用している場合に起こりやすく、市販の鎮痛薬でも起こり得るので注意が必要です。原因薬剤を中止し、必要に応じ予防薬の使用を考慮します。

😊 **トリプタン製剤**
片頭痛の急性期治療に用います。内服薬、点鼻薬、皮下注射薬がありますがいずれも日本では小児適応外です。アセトアミノフェンやイブプロフェンが無効で、かつ頭痛により日常生活が支障を受けている場合に使用が考慮されます[4]。頭痛を感じた場合にできるだけ早く使用することが必要です。

（左端縦タブ）
1 発熱
2 咳、呼吸困難、喘鳴
3 嘔吐、下痢
4 腹痛
5 皮疹
6 けいれん
7 不定愁訴

🔷 家族からよくある質問

「頭痛と天気に関連はありますか？」

天候の変化や温度差が片頭痛を誘発する可能性があるといわれています。一部の片頭痛の患者さんで台風や低気圧、湿度などの気象の変化によって頭痛が悪化することがありますが、天気の変動によって頭痛が悪化するのではないかという不安感がさらに痛みを増強させるともいわれています。自分の頭痛の特徴を知り、うまくつきあっていくことが重要です。

「頭痛は遺伝しますか？」

片頭痛は同一家系内の発症が多く、片頭痛の発症に遺伝的な要因が関与しているのではないかといわれています。緊張型頭痛では遺伝との関連は明らかではありません。頭痛が起こる機序はいまだ不明な部分が多いのですが、片頭痛、緊張型頭痛ともに遺伝だけでなく、生活習慣やストレスなどさまざまな要因が発症にかかわっていると考えられています。

😊 看護のポイント

- ☑ 頭痛の診療では問診が重要です。頭痛の性状や持続時間、随伴症状など詳細に確認します。
- ☑ 低年齢では片頭痛と器質的な疾患の鑑別が困難なことがあります。頭痛の型の判定や治療経過の把握のため、頭痛ダイアリー(p.119)を活用します。自分で記載することで頭痛の特徴を知ることができ、また医師とのコミュニケーションツールとしても役立ちます。
- ☑ 慢性頭痛は不登校の原因になることもあり精神面を含めたサポートが必要です。

もっと知りたい

副鼻腔炎や近視による頭痛

近視など屈折異常は、一般に考えられているほど頭痛の原因としては多くないとされています。しかし長時間目を使う作業をした後や、パソコンやスマートフォンを長時間使用した後などに頭痛を生じることがあり、姿勢が悪くならないよう気をつけたり、休憩をはさむなどの工夫をする必要があります。

副鼻腔炎(p.46参照)は小児の頭痛の原因としてしばしば認められます。副鼻腔炎による頭痛の特徴として、下を向くと悪化する、前頭部痛が多く、同側の目の周りの痛みや頬部の叩打痛を伴うことなどが挙げられます。頭痛が数日間持続することや、吐き気や視覚前兆を伴わないことなどが片頭痛との鑑別点になります。顔のX線検査（ウォーターズ法）や頭部CT検査が診断に役立ちます。

文献
1）日本神経学会・日本頭痛学会　慢性頭痛の診療ガイドライン作成委員会：慢性頭痛の診療ガイドライン2013．医学書院，東京，2013．
2）日本頭痛学会・国際頭痛分類委員会：国際頭痛分類第3版．医学書院，東京，2018．
3）日本頭痛学会ホームページ　https://www.jhsnet.net/ippan_zutu_know.html（2021.10.1アクセス）
4）藤田光江，荒木清，桑原健太郎：小児・思春期の頭痛の診かた．南山堂，東京，2018．

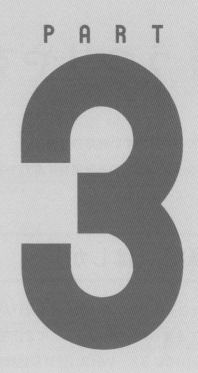

分野別にみる小児の疾患

① うつりやすい疾患

子どもにうつりやすい病気のなかには「ワクチンで防げる病気（VPD）」があります。また、大きくなってからかかると重症になりやすい病気もあります。VPD は子どものうちにワクチンで防ぐようにします。

麻疹（はしか）

2009年ごろまでわが国は国内での流行がコントロールできず、海外で麻疹輸出国の汚名を着せられてきました。MR ワクチンの2回接種などの対策が功を奏して国内での流行は減少し、ついに2015年3月、WHO（世界保健機関）から麻疹排除（elimination）国と認定されました。これから国内で発生する麻疹は輸入麻疹か、その二次感染、三次感染となります。

病態 図

- 麻疹は飛沫感染・接触感染だけでなく、空気感染するため、すれ違ったり同じ部屋にいただけでも感染することがあります。
- 潜伏期は7〜11日で、発症1日前から感染力があります。
- 合併症として、肺炎、脳炎、中耳炎、クループ症候群、心筋炎などがあり、肺炎や脳炎は麻疹の死亡原因となります。
- 麻疹罹患後数年経ってから発症する亜急性硬化性全脳炎（subacute sclerosing panencephalitis：SSPE）は治療法もなく、必ず死に至る重篤な合併症です。

診断・検査

- 発熱、発疹などの症状から麻疹の可能性がある場合は、海外渡航歴、渡航者との接触歴を聞き取ります。
- 麻疹ワクチン未接種者・不明者は注意が必要です。
- ワクチン接種後の修飾麻疹では、症状が軽症化して典型的な経過をとらないことがあります。麻疹特異的IgM抗体の上昇が手がかりになります。
- 麻疹を疑ったら、ただちに保健所に届け出ます。血液、尿、咽頭スワブの3点を保護者の同意を得て保健所を通じて地域の衛生研究所に提出します。PCR 法による検査診断を行います。

PCR 法
検体の中にごく微量でもある特定の遺伝子の断片があれば、それを選択的に増幅することができる技術です。麻疹の確定診断には全例 PCR 法を行うこととされています。この方法によって、麻疹ウイルスの遺伝子型まで診断できます。

図 麻疹の特徴

● 最初は発熱、咳、鼻水、眼脂などの症状が現れる。
● 発症してから4日目あたりで一度熱が下がるが、半日くらいで再発熱して発疹が出現する。
● 発疹は耳の後ろ、首、鼻根部から出はじめ、1日で顔全体、体幹に、2日で四肢末端まで広がる。
● 発疹の出る1～2日前に頬粘膜にコプリック斑が出現する。麻疹の早期診断の手がかりとなる重要な所見。
● 7～9日目に解熱して、発疹は赤黒くなってから退色して色素沈着が残る。

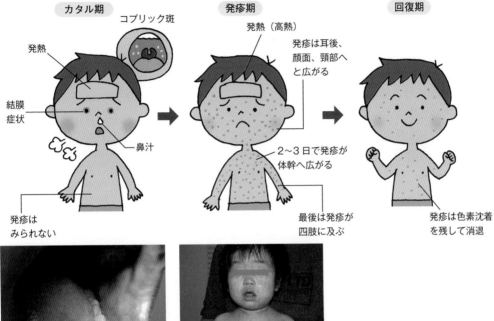

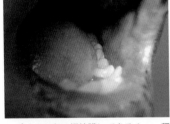

コプリック斑は頬粘膜にできる1mm程度の白い斑点。発疹が出て2日目ごろには消える。

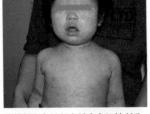

耳後部からはじまり全身に拡がる紅色疹

治療

● 特異的な治療はありません。輸液や酸素投与などの支持療法だけです。
● MRワクチン1期は1歳になったらできるだけ早く、2期は就学前の1年間に受けます。2回の接種で確実に予防します。母子手帳をチェックして未接種の人には強く接種を勧めます。

看護のポイント

☑ 輸入麻疹に注意します。ワクチン接種が進んでいるので、症状が典型的でない場合が多くなります。
☑ 発熱、咳を伴う発疹のある子どもでは、予防接種歴、海外渡航歴、渡航者との接触歴の確認を。
☑ 院内での感染の拡大に注意します。
☑ 接触後72時間以内であれば、MRワクチンの緊急接種が有効です。
☑ 肺炎や脳炎を合併しなくても、重症者は入院が必要になります。

風疹

風疹は小児では軽症で済むことが多いのですが、妊娠初期の女性がかかると胎児に感染して流産したり、「先天性風疹症候群」を発症します。2013年の流行では、40人以上の先天性風疹症候群の子どもが生まれました。

病態

- 風疹ウイルスの感染によって発症します。
- 感染経路は主として飛沫感染です。
- 潜伏期間は2〜3週間で、春から初夏にかけて流行します。
- 発熱、紅斑性丘疹、リンパ節腫脹が主症状ですが半数では発熱を認めません。
- 発疹は顔から始まり、全身に拡大して3日ほどで消退します **図1**。
- 耳介後部、後頭部、頸部のリンパ節の腫脹が発疹の2〜3日前から出現します。
- 合併症として、関節痛、関節炎、血小板減少性紫斑病、脳炎などがあります。

> **なぜ免疫のない成人男性が多い？**
> 1979年以前に生まれた成人男性には、制度としての風疹ワクチン接種がありませんでした。

図1 風疹の特徴

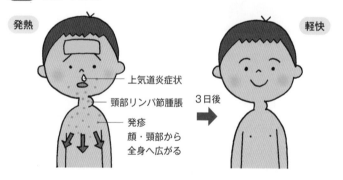

発熱　軽快

上気道炎症状
頸部リンパ節腫脹
発疹
顔・頸部から
全身へ広がる
3日後

先天性風疹症候群

- 妊婦が妊娠初期に風疹にかかった場合、胎児に感染してさまざまな障害をもって生まれます。
- 症状は、①眼疾患（白内障、網膜炎、緑内障など）、②心疾患（動脈管開存、肺動脈狭窄、心室中隔欠損、心房中隔欠損など）、③感音性難聴の3主徴に加えて精神発達遅滞をきたすことがあります **図2**。
- 胎児の感染時期によって症状の程度に違いがあります。風疹ウイルスの持続感染によるもので、生後1年近くまでウイルスを排出することがあり、感染源としての注意も必要です。

図2 先天性風疹症候群の子どもにみられる主な症状

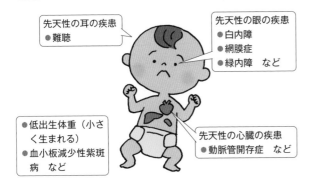

先天性の耳の疾患
●難聴

先天性の眼の疾患
●白内障
●網膜症
●緑内障　など

●低出生体重（小さく生まれる）
●血小板減少性紫斑病　など

先天性の心臓の疾患
●動脈管開存症　など

診断・検査

● 発熱、発疹、リンパ節腫脹の3症状を満たした場合には臨床診断例として届け出ます。検査診断では主要症状の1つ以上を満たして、風疹特異的IgM抗体の測定、血液、咽頭拭い液、尿のPCR法による検査、または分離・同定による病原体の検出のいずれかが必要です。風疹を疑って血清診断をする場合には、できれば、保健所に連絡して同時にPCR法の検体採取も行うようにします。

治療

● 風疹には特別な治療法はありません。
● 先天性風疹症候群を予防するには「風疹を流行させないこと」です。両親世代のワクチン接種歴を確認して、不確かな場合は抗体検査とワクチン接種を勧めましょう。

> ☺ **ワクチン接種歴**
> 妊娠を望む女性やそのパートナーは風疹ワクチンの接種歴を確認して、不明の場合や1回接種の場合には、風疹の抗体検査を受けるか、風疹含有ワクチンを受けるように勧めます。
> 1990年4月1日以前に生まれた人は、制度として風疹ワクチンの2回接種がなかった世代なので、注意が必要です。

> ☺ **看護のポイント**
> ☑ かかった本人は軽く済むことが多いですが、周囲の妊婦への感染に注意が必要です。
> ☑ 成人男性に免疫のない人が多いので、妊婦に近づく可能性のある人は抗体検査かワクチンを接種してもらいます。
> ☑ 看護の最大のポイントは、感染の拡大を防ぐことです。隔離の期間を快適に過ごせるように、室内遊びの工夫をしましょう。

おたふくかぜ（流行性耳下腺炎）

おたふくかぜは合併症の多い疾患です。大きくなってからかかると重症になります。MRワクチンの時期に合わせて2回接種しておくのがベストです。

1
うつりやすい疾患

2
成長・発育、代謝に関する疾患

3
泌尿器・性器の疾患

4
血液の疾患、悪性腫瘍

5
アレルギーの疾患

6
発達、行動の問題

7
よくある事故とその対応

病態

- おたふくかぜはムンプスウイルスによって発症します。
- 流行性耳下腺炎という名前があるように、多くは耳下腺の腫れ
  と痛み、発熱で始まります。
- 腫れは2日以上続きます。両側が腫れるのが普通ですが、一側のこともあります。
- 腫れるのは耳下腺だけでなく顎下腺、舌下腺などの唾液腺も腫れます。

> **症状が出ない場合も**
> おたふくかぜで耳下腺が腫れるのは約70%で、症状の出ない不顕性感染もあります。

図 おたふくかぜ（流行性耳下腺炎）の症例

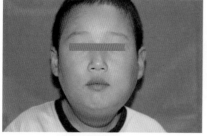
正面

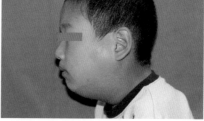
側面

両側の耳下腺、顎下腺の腫脹

- 重大な合併症に患者1000人に1人の頻度で起きる難聴があります。その他、無菌性髄膜炎、膵炎、精巣炎、卵巣炎などを起こすことがあります。
- 潜伏期間は通常14〜21日です。

診断・検査

- ワクチン未接種の患者で、周囲におたふくかぜの流行があり症状が典型的であれば、臨床診断してさしつかえありません。
- ワクチンを1回以上接種している、周囲に流行がない、耳下腺の腫れが一側だけ、発熱がない、腫れが短期間に消失したなど典型的ではない場合には、血液検査でムンプスIgM抗体、ムンプスIgG抗体をチェックします。抗体が陰性の場合はワクチンの接種を勧めます

> **抗体の測定**
> 健康保険ではどちらか一方の抗体しか測れないので、ワクチン既接種者にはIgG抗体、未接種者にはIgM抗体の測定がお勧めです。

（p.13参照）。

- 難聴の簡易チェックとして、耳のそばで指をこする音が左右差なく聞こえているかどうか調べます。
- おたふくかぜ以外にも耳下腺の腫れる病気には、コクサッキーウイルス、パラインフルエンザウイルスなどの感染症や反復性耳下腺炎、唾石などがあります。流行期でない場合、症状だけからの診断は困難です。

治療

- おたふくかぜに対する特別な治療法はなく、対症療法が中心になります。
- 痛みに対してはアセトアミノフェンなどの鎮痛解熱薬を使います。

👀 **かかる前のワクチン接種が大切**

おたふくかぜには有効な治療法はありませんが、有効なワクチンがあります。1歳以上で2回の接種が勧められています。1回目は1歳になったらできるだけ早めに、2回目は就学前のMRワクチンとの同時接種がお勧めです。

😊 **看護のポイント**

☑ 耳下腺の腫れる病気はいろいろありますが、診断が確定するまではおたふくかぜの可能性を考えて隔離します。

☑ 隔離期間は症状が出てから5日を経過するまでです。

☑ おたふくかぜにかかってしまったら、子どもにしてあげられることは、つらい時期を少しでも楽に過ごせるように痛み止めの使い方や、水分や食事のとり方を指導することぐらいです。

水痘

水痘は誰もがかかる軽い疾患と思われがちですが、なかには重症化して生命に危険を及ぼすこともあります。

病態

- 水痘は水痘・帯状疱疹ウイルスの初回感染で起こります **図1**。
- 潜伏期間は約2週間です。
- 最初はかゆみのある小さな紅斑が出現して水疱をもち、水疱は壊れてかさぶた（痂皮）になります。紅斑、水疱、かさぶたのステージが混在しているのが特徴です **図2**。
- 新しい紅斑が出なくなってすべてがかさぶたになったら治癒と判定します。通常は1週間～10日程度で治癒します。
- ほとんどは軽症で終わりますが、成人、新生児、妊婦、免疫不全状態にある人（悪性腫瘍やネフローゼなどでステロイドや免疫抑制薬による治療を受けている人）などでは細菌の二次感染で重症化して生命に危険を及ぼすことがあります。

> **水痘と帯状疱疹**
> はじめて水痘ウイルスに感染すると水痘の症状が出て治癒します。症状が消えてもウイルスは消えるわけではなく、体内の神経節に潜んでいます。このウイルスが免疫力が低下した状態になると症状を現し、帯状疱疹となります。帯状疱疹は体の片側に、神経に沿って痛みのある赤い水疱状の発疹が出現します。水痘と違って空気感染することはありません。

図1 水痘の感染イメージ

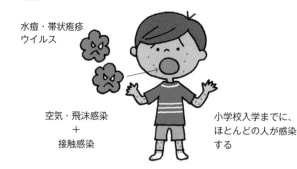

水痘・帯状疱疹ウイルス

空気・飛沫感染
＋
接触感染

小学校入学までに、ほとんどの人が感染する

図2 水痘の症例

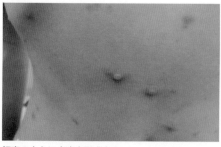

紅斑の中心に水疱を形成する

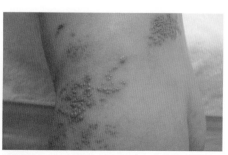

帯状疱疹；体の片側に、神経に沿って紅斑と水疱を認める

診断・検査

- 特徴的な水疱をもった紅斑が全身にまんべんなく認められれば、診断は容易です。
- 初期で水疱の数が少ないと虫刺されと区別しにくいこともありますが、水痘は頭皮内にもできることが特徴です。
- 水痘ワクチンを接種していても軽い水痘にかかることがあります（ブレイクスルー水痘）。この場合には典型的な水疱疹が出ないこともあり、発疹の数もまばらで診断が難しいことがあります。
- 周囲の流行状況を聞き取ることがカギになります。24時間経過を観察し、皮疹の数が増えてくるかどうかを見て判断することもできます。

治療

- 抗ウイルス薬のアシクロビルが用いられます。発症48時間以内に服用すると発疹や水疱が少なくなり、軽症で済みます。
- 原則として、基礎疾患のない健康な子どもの水痘では抗ウイルス薬による治療の必要はありませんが、登園・登校停止の期間を1〜2日短縮する効果が期待されるため軽症でも使われることがあります。
- 発疹のかゆみには抗ヒスタミン薬の外用や内服などの止痒薬を用います。

 ブレイクスルー水痘

1回接種では38％がブレークスルー水痘を発症し、2回接種すると5％まで減るというデータもあります。

 注意が必要な治療

わが国では伝統的に水痘の皮疹にはカチリ（フェノール・亜鉛華リニメント）が用いられてきましたが、患部への刺激が強い、見た目がよくないなどあまりお勧めではありません。
二次感染予防のためという理由での抗菌薬の内服は、耐性菌の観点から推奨されません。

☑ 看護のポイント

- ☑ 空気感染するので、発疹のある疑わしい患者は隔離室で待機してもらいます。
- ☑ 予防接種歴と流行状況の聴取が重要です。ワクチン接種済みであっても濃厚接触で軽症の水痘を発症することがあります（ブレイクスルー水痘）。
- ☑ 発疹や水疱をかきむしらないように、爪を短く切るよう指導します。
- ☑ 手はよく洗うように指導します。
- ☑ シャワー浴を積極的に行って二次感染を予防します。
- ☑ タオルを使わず、やわらかく泡立てた石けんで軽く手で洗ってあげましょう。

\\もっと知りたい//

水痘ワクチンの定期接種

水痘ワクチンは、1歳以上3歳未満児に2回接種し、2回目は1回目から最低3か月、標準的には6か月の間隔をおきます。保育園児など集団生活をしている場合には早めに2回目の接種を勧めます（p.12参照）。すでに水痘にかかったことがある場合は対象外となります。

3歳以上で定期接種の年齢を外れていても2回の接種が望ましく、任意接種を勧めます。

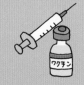

伝染性紅斑（リンゴ病）

両方の頬がリンゴのように赤くなるため、リンゴ病と呼ばれることがあります。手足に淡い
レース網目状の紅斑がみられます。通常1週間程度で消えますが、ときに長引いたり、一度消
えた発疹がまた出ることがあります。成人では関節痛や頭痛などを伴うことがあります。

病態

- ●ヒトパルボウイルスB19の感染により発病します。潜伏期間は10〜20日です。頬の紅斑が出現して、その後手足にレース網目状の発疹がみられます **図1** **図2**。
- ●発疹が出現する時期にはウイルスはすでに感染力を失っており、人にうつる心配はありません。
- ●発疹が出る7〜10日前に発熱などのかぜ症状がみられることがあり、感染力が一番強い時期です。
- ●妊婦が感染すると胎児に感染して胎児水腫、流産などを引き起こすことがあります。
- ●溶血性貧血の患者が感染すると、重症の貧血発作を起こすことがあります。

図1 伝染性紅斑の好発部位

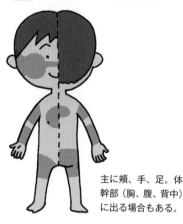

主に頬、手、足。体幹部（胸、腹、背中）に出る場合もある。

図2 伝染性紅斑の症例

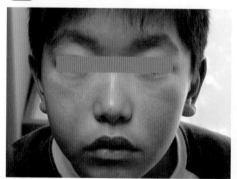

リンゴの表面のような両側の頬部に出現した蝶翼状の紅斑

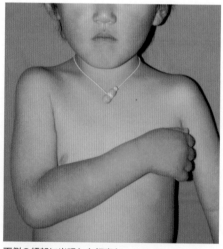

両側の頬部に出現した紅斑と、上腕伸側のレース網目状の紅斑

診断・検査

- 典型的な頬の紅斑と手足のレース網目状の紅斑がそろっていれば、診断は難しくありません。
- 症状が典型的でない場合は、周囲の流行状況が参考になります。
- 溶連菌感染症の紅斑と似ていますが、かゆみがないこと、咽頭に溶連菌感染症特有の発赤がないかあっても軽度、などから鑑別ができます。

治療

- 特にありません。

家族からよくある質問

「一度かかれば免疫がつくものですか？」

免疫不全などの基礎疾患がないかぎり、一度かかれば免疫はつきます。

「いつから登園や登校をしていいですか？」

紅斑の症状が出たときには感染力はないので、出席停止にはなりません。

看護のポイント

- ☑ 妊婦が感染すると胎児に影響があるので、潜伏期に妊婦との接触歴がないかは注意が必要です。
- ☑ 発疹は自然に消えますが、紫外線などの刺激で長引くことがあり注意が必要です。

131

新型コロナウイルス感染症（COVID-19）

2019年12月に中国武漢市から始まった新型コロナウイルス感染症（以下COVID-19）は、2020年には全世界に拡大するパンデミックとなりました。変異株の出現やワクチン接種・感染症対策などでパンデミックの状況は刻々と変化し続けています。

1 うつりやすい疾患

2 成長・発育、代謝に関する疾患

3 泌尿器・性器の疾患

4 血液の疾患、悪性腫瘍

5 アレルギーの疾患

6 発達、行動の問題

7 よくある事故とその対応

病態

- COVID-19の原因となる新型コロナウイルス（SARS–CoV–2）は、ヒトの感冒の原因でもあり重症急性呼吸器症候群（SARS）や中東呼吸器症候群（MERS）の原因ともなったコロナウイルスの一種です。
- このウイルスは変異を繰り返し、感染力が増加する性質があります。2021年7月の第5波ではアルファ株からデルタ株への置き換わりが起きています。
- 感染経路は飛沫感染が主体ですが、換気の悪い環境では、咳やくしゃみなどがなくても感染します。飛沫などで汚染された環境表面からの接触感染もあります。
- 発症前の潜伏期にある感染者を含む、無症状病原体保有者からも感染のリスクがあります。
- 潜伏期は1〜14日間で、曝露から5日程度で発症することが多いとされています。
- 感染可能期間は発症2日前から発症後7〜10日程度と考えられています。発症後3〜4週経ってもPCR検査が陽性になることがありますが、感染力はないと考えられています **図**。

小児例の特徴

- COVID-19の小児例は成人と比べて少なく、無症状または軽症者が多いのが特徴です。わが国では20歳未満の死亡は3例です（2021年11月末時点）。小児で重症化するのは心疾患や悪性腫瘍などの基礎疾患のある場合です。
- 小児では家庭内での感染の頻度が高く、家庭内感染の発端者となることは多くありません。保育園などでのクラスターでも発端者は成人であるケースが多いです。
- COVID-19の流行下では定期予防接種の遅れが指摘されています。必要な予防接種はCOVID-19の流行にかかわらず接種するようにします。

> **エアロゾル感染**
> 密閉された空間での短距離でのエアロゾル（空気）感染があり得るとされています。気管内吸引やネブライザーなどの処置の際にエアロゾルが発生する可能性があるとされ、空気感染予防策が推奨されています。

※本項は、2021年7月時点の状況と知見に基づきまとめています。診療にあたっては、常に最新の情報をご確認ください。

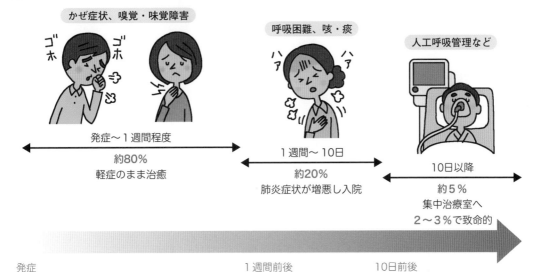

図 COVID-19 の成人での典型的な経過

かぜ症状、嗅覚・味覚障害

呼吸困難、咳・痰

人工呼吸管理など

発症～1週間程度
約80%
軽症のまま治癒

1週間～10日
約20%
肺炎症状が増悪し入院

10日以降
約5%
集中治療室へ
2～3%で致命的

発症　　　　　　1週間前後　　　　　10日前後

＊中国における約4万症例の解析結果を参考に作成（Wu. JAMA 2020）。年齢や基礎疾患などによって重症化リスクは異なる点に注意。

厚生労働省診療の手引き検討委員会：新型コロナウイルス感染症（COVID-19）診療の手引き 第5.1版（2021年6月30日発行）．より一部改変して引用　https://www.mhlw.go.jp/content/000801626.pdf（2021. 7. 10アクセス）

診断・検査

- ●小児では軽症または無症状であることが多く、症状だけから診断に至る例は多くありません。流行状況と接触歴が決め手になります。

1 病原体診断 表1

【核酸検出検査】

- ●リアルタイム PCR は感度が高く正確ですが、検査時間が長く（1～5時間）、高コストです。
- ●LAMP 法は簡単な装置で実施でき、PCR に比べて感度は落ちますが、短時間（35～50分）で結果が出ます。

【抗原検査（定性法、定量法）】

- ●簡易キットで用いられているのは抗原定性法です。抗原定性検査は有症状者（発熱から9日以内）の確定診断に用いることができます。
- ●抗原定量検査は無症状者に対する唾液を用いた検査にも使用できます。

2 血清診断

- ●抗体検査は行政検査では行われておらず、確定診断のために用いることはできません。

> **検体採取時の個人防護具**
>
> 新型コロナウイルスの検体採取の際は、院内感染予防策をとる必要があります。
>
> ・**鼻咽頭ぬぐい液**：フェイスガード、サージカルマスク、手袋・ガウンなど
>
> ・**鼻腔ぬぐい液**：同上（自己採取の場合はサージカルマスク、手袋）
>
> ・**唾液（自己採取）**：サージカルマスク、手袋

表1 COVID-19各種検査の特徴

検査の対象者		核酸検出検査			抗原検査（定量）			抗原検査（定性）		
		鼻咽頭	鼻腔	唾液	鼻咽頭	鼻腔	唾液	鼻咽頭	鼻腔	唾液
有症状者（症状消退者を含む）	発症から9日目以内	○	○	○	○	○	○	○	○	×
	発症から10日目以降	○	○	−	○	○	−	△	△	×
無症状者		○	−	○	○	−	○	−	−	×

※詳細は病原体検査の指針検討委員会：新型コロナウイルス感染症（COVID-19）病原体検査の指針 第4版（2021年6月4日発行）
https://www.mhlw.go.jp/content/000788513.pdf（2021. 6. 30アクセス）

治療

- 小児では軽症または無症状がほとんどで、経過観察のみで自然に軽快します。解熱薬や鎮咳薬などの対症療法は必要なときのみ行います。
- 診断時は軽症と診断されていても発症2週目までに急速に症状が進行する場合がまれにあります。可能な限りパルスオキシメーターによるSpO$_2$の測定が求められます。
- 中等症以上の症例では入院治療が原則となります **表2**。酸素投与、薬物療法、人工呼吸管理・ECMOなどが行われます。

表2 重症度分類（医療従事者が評価する基準）

重症度	酸素飽和度	臨床状態	診療のポイント
軽症	SpO$_2$≧96%	呼吸器症状なし or 咳のみで呼吸困難なし いずれの場合であっても肺炎所見を認めない	・多くが自然軽快するが、急速に病状が進行することもある ・リスク因子のある患者は入院の対象となる
中等症Ⅰ 呼吸不全なし	93%<SpO$_2$<96%	呼吸困難、肺炎所見	・入院のうえで慎重に観察 ・低酸素血症があっても呼吸困難を訴えないことがある ・患者の不安に対処することも重要
中等症Ⅱ 呼吸不全あり	SpO$_2$≦93%	酸素投与が必要	・呼吸不全の原因を推定 ・高度な医療を行える施設へ転院を検討
重症		ICUに入室 or 人工呼吸器が必要	・人工呼吸器管理に基づく重症肺炎の2分類（L型、H型） ・L型：肺はやわらかく、換気量が増加 ・H型：肺水腫で、ECMOの導入を検討 ・L型からH型への移行は判定が困難

厚生労働省診療の手引き検討委員会：新型コロナウイルス感染症（COVID-19）診療の手引き 第5.1版（2021年6月30日発行）. を参考に作成
https://www.mhlw.go.jp/content/000801626.pdf（2021. 7. 10アクセス）

小児へのワクチン接種

- 2021年8月より12歳以上の小児へのワクチン接種が開始されました。
- 2022年3月から5〜11歳の小児への新型コロナワクチンの接種が始まります。5〜11歳では、12歳以上用のファイザー製ワクチンの有効成分を1/3に減量した小児用ワクチンが使われます。
- 米国での調査によれば、小児用ワクチンの感染を防ぐ有効率は90%以上とされていますが、これはデルタ株に対するもので、第6波で流行しているオミクロン株に対するデータはまだありません。
- 成人では2回接種後のオミクロン株に対する感染予防効果は低下しても、重症化予防効果は認められるとして3回目のワクチン接種が勧められています。
- 健康な小児ではもともと重症化しにくいとされていますが、川崎病に似た症状の「多臓器炎症性症候群（MIS-C）」はまれですが重大な合併症です。また、肥満や慢性の呼吸器疾患、心疾患、糖尿病、免疫不全状態など基礎疾患があれば重症化する危険があります。
- 副反応については、接種部位の痛み・発熱・頭痛・倦怠感などは20歳代よりは少ないとされていますが、これまで小児が受けてきたワクチンに比べると多いこと、接種時に起きる血管迷走神経反射、接種後にまれに起きる可能性のある心筋炎・心膜炎などについて十分な注意と対応が必要です。
- こうしたことから、国は5歳〜11歳の小児への接種は特別臨時接種と位置づけて、接種費用は全額公費、健康被害救済は麻しん、風しんワクチンなどの定期接種と同等とし、積極的に勧めるが、接種への努力義務は課さないことになりました。
- 受ける小児にとってのそれぞれ事情が異なりますので、メリットとデメリットをよく考えて「受ける・受けない」を決めるとよいでしょう。
  （2022年2月10日現在の情報をもとにしています）

😊 看護のポイント

- ☑ 接触歴や発熱などで COVID-19 が疑われる患者が直接待合室に入室しないように、受付前の予約の時点で動線を分けます。
- ☑ 外来では3密（密閉、密集、密接）の状態にならないように注意します。
- ☑ 子どもが手にする待合室のおもちゃなどは頻繁にアルコールや塩素系消毒剤などで消毒するか、消毒ができないようなら撤去します。
- ☑ 医療従事者、患者ともに手指衛生とマスク着用を徹底します。
- ☑ 検体採取や処置の際は必要な感染予防策を実施します。
- ☑ 診断確定後は保健所の指示に従いますが、患者急増で保健所機能が逼迫しているときには、自宅での療養の注意を伝え、電話再診やオンライン診療で引き続き健康観察を行います。

うつらない・うつさないために

外来での感染予防策

1 うつりやすい疾患

2 成長・発育、代謝に関する疾患

3 泌尿器・性器の疾患

4 血液の疾患、悪性腫瘍

5 アレルギーの疾患

6 発達、行動の問題

7 よくある事故とその対応

小児科の外来では感染症を扱うことが多かったのですが、新型コロナウイルス感染症の拡大で感染予防策はますます大きな課題になりました。

ウイルスや細菌は、さまざまな経路で口、鼻、のど、眼などの粘膜に入り込んで体の中に侵入します 表 。それぞれの感染経路に応じた対応が必要です。

表 主な気道感染症の感染経路と基本再生算数、潜伏期間、症状ならびに合併症

	感染経路	基本再生算数*	潜伏期間（日）	主な症状と合併症
麻疹	空気・飛沫	12−18	10−12	発熱、カタル症状、発疹、肺炎や脳炎の合併、SSPE
風疹	飛沫	5−7	14−21	発熱、リンパ節腫脹、発疹、先天性風疹症候群、血小板減少性紫斑病
水痘	空気・飛沫・接触	10−12	14−21	発熱、水疱疹、脳炎、肺炎、将来の帯状疱疹
おたふくかぜ	飛沫	4−7	14−21	発熱、耳下腺炎、無菌性髄膜炎、感音性難聴、精巣炎、卵巣炎、膵炎
百日咳	空気・飛沫	12−17	7−10	咳嗽、無呼吸、低酸素性脳症
インフルエンザ	飛沫・接触	1−2	1−3	発熱、咳嗽、鼻汁、肺炎、脳症
RSウイルス	飛沫・接触	2−3	4−6	発熱、細気管支炎、肺炎、無呼吸
新型コロナウイルス感染症	飛沫・接触・空気（？）	2−5	1−14	発熱、咳嗽、味覚・嗅覚障害、肺炎、血栓症

感染症情報センター：平成20年度 感染症危機管理研修会 わが国におけるプレパンデミックワクチン開発の現状と臨床研究. 2008. https://idsc.niid.go.jp/training/20kanri/003.html（2021.7.30アクセス）を一部改変して転載
＊基本再生算数（R0：basic reproduction number）：ある感染症に対してまったく免疫をもたない集団で、1人の感染者が平均して何名の二次感染者を発生させるかを推定した値。病原体の感染しやすさの指標。

1 空気感染

【麻疹、水痘、結核、百日咳など】

- エアロゾル感染、飛沫核感染ともいわれます。ウイルスや細菌の粒子が空気中に飛び出して1m以上離れている人にも感染させます。
- 新型コロナウイルスは気管吸引、ネブライザーなどの処置でエアロゾルを発生させる可能性があるとされています。また、感染力の強いデルタ株では空気感染が疑われています。

【感染対策】

- 同じ部屋にいたり、すれ違っただけでも感染する可能性があるので、診察室・待合室を隔離専用にして、患者の動線や空調を分け、十分な換気をする必要があります。
- 結核や新型コロナウイルスでは医療従事者も感受性者なので、診察や処置の際にはN95マスクの着用が必要です。

2 飛沫感染

【インフルエンザ、新型コロナウイルス、RS ウイルス、風疹、おたふくかぜなど】
- ウイルスや細菌が咳、くしゃみ、大声などにより、細かい唾液や気道分泌物につつまれて空気中に飛び出し、1 m 程度の範囲で人に感染させます。

【感染対策】
- 待合室でのマスク着用を徹底します。
- 換気の悪い密閉空間、多数が集まる密集場所、間近で会話や発声をする密接場面（3密）を避けます。

3 接触感染

【インフルエンザ、新型コロナウイルス、RS ウイルス、咽頭結膜熱などのアデノウイルス感染症など】
- 皮膚や粘膜の直接的な接触、または医療従事者の手や医療器具、その他手すりやタオルなどの表面を介しての間接的な接触により、ウイルスや細菌が付着することで感染します。

【感染対策】
- 手洗い（流水、石けん）、アルコールによる手指衛生を徹底します。
- 患者さんの触れたもの、触れる可能性があるものはアルコールまたは塩素系漂白剤、次亜塩素酸水などで消毒します。消毒液の空間噴霧の有効性は確認されていません。

4 経口感染（糞口感染）

【食中毒型：病原性大腸菌、カンピロバクターなど】
- ウイルスや細菌に汚染された食べ物を、生または十分に加熱しないで食べた場合や、感染した人が調理中に手指などを介して食品や水を汚染し、その汚染食品を食べたり飲んだりした場合に感染します。

【感染性胃腸炎型：ロタウイルス、ノロウイルスなど】
- 糞便や吐物に含まれるウイルスや細菌が手指を介して口に入って感染します。

【感染対策】
- 下痢患者のおむつの処理に注意します。
- 手洗い（流水、石けん）を徹底します。
- ノロウイルスはアルコールで不活化されないので、汚染された器具の消毒には塩素系漂白剤を用います。

2 成長・発育、代謝に関する疾患

乳児期から思春期まで、子どもが成長していく過程には種々のホルモンや酵素がかかわっています。それらの過剰・不足による疾患の知識を再確認し、診療に役立てましょう。

肥満症

肥満には、「肥満症」と「メタボリックシンドローム」の2つの関連する概念があります。肥満症とは脂肪細胞の質的・量的異常に起因する健康障害を合併し治療が必要な疾病としての概念で、メタボリックシンドロームは、内臓脂肪蓄積を基盤に脂質異常症、耐糖能異常、高血圧などが誘因となり動脈硬化性疾患のリスクが高まるという予防医学的概念です。

病態

- 肥満は単純性肥満と症候性肥満に大別されます。
- 過食、運動不足、睡眠不足、ストレスなど環境・生活習慣が大きく関与しますが、肥満につながる遺伝子多型も報告されています。
- 肥満症では子どもでも高血圧、睡眠時無呼吸症候群、2型糖尿病、動脈硬化の促進、脂質異常症、非アルコール性脂肪性肝疾患（NAFLD）、非アルコール性脂肪肝炎（NASH）などがみられます。
- 胎内環境が出生後の健康や疾患の発生にかかわるという概念があり（DOHaD）、低出生体重児は肥満や2型糖尿病を発生しやすいと報告されています。

診断・検査

- 肥満度は性別、年齢別、身長別の標準体重に対して何%上回っているかで示します。肥満度判定曲線は視覚的に肥満度を知ることができます。
- 肥満は6歳〜18歳未満の小児で肥満度が+20%以上、かつ体脂肪率が有意に増加した状態と定義されます。
- 小児肥満症診断基準 **表1**、小児期メタボリックシンドロームの診断基準 **表2** が定められています。
- 腹囲、血圧、肝機能、コレステロール、中性脂肪、血糖、インスリン、HbA1c、尿酸などを検査し、腹部超音波検査、腹部 CT・MRI 検査なども施行することがあります。

・DOHaD：developmental origins of health and disease

🙂 **肥満度**
肥満度＝（実測体重−標準体重）÷標準体重×100（%）
幼児：15%以上は太り気味、20%以上はやや太りすぎ、30%以上は太りすぎ
学童：20%以上は軽度肥満、30%以上は中等度肥満、50%以上は高度肥満

🙂 **肥満度判定曲線**
「日本小児内分泌学会」のホームページから男女別グラフがダウンロードできます。
http://jspe.umin.jp/

🙂 **体脂肪率の増加**
男児：年齢を問わず25%以上、女児：11歳未満は30%以上、11歳以上は35%以上

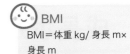

BMI
BMI＝体重 kg/ 身長 m×
身長 m
25以上は肥満

成長ホルモン分泌不全性低身長症

甲状腺機能亢進症

甲状腺機能低下症

思春期早発症

糖尿病

夜尿症

表1 **小児肥満症診断基準（2017年版）**

適用年齢	6歳0か月から18歳未満	
肥満症診断	①A項を1つ以上有するもの ②肥満度が＋50％以上でB項の1つ以上を満たすもの ③肥満度が＋50％未満でB項の2つ以上を満たすもの 　（参考項目は2つ以上で、B項目1つと同等とする）	
診断基準に含まれる肥満に伴う健康障害	A項目 ①高血圧 ②睡眠時無呼吸症候群など換気障害 ③2型糖尿病・耐糖能障害 ④内臓脂肪型肥満 ⑤早期動脈硬化 B項目 ①非アルコール性脂肪性肝疾患（NAFLD） ②高インスリン血症かつ / または黒色表皮腫 ③高 TC 血症かつ / または高 non HDL-C 血症 ④高 TG 血症かつ / または低 HDL-C 血症 ⑤高尿酸血症	参考項目 ①皮膚線条などの皮膚所見 ②肥満に起因する運動器機能障害 ③月経異常 ④肥満に起因する不登校、いじめなど ⑤低出生体重児または高出生体重児

下線は2002年判定基準から改訂された項目を示す。
日本肥満学会編：小児肥満症診療ガイドライン2017. ライフサイエンス出版，東京，2017：ix．より改変して転載

表2 **小児期（6〜15歳）のメタボリックシンドロームの診断基準　2007**

①腹囲	80cm 以上[※1]
②血清脂質	中性脂肪120mg/dL 以上 and/or HDL コレステロール40mg/dL 未満
③血圧	収縮期血圧125mmHg 以上 and/or 拡張期血圧70mmHg 以上
④空腹時血糖	100mg/dL 以上[※2]

①があり、②〜④のうち2項目を有する場合にメタボリックシンドロームと診断する
※1　腹囲 / 身長が0.5以上であれば項目①に該当するとする。
　　小学生では腹囲75cm 以上で項目①に該当するとする。
※2　上記の基準は、空腹時採血における基準である。食後採血の場合、150mg/dL 以上、血糖100mg/dL 以上を有所見とする。
厚生労働省研究班「小児期メタボリック症候群の概念・病態・診断基準の確立及び効果的介入に関するコホート研究」平成18年度 研究報告書，2007．より引用

治療

- 内臓脂肪を減少させて肥満に伴う合併症を改善することを目標とした、食事療法、運動療法、行動療法が中心です。
- 日本人の食事摂取基準を参考にエネルギー量を決め、ゆっくり吸収される食材を選び、タンパク質は減らさないようにします。
- 高血糖、高コレステロール血症、高尿酸血症に対して薬物療法を行うこともあります。

有酸素運動
内臓脂肪の減少が期待されるので、ウォーキング、階段昇降などの有酸素運動が推奨されています。

 看護のポイント

☑ 毎日体重測定し体重カレンダーをつけ可視化します。目標体重に達していたらおおいに褒めて、モチベーションを維持しましょう。

成長ホルモン分泌不全性低身長症

成長ホルモン（growth hormone：GH）の不足による低身長を、成長ホルモン分泌不全性低身長症（growth hormone deficiency：GHD）といい、その他の下垂体ホルモン（TSH、LH、FSH、ACTH、ADH）の分泌不全を伴うこともあります。

1
うつりやすい疾患

2
成長・発育、代謝に関する疾患

3
泌尿器・性器の疾患

4
血液の疾患、悪性腫瘍

5
アレルギーの疾患

6
発達、行動の問題

7
よくある事故とその対応

病態

● 成長ホルモン分泌低下の約90％は原因不明な「特発性」で、脳腫瘍などが原因となる「器質性」は約10％を占めます。
● 成長率が低下する結果、−2.0SD を下回る低身長となり、重症型では乳児期から成長障害がみられ低血糖などの症状を伴うことがあります。

診断・検査

● 標準身長の−2.0SD 以下、身長の成長速度が２年以上にわたって標準値の−1.5SD 以下、乳幼児で症候性低血糖の既往がある場合は **図1** のような検査をします。
● 成長ホルモン分泌低下が疑われる場合は、**図2** のような手順で薬物による刺激試験を行い、２つ以上の検査で GH 頂値が低反応であった場合に GHD と診断します。

> 😊 **器質性 GHD**
> 頭蓋咽頭腫、胚芽腫、頭蓋照射、下垂体低形成、周産期異常による下垂体茎離断など

> 😊 **遺伝性 GHD**
> 頻度は低いものの、GH-IGF-1系遺伝子異常や下垂体の発生・分化に関与する遺伝子異常が同定されています。家族歴がある場合など遺伝子解析をすることがあります。

図1 GHD の外来診療の流れ

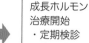

```
┌─────────────┐      ┌──────────────────┐      ┌─────────────┐
│ 初診        │      │ 2回目以降        │      │ 成長ホルモン│
│ ・問診      │  ⟹  │ ・成長ホルモン分泌刺激試│  ⟹  │ 治療開始    │
│ ・身長体重測定、│      │   験（下垂体から分泌され│      │ ・定期検診  │
│   成長曲線の作成│      │   る他のホルモンの検査）│      │ ・身長体重  │
│ ・診察      │      │ ・頭部MRI        │      │ ・骨年齢など│
│ ・骨年齢（左手）、│      │ ・骨年齢（左手）、血液、│      └─────────────┘
│   血液、尿検査 │      │   尿検査         │
└─────────────┘      └──────────────────┘      ┌─────────────┐
                                          ⟹  │ 経過観察    │
              精密検査が必要か判断              └─────────────┘
```

> 😊 **成長曲線に関するサイト**
> 「2000年度版男女横断的標準身長・体重曲線（0〜18歳）」は日本小児内分泌学会ホームページよりダウンロードできます。
> http://jspe.umin.jp/public/teisinchou.html

肥満症

成長ホルモン分泌
不全性低身長症

甲状腺
機能亢進症

甲状腺
機能低下症

思春期早発症

糖尿病

夜尿症

図2 成長ホルモン分泌刺激試験

⇩

前　30分 60分 90分 120分　（…180分）

⬆ ⬆ ⬆ ⬆ ⬆ ⬆ ⬆

普通は2時間、30分ごとに採血

試験に使う薬
・アルギニン　　・インスリン
・グルカゴン　　・GHRP-2
・L-DOPA　　　・クロニジン

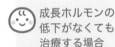

成長ホルモン分泌刺激試験の注意点
検査薬の種類によって低血糖、嘔吐、眠くなる、などの症状がみられるので、不安にならないよう声かけをします。

成長ホルモン製剤
現在では週1回の注射でよい製剤も開発されています。

成長ホルモンの低下がなくても治療する場合
ターナー症候群、プラダー・ウィリー症候群、軟骨異栄養症、慢性腎不全による低身長、SGA性低身長、ヌーナン症候群

治療

● 成長ホルモン製剤を週6～7回夜皮下注射（在宅自己注射）します。

● 注射する部位は臀部、大腿部、上腕部、腹部などです。

● 成長ホルモンは身長を伸ばすだけでなく、体のさまざまな代謝の調節をします。成人になっても成長ホルモンが不足すると動脈硬化による心筋梗塞や脳梗塞などの障害が現れるため、重症型の成人成長ホルモン分泌不全症の人は継続して治療が行われるようになりました。

● 成長ホルモン製剤の副作用として、頭痛、注射部位の発疹、軽度肝機能障害、尿潜血、尿タンパク、まれに脊柱側彎症の報告があります。

● 定期的な身体測定、診察、血液・尿検査など、治療の効果や副作用の有無を調べます。

🔺 家族からよくある質問

「成長ホルモン治療にかかる医療費助成について」

公的医療保険に加え「小児慢性特定疾病医療費助成制度」、「高額療養費制度」、「指定難病による医療費助成制度」「地方自治体による医療費助成制度」があります。

「治療はいつまで継続するのでしょうか」

「小児慢性特定疾病」制度では男子156.4cm、女子145.4cm に達したとき、健康保険の適用による治療では骨年齢が男子17歳、女子15歳以上に達すると終了です。

😊 看護のポイント

☑ 発熱、嘔吐、下痢など急性期は注射を休み、軽快したら再開します。

☑ 修学旅行など2～3日間であれば休んでもかまいませんが、長期旅行では成長ホルモン製剤を携帯するよう工夫します。

文献
1）厚生労働科学研究費補助金難治性疾患等政策研究事業「間脳下垂体機能障害に関する調査研究」班：成長ホルモン分泌不全性低身長症の診断の手引き（平成30年度改訂）

甲状腺機能亢進症

小児の甲状腺機能亢進症の多くはバセドウ病（英語圏ではグレーブス病とも呼ばれる）で、甲状腺ホルモンが過剰になって全身の代謝が亢進し特有な症状を呈します。

病態

- 甲状腺ホルモンは脳下垂体から分泌される甲状腺刺激ホルモン（thyroid stimulating hormone：TSH）によって調節されています。
- 甲状腺の表面には TSH が結合する受容体（TSH 受容体）があり、この受容体に対する自己抗体（TRAb）が産生されると、TSH の代わりに TSH 受容体を過剰に刺激するため甲状腺ホルモンが過剰となってバセドウ病を発症すると考えられています。
- 甲状腺ホルモンは代謝を活発にするため動悸、頻脈、多汗、体重減少、脱毛などの症状がみられます。

診断・検査

- 3 大徴候はびまん性甲状腺腫大、頻脈、眼球突出です。
- 小児では学力低下、落ち着きのなさ、手の震え（手指振戦）も特徴的な症状です。
- 好発年齢は思春期以降で女児に多く発症します。
- 血中 TSH 低値、FT_3・FT_4 高値、TSH 受容体抗体（TRAb）または刺激抗体（TSAb）陽性となります。
- 甲状腺超音波検査、シンチグラフィで甲状腺腫大を認めます。

治療

- 甲状腺機能亢進症の治療は内科的治療（抗甲状腺薬）、外科的治療（全摘術、準全摘術）、アイソトープ治療（^{131}I 内用療法、18歳以下は原則的に慎重投与）があります。
- 小児では内科的治療が第 1 選択となります。
- 抗甲状腺薬にはチアマゾール［メチマゾール（MMI）］（商品名：メルカゾール®）やプロピルチオウラシル（PTU）（商品名：プロパジール®、チウラジール®）があり、小児では MMI を選択します。内服後 2〜3 か月で甲状腺機能は安定しますが、減量しながら維持量で 1〜2 年継続します。
- 定期的な副作用のチェック、効果判定が必要です。まれに発疹、無顆粒球症がみられます。無顆粒球症になったらただちに服薬を中止し他の治療法に変更します。

😊 **家族歴を参考に**
日本の小児バセドウ病の約40％が家族歴を有しています。

😊 **別の科から紹介も**
思春期前後に発症するとイライラなどの不定愁訴で心療内科や神経科を受診していることがあります。脱毛で受診した皮膚科から紹介されることもあります。

😊 **超音波検査**
シンチグラフィは実施可能な施設が限られるため、最近は超音波ドプラ法による甲状腺血流評価で診断されています。

😊 **MMI が第 1 選択である理由**
PTU は MMI に比べて重症肝障害、ANCA 関連血管炎症候群などの発現率が高いと報告されています。

肥満症

成長ホルモン分泌不全性低身長症

甲状腺機能亢進症

甲状腺機能低下症

思春期早発症

糖尿病

夜尿症

🔺 **家族からよくある質問**

「バセドウ病は治るのでしょうか」

わが国の18歳以下発症のバセドウ病の研究では、治療期間中央値3.8年での抗甲状腺薬による寛解率は46.2％と報告されています。このため、甲状腺機能を安定させるために治療が長期に及ぶこともあります。

😊 **看護のポイント**

- ☑ イライラやドキドキといった症状でバセドウ病と診断され治療が始まると、はじめは困惑します。治療の流れを家族に前もって説明すると安心されます。
- ☑ 甲状腺機能が改善してくるまでは安静を心がけ、学校に通う場合は体育、部活動は休みとし過労やストレスを避けるよう伝えます。
- ☑ 甲状腺機能が正常になれば制限を解除します。

こんな疾患も

甲状腺中毒症

①甲状腺ホルモン産生、分泌が亢進する甲状腺機能亢進症と、②甲状腺ホルモン産生亢進を伴わない甲状腺ホルモン過剰状態（甲状腺ホルモン過剰摂取や甲状腺濾胞の炎症性破壊によりホルモンが漏出する破壊性甲状腺炎）を併せて甲状腺中毒症といいます。

アミオダロン、GnRH（性腺刺激ホルモン放出ホルモン）誘導体、炭酸リチウム、インターフェロンαでは、バセドウ病や破壊性甲状腺炎が起こることがあります。

文献
1）日本甲状腺学会：バセドウ病の診断ガイドライン（2021年6月7日改定）．
　http://www.japanthyroid.jp/doctor/guideline/japanese.html（2021.12.1アクセス）
2）日本小児内分泌学会薬事委員会，日本甲状腺学会小児甲状腺疾患診療委員会：小児期発症バセドウ病診療のガイドライン2016．2016．

甲状腺機能低下症

甲状腺ホルモンが不足する甲状腺機能低下症のうち、生まれつき甲状腺のはたらきが弱い場合は先天性甲状腺機能低下症（congenital hypothyroidism：CH）で、その後は慢性甲状腺炎（橋本病）が多く思春期以降に好発します。

病態

- 先天性甲状腺機能低下症の症状は哺乳不良、体重増加不良、黄疸遷延、便秘、四肢冷感、嗄声などで、永続性と一過性があります。
- 後天性甲状腺機能低下症である慢性甲状腺炎は、遺伝的素因と環境因子により、甲状腺に対する自己抗体が陽性となる自己免疫性疾患です。
- 甲状腺腫のない萎縮性甲状腺炎では甲状腺機能が急激に低下し、成長障害、肥満、粘液水腫などをきたします。
- 甲状腺機能低下により成長率が低下し、身長が伸びなくなることもあります。

診断・検査

- 新生児マススクリーニングで TSH が高値であれば再検査や精密検査の対象となります。血中 TSH、FT_3、FT_4、甲状腺超音波検査、膝（大腿骨遠位端骨核）X 線検査などの結果から総合的に判断します。
- 慢性甲状腺炎ではびまん性甲状腺腫を認め、血液検査で甲状腺に対する自己抗体（抗 TPO 抗体、抗サイログロブリン抗体など）が陽性となります。
- 低出生体重児、早産児では甲状腺機能低下症の発症率が高いことが報告されています。
- 1 型糖尿病、ダウン症候群、ターナー症候群では慢性甲状腺炎を合併することがあります。

治療

- 甲状腺機能低下症では甲状腺ホルモン薬のレボチロキシンナトリウム（商品名：チラーヂン®S）を内服します。

先天性甲状腺機能低下症の原因
①甲状腺無形成、低形成、②舌根部などにある異所性甲状腺、③甲状腺ホルモン合成障害、④下垂体や視床下部の障害（中枢性）、⑤その他受容体異常、トランスポーターの異常、ホルモン活性化異常など。

一過性先天性甲状腺機能低下症
一過性に TSH 高値、FT_4 低値を示し、甲状腺ホルモン補充療法が必要ですが、その後機能正常となります。

新生児マススクリーニング
日本では新生児期（およそ日齢 4〜6）に行われています。TSH スクリーニングでは TSH 遅発上昇型 CH や中枢性 CH を発見できないことがあり注意が必要です。

食事による甲状腺機能への影響
日本では海藻類の摂取が比較的多く、海藻中に含まれるヨードを過剰に摂取すると、一過性に甲状腺機能が低下します。

肥満症

成長ホルモン分泌不全性低身長症

甲状腺機能亢進症

甲状腺機能低下症

思春期早発症

糖尿病

夜尿症

🏠 **家族からよくある質問**

「甲状腺ホルモンの補充はいつまで必要なのでしょうか」

甲状腺低形成による先天性甲状腺機能低下症や、萎縮性甲状腺炎では甲状腺ホルモン産生能が著しく低下するため、生涯にわたって甲状腺ホルモンの補充が必要です。

一方、先天性甲状腺機能低下症と診断されても、病因により成長とともに甲状腺機能が改善し、補充療法が不要となる場合もあります。

慢性甲状腺炎も甲状腺機能が正常であれば、治療せず経過観察します。

😊 **看護のポイント**

☑ 乳児で嘔吐したときは、悪心が治まってから薬を服用させます。

☑ 出産前の母親の甲状腺疾患や抗甲状腺薬の内服が、新生児の甲状腺のはたらきに影響を及ぼすことがあります。

あわせて知っておきたい

チラーヂン®Sの投与法

甲状腺ホルモン薬であるチラーヂン®Sの半減期は1週間と長いため、通常は1日1回内服します。そのため嘔吐症などの急性期は投薬を控え、悪心が治まってから内服します。乳児では溢乳などを考慮し、1日2～3回に分けて服用することもあります。

文献

1）日本小児内分泌学会マススクリーニング委員会, 日本マススクリーニング学会：先天性甲状腺機能低下症マススクリーニングガイドライン（2021年改訂版）. 2021.
http://jspe.umin.jp/medical/files/guide20211027_2.pdf（2021.12.1アクセス）

2）日本甲状腺学会：甲状腺機能低下症の診断ガイドライン，慢性甲状腺炎（橋本病）の診断ガイドライン（2021年6月7日改定）. 2021.
http://www.japanthyroid.jp/doctor/guideline/japanese.html（2021.12.1アクセス）

思春期早発症

思春期は大人へと成長する心身ともに変化する時期で、著しく身長が伸びる時期です。通常女子は10歳ごろ、男子は12歳ごろより始まりますが、2～3年程度早く始まってしまうのが思春期早発症です。

病態

- 思春期は二次性徴が始まり、成熟して身長発育が最終的に停止するまでの時期で、これは性ホルモン（女子はエストロゲン、男子はテストステロン）のはたらきによります。
- 原因は中枢性思春期早発症と末梢性思春期早発症に分類されます。
- 女子の思春期早発症は多くが特発性中枢性思春期早発症です。

診断・検査

- 男子では①9歳までに精巣発育、②10歳までに陰毛出現、③11歳までに腋毛・ひげ・変声がみられたり、女子では①7歳6か月までに乳房腫大、②8歳までに腋毛・陰毛出現、③10歳6か月までに初潮が始まる、などの症状で診断されます。
- X線検査（骨年齢など）、ホルモン検査（ゴナドトロピン、性ホルモンなど）、頭部MRIや腹部MRI、腹部超音波検査で器質的な原因がないか確認します。

治療

- 特発性中枢性思春期早発症の治療には、Gn-RH（LH-RH）アゴニストを使用します。月に1回の皮下注射で、ゴナドトロピンの分泌を抑制し性ホルモンの合成・分泌を抑制します。
- 治療が長期にわたるときは骨粗鬆症防止のため、骨密度を測定します。
- その他の原因による場合は、各疾患に対する治療を行います。

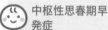

中枢性思春期早発症
視床下部から分泌されるゴナドトロピン放出ホルモンが下垂体のゴナドトロピン分泌を促進し、性ホルモン産生にはたらきます。脳腫瘍などの器質性と明らかな原因のない特発性に分類されます。

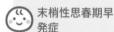

末梢性思春期早発症
副腎腫瘍や性腺腫瘍から過剰に性ホルモンが分泌される場合などです。

成長のスパートに注意
問診、診察とともに成長曲線を作成してみると、身長の伸びが急激となった時期がわかることがあります。

治療中の注意点
副作用は現れにくい薬ですが、初回は刺激作用があるため女子では注射後10日前後に月経がみられることがあります。

🏠 **家族からよくある質問**

「男の子ですが、乳房がふくらんできました」

男児では女性化乳房といい、体内のアンドロゲンとエストロゲンのアンバランスによって生じる現象です。思春期前後の男児にしばしば生理的女性化乳房が認められ、通常無治療で軽快します。

1年以上持続する場合は、病的女性化乳房の可能性が考えられます。

「機能性卵巣嚢胞といわれました」

ゴナドトロピンの刺激なしに卵巣からエストロゲンが過剰に分泌されることにより、性早熟を起こすことがあります。乳幼児の乳房腫大、性器出血の原因の1つで、自然軽快することが多いため、保存的に経過観察するのが一般的です。

😊 **看護のポイント**

☑ 幼い年齢で二次性徴が発現することにより、子どもどうしの付き合いの中で周囲が違和感を感じたり、本人が精神的ストレスを感じることがあり、心理社会的問題に発展することがあります。

☑ 腫瘍などが原因のこともあるので、少しでも心配なことがあれば相談するように勧めています。

\\あわせて知っておきたい//

思春期遅発症

多くは体質性思春期遅発症ですが、男子13〜14歳、女子12〜13歳を過ぎても二次性徴が発来しない場合は、原発性（高ゴナドトロピン性）性腺機能低下症か、中枢性（低ゴナドトロピン性）性腺機能低下症を疑います。原発性は性ホルモンによる治療、中枢性は妊孕性獲得のためにhCG（ヒト絨毛性ゴナドトロピン）-rFSH（遺伝子組み換え卵胞刺激ホルモン）による治療を行います。

小児期からの治療は二次性徴を促すだけでなく、成人身長の改善もめざしています。

糖尿病

糖尿病は小児に多い1型糖尿病と、成人から中高年に多い2型糖尿病に分けられます。1型糖尿病ではインスリン分泌の不足、欠乏があるためインスリン注射をします。2型糖尿病では過食や運動不足によって体内インスリン分泌が悪くなったり作用不足が起こります。思春期には肥満に伴う2型糖尿病の頻度も上昇しています。

病態

- 1型糖尿病は、遺伝的要因と環境的要因が関係し、膵β細胞が破壊されインスリンが欠乏する病態で、自己免疫性（IA型）と特発性（IB型）に分類されます。発症に関連する遺伝的要因（HLA遺伝子のほかINS遺伝子、PTPN22遺伝子など）、環境的要因（ウイルス感染症、腸内細菌叢、食事・栄養など）の影響もわかってきました。
- 2型糖尿病は、過食や運動不足による肥満で体内のインスリンのはたらきが鈍くなる（インスリン抵抗性）状態で、比較的ゆっくりと発症し、学校検診尿糖スクリーニングによって約70%が発見されています。多因子遺伝であり多くの遺伝子の関与が報告されています。
- MODYは新生児糖尿病や症候性糖尿病などの単一遺伝子糖尿病のうち、小児期から若年成人期に診断されることが多く、三世代以上の家族歴、非肥満のような特徴があり、常染色体顕性遺伝形式*をとります。

診断・検査

- 現在は血糖、HbA1cの値で診断します。糖尿病型の血糖値で典型的な症状がある場合も糖尿病と診断します **図** 。
- 空腹時C-ペプチド、空腹時インスリン、経口ブドウ糖負荷試験（OGTT）、その他、腎臓、膵臓、子宮に合併する異常症のスクリーニングなど。

1型糖尿病の症状
数日〜数週で急激に発症することが多く、診断までに口渇、多飲多尿、体重減少などの症状を認めます。臨床経過から急性発症、緩徐進行、劇症に分類されます。

1型糖尿病にみられる膵島関連自己抗体
膵β細胞を破壊しインスリン分泌不全の原因となる自己抗体。IAA、GAD、IA-2A、ZnT8Aなど。

・MODY：maturity-onset diabetes of the young

糖尿病の3大慢性合併症
網膜症、腎症、神経障害

注意すべき合併症
歯周病、肺炎、腎盂炎、脂肪肝、胆石症、高血圧、心筋梗塞、脳梗塞など。

＊遺伝形式を示す表現である「優性遺伝」は「顕性遺伝」、「劣性遺伝」は「潜性遺伝」と表記することが、2022年1月に日本医学会より推奨されましたので、本書では推奨用語を使用しています。

肥満症

成長ホルモン分泌
不全性低身長症

甲状腺
機能亢進症

甲状腺
機能低下症

思春期早発症

糖尿病

夜尿症

図 糖尿病の臨床診断

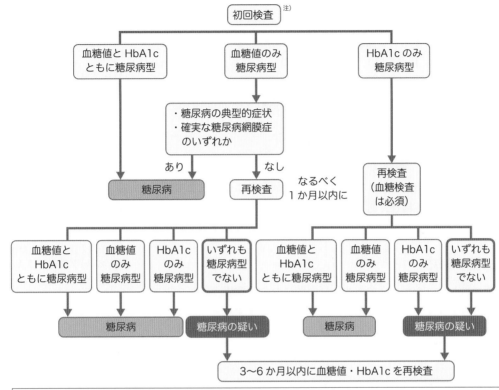

糖尿病型：・血糖値（空腹時≧126mg/dL、OGTT ２時間≧200mg/dL、随時≧200mg/dLのいずれか）・
HbA1c≧6.5%

注）糖尿病が疑われる場合は、血糖値と同時にHbA1cを測定する。同日に血糖値とHbA1cが糖尿病型を示した場合には、初回検査だけで糖尿病と診断する。
日本糖尿病学会：糖尿病の分類と診断基準に関する委員会報告（国際標準化対応版）．糖尿病 2012；55（7）：494. より改変して転載

治療

- １型糖尿病では血糖測定とインスリン自己注射、食事は年齢相当の摂取カロリーにします。運動制限はないので、低血糖に備え補食を決めておくとよいでしょう。
- ２型糖尿病は年齢相当の摂取カロリーに戻しバランスのとれた食事療法を勧め、適度な運動が継続できるようにします。経口血糖降下薬やインスリンを用いることもあります。
- MODY3、MODY1ではスルホニル尿素薬が有効で、MODY2は基本的に無治療、他はインスリン治療となることが多くなります。

1 インスリン治療

- インスリン製剤には超速効型、速効型、中間型、持効型、混合型があります。ペン型注射器を用いた注射療法と持続皮下インスリン注入療

 主な経口血糖降下薬
α‐グルコシダーゼ阻害薬、ビグアナイド薬（メトホルミン）、スルホニル尿素薬（グリメピリド）などがあります。その他成人ではSGLT2阻害薬、インクレチン関連薬なども使用されています。

血糖コントロールの目標
HbA1cは過去１～２か月の血糖値の平均を示し、小児では7.0%以下を目標にします。

法（CSII）があり、生活様式に合わせて選択します。

2 血糖測定

- 簡易血糖測定器を用いる血糖自己測定（SMBG）と、持続血糖モニタリング（CGM）もしくはフラッシュグルコースモニタリング（FGM）があります。
- 血糖値の目標は空腹時70〜130mg/dL、食後90〜180mg/dL です。

3 低血糖の対応

- 食事量が少ない、運動量が多い、インスリンや経口血糖降下薬の作用が強い場合血糖値が下がり、低血糖の症状は急激に進行します。
- 症状は空腹感、不機嫌、あくび、傾眠傾向、けいれんなどで、すぐに砂糖、ブドウ糖、ジュース摂取、緊急時はグルカゴン注射をします。

4 高血糖の対応

- 血糖コントロールが不良であると高血糖になり頭重感、頭痛を訴えます。このようなときは追加インスリンを注射します。
- 感染症罹患時やストレスでも高血糖となり、嘔吐や下痢で食べられないときでも少量の基礎インスリン投与が必要です。

5 糖尿病ケトアシドーシスの対応

- インスリン分泌不足により高血糖が持続すると、血糖が利用できず脂肪が分解され、血液がアシドーシスに傾き脱水状態になります。
- 口渇による多飲多尿、全身倦怠感、腹痛、嘔吐などの症状がみられたら、すみやかに輸液、インスリン投与などの治療をします。
- 2型糖尿病でもジュースやスポーツドリンクを飲みすぎ同様の症状を起こすことがあります（ソフトドリンクケトーシス）。

カーボカウント

食事中の糖質量に応じてインスリン量を決定する方法です。

低血糖時の補食

軽度であればブドウ糖10g の摂取で血糖値は正常まで上昇します。これはグルコレスキュー1包、グルコースサプライ2個に相当します。

低血糖時の救急治療薬

重症低血糖に備え、点鼻グルカゴン粉末剤（商品名：バクスミー®）も使用できます。

多尿で患者自身が気づくことも

夕方トイレに行く回数が増えるのは尿糖が増え高浸透圧による多尿となるからです。

シックデイ

発熱、嘔吐などで食欲が低下し食事摂取量が減少したりする場合のこと。高血糖が持続することもあるため、血糖降下作用のある薬剤を使用中は自己判断で中止せずにかかりつけ医と相談するように指導します。

看護のポイント

☑ 日本小児内分泌学会・日本糖尿病学会による1型糖尿病児の幼稚園・保育施設への入園・入所を応援する取り組みも始まりました。それぞれに合わせてサポートしましょう。

文献
1）日本糖尿病学会・日本小児内分泌学会編・著：小児・思春期糖尿病コンセンサスガイドライン．南江堂，東京，2015．
2）日本糖尿病学会・日本小児内分泌学会編・著：小児・思春期1型糖尿病の診療ガイド．南江堂，東京，2017．

肥満症

成長ホルモン分泌不全性低身長症

甲状腺機能亢進症

甲状腺機能低下症

思春期早発症

糖尿病

夜尿症

夜尿症

夜尿症は喘息をはじめアレルギー疾患と同様に有病率が高い疾患です。5歳の約80%におねしょはみられなくなるものの、5歳を過ぎても月1回以上、3か月以上連続しておねしょが続く場合、夜尿症と診断します。さらに1週間に4日以上の夜尿を頻回、3日以下の夜尿を非頻回、と定義しています。

病態

- 夜尿症は小学校1年生の約10%、5年生の約5%にみられます。
- 「夜尿」は、夜間の睡眠中につくられる尿の量が多いこと、その尿をためる膀胱の大きさが十分ではないこと、どちらかまたは両方が生じて、さらに尿意をもよおしても覚醒することができないために起こります。
- 日本夜尿症学会による診療ガイドラインでは、発現時期により一次性夜尿症（生まれてからずっと夜尿が持続）、二次性夜尿症（6か月間以上なかった夜尿が再発）に分類されており、下部尿路症状の有無により単一症候性（夜尿のみ）、非単一症候性（夜尿以外に下部尿路症状も伴う）に分類されています。
- 腎泌尿器疾患などの器質的な異常、尿崩症や糖尿病などの内分泌疾患、心理的要因などが原因で起こることもあります。

診断・検査

- 睡眠中の尿量が多すぎる多尿型か、膀胱に尿を十分ためられず覚醒せずに尿漏れする膀胱型かを判定します 表 。両方が関係することもあります。
- その他に昼間遺尿、便秘、排尿時痛など器質的疾患がないか確認します。
- 必要に応じて、血液検査、尿検査、腹部超音波検査などを施行します。

治療

- 夜尿日誌、排尿日誌、排便日誌などを活用しながら、水分や食事のとり方、便秘に気をつける、就寝前に排尿を促す、などの生活改善に取り組みます。
- 生活指導により夜尿症が改善しない場合は薬物療法やアラーム療法を併用して治療します。

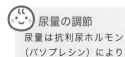

尿量の調節
尿量は抗利尿ホルモン（バソプレシン）により調節されています。

夜間尿量のめやす
0.9mL/kg/時（睡眠時間）以上

正常膀胱容量のめやす
5mL/kg以上

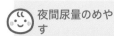

期待膀胱容量
25×（年齢＋2）mL

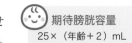

夜尿症の併存症
便秘症（p.71）や注意欠如・多動症（p.200）、自閉スペクトラム症（p.202）が併存することが多いと報告されています。

1日飲水量のめやす
- 4〜8歳；1,000〜1,400mL
- 9〜13歳；男児1,400〜2,300mL、女児1,200〜2,100mL

表　帆足らや赤司らの提唱する分類（夜尿症診療ガイドライン2021より）

		多尿型（多量遺尿型）		膀胱型（排尿機能未熟型）		混合型		正常型
		低浸透圧型	正常浸透圧型	I型	II型（解離型）	低浸透圧型	正常浸透圧型	
夜間尿量（mL）	6～9歳	≧200（≧0.9mL/kg/時）		≦200（≦0.9mL/kg/時）		≧200（≧0.9mL/kg/時）		≦200（≦0.9mL/kg/時）
	10歳以上	≧250（≧0.9mL/kg/時）		≦250（≦0.9mL/kg/時）		≧250（≧0.9mL/kg/時）		≦250（≦0.9mL/kg/時）
尿浸透圧（mOsm/L）		≦800	≧801	≧801		≦800	≧801	≧801
尿比重		≦1.022	≧1.023	≧1.023		≦1.022	≧1.023	≧1.023
機能的最大膀胱容量	6～9歳	≧200（≧5mL/kg）		≦200（≦5mL/kg）	昼間≧200（≧5mL/kg）夜間≦200（≦5mL/kg）	≦200（≦5mL/kg）		≧200（≧5mL/kg）
	10歳以上	≧250（≧5mL/kg）		≦250（≦5mL/kg）	昼間≧250（≧5mL/kg）夜間≦250（≦5mL/kg）	≦250（≦5mL/kg）		≧250（≧5mL/kg）
昼間尿失禁		なし		ときにあり	なし	ときにあり		なし

日本夜尿症学会編：夜尿症診療ガイドライン2021. 診断と治療社，東京，2021：7. より引用

（金子一成：夜尿症. 日本小児腎臓病学会編，小児腎臓病学，診断と治療社，東京，2012：375-380. より一部改変）

1 抗利尿ホルモン薬

- 夜間尿量を低下させるため60～70％で有効ですが、ミニリンメルト® 120μg で効果が不十分な場合は240μg に増量します。
- 水を飲みすぎた（水過多）、胃腸炎・下痢（脱水）など水分をとる必要がある場合は、水中毒の防止のため服薬を中止することもあります。

> **ミニリンメルト®**
> 口腔内崩壊錠なので水と一緒に飲まない、内服直後に口をすすがないなど服薬方法の指導も必要です。夕食後2～3時間経過してから内服するようにします。

2 抗コリン薬

- 膀胱容量を増加するために膀胱選択性が高い新しい世代の抗コリン薬（例：ポラキス®、バップフォー®、ベシケア® など）も有効です。便秘と尿路感染症に注意します。
- 昼間遺尿や過活動膀胱の症状にはウリトス®、夜尿のみの症状にはベシケア® などが有効なこともあります。

3 アラーム療法

- パンツにつけたセンサーが濡れを感知し、光、音、バイブレーションにより夜尿が起こったことを本人に認識させる方法です。
- 毎日繰り返すことで膀胱容量が増加することが示されていますが、音により本人以外の睡眠を妨げることもあり、家族の協力が必要です。

> **他の薬物療法**
> 三環系抗うつ薬（トフラニール）、漢方薬など子どもの症状に合わせて使われることがあります。

肥満症

成長ホルモン分泌不全性低身長症

甲状腺機能亢進症

甲状腺機能低下症

思春期早発症

糖尿病

夜尿症

4 生活指導のポイント

- アラーム療法は排尿直後に覚醒させることを目的としますが、一般的には夜間睡眠中に中途覚醒は強制しないようにします。
- 夜尿症は成長とともに自然治癒する傾向があり、適切な治療によって治ることを伝え、子どもと家族のモチベーションを高め維持できるような配慮が大切です。

5 宿泊行事の対応

- 差し迫っていても当日までできる範囲で対策をとり、子どもが安心して参加できるようにサポートします。
- 夕食後の水分制限（100mLぐらいまで）、就寝前に必ずトイレに行く、夜中に一度起こしてもらいトイレに行く、市販のおねしょパンツを利用するなど、事前に担当の先生と相談しておくとよいでしょう。

日常生活でできることから始めよう

・水分は朝食・昼食時は十分に、夕食後はコップ1杯程度にする
・塩分を控える
・睡眠中の寒さ対策
など

夜尿症の情報収集に役立つサイト
「おねしょ卒業！プロジェクト」
https://onesho.com/patient

家族からよくある質問

「おねしょは徐々に減少するのでしょうか？」

月20回の失敗が10回、5回と順に改善するよりも、あるときを境に激減する場合が多いようです。不規則に失敗するときは何らかの心理的要因が考えられることもあります。

看護のポイント

- ☑ 内服を寝る直前ではなく30分～1時間前にずらすこともあります。
- ☑ 家族に対し「ほめる」「(他と)比べない」「怒らない」「あせらない」で子どもと接するよう話し、家族をサポートしましょう。

文献
1）日本夜尿症学会編：夜尿症診療ガイドライン2021. 診断と治療社，東京，2021.

3 泌尿器・性器の疾患

腎臓の疾患や泌尿器（性器）疾患はときに入院施設がある病院への紹介が必要となります。
この章では見逃してはいけない腎臓の病気、よく遭遇する小児泌尿器の病気を取り上げました。

急性糸球体腎炎

急性糸球体腎炎は急性腎炎とも呼ばれ、そのほとんどは溶連菌感染後に発症します。4～10歳が好発年齢で、浮腫や肉眼的血尿を主訴に医療機関を受診します。外来で経過観察可能な患者も多いのですが、腎機能低下を認める場合は、乏尿や高血圧、高カリウム血症を生じる可能性が高く、薬物療法に加え安静や食事療法を含めた入院加療が必要となります。しかし、急性期を過ぎれば自然治癒します。

病態

- 急性腎炎は溶連菌による急性咽頭炎罹患から約10～14日後、伝染性膿痂疹（とびひ）罹患から約20～30日後に発症します。
- 溶連菌の毒素や菌体成分と抗体が結合した免疫複合体が糸球体に沈着し、糸球体内の細胞の増加や白血球の浸潤が起こり、糸球体の毛細血管が目詰まりを起こします **図**。
- 毛細血管からの濾過が困難になり、その結果尿量の低下や腎機能の悪化をきたします。

図 急性糸球体腎炎の原因

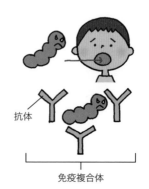

A 群 β 溶連菌に感染・抗体産生

↓

免疫複合体産生（Ⅲ型アレルギー）

↓

免疫複合体が糸球体基底膜に沈着

↓

腎炎

抗体

免疫複合体

診断・検査

- 典型的な急性腎炎では肉眼的血尿、浮腫、体重増加を認めます。咽頭や皮膚から溶連菌が検出される場合や先行感染のエピソードがあれば診断はそれほど難しくありません。
- しかし咽頭炎や膿痂疹の罹患歴ははっきりしないことも少なくなく、すでに時間が経過していて溶連菌が検出されないこともあります。
- 最終的には身体所見と尿検査や血液検査で総合的に診断することが多いです。

1 体重・血圧測定

- 尿量低下による浮腫、体重増加を多くの患者で認めます。
- 高血圧は30〜80%の患者で認められ、30%程度の患者で治療が必要です。
- 頭痛や嘔吐、意識障害が高血圧の症状であることがあり、また、急激な血圧の上昇により全身性けいれんを起こすことがあります。

2 尿検査

- 血尿はほぼ全例で認め、約1/3の患者は茶褐色の肉眼的血尿を認めます。
- タンパク尿は1日300mg〜1g程度が多いですが、ネフローゼ症候群の診断基準を満たす（血清Alb≦2.5g/dL）程度のタンパク尿を認めることもあります。

3 血液検査

- 発症時は血清総タンパクと血清アルブミンの低下、血清クレアチニンと尿素窒素の上昇を認めることが多く、低補体血症（C3、C4、CH50の低下）は90%以上の症例で認め、ASO・ASKの上昇は80〜90%の症例で認められるため診断的意義が高い検査です。

治療

- 1週間程度の急性期の後、大多数の患者は自然回復します。急性期では高血圧による脳症（高血圧性脳症）を防ぐことが最も重要です。
- 治療は血圧・浮腫に対する降圧薬や利尿薬などの対症療法が中心であり、安静・食事療法・薬物療法が3本柱となります。
- 咽頭や皮膚から溶連菌が検出された場合はアモキシシリンなどの抗菌薬で除菌します。

 溶連菌感染の治療

溶連菌感染の多くは飛沫感染によって起こります。溶連菌感染では、セフェム系やペニシリン系などの抗菌薬が使用されます。治療が開始されて24時間以内は接触感染予防策が必要です。

1 安静

- 高血圧や浮腫がなければ、(あるいは治療で落ち着いていれば)、ベッド上安静は必須ではなく、シャワー、トイレ歩行や運動を伴わない室内遊びを可とすることが多いです。
- 食事療法や薬物療法が不要となり、浮腫や尿量、タンパク尿の改善を認めれば安静は解除となります。

2 食事療法

- 塩分摂取は浮腫や高血圧を悪化させます。外来通院で管理可能な場合は味噌汁をなくす、味付けを薄くする、主食をパンからご飯にするなど、塩分が控えめな食事を指示します。
- 入院が必要な場合は1日3g程度の塩分制限食とします。
- 尿量が低下し、血圧が高い患者では飲水制限も行います。

塩分制限は味にも留意

以前の教科書では塩分0gや塩分1gとなっているものもありますが、実際塩分0〜1gの食事は味が悪く、幼児にとっては食べにくく亢進してしまいます。

3 薬物療法

- 高血圧や尿量低下・浮腫がある場合は、降圧薬や利尿薬を使用します。

🔺 **家族からよくある質問**

「将来腎不全になることはありますか？」

急性糸球体腎炎で末期腎不全になる人は非常にまれで、ほとんどの人は腎機能が正常になります。

「外来はいつまで通院する必要がありますか？」

まずは血圧が正常になること、腎機能が正常になることが大事です。そのうえで血尿やタンパク尿が改善する必要があり、一定の期間尿検査が正常であれば通院は不要となります。

😊 **看護のポイント**

- ☑ 急性糸球体腎炎の治療は、安静にすることが重要です。ベッドの上で遊戯を工夫し、苦痛なく安静を保たせることが必要です。
- ☑ 食事療法は見栄えを工夫するなど、普段と違う食事をじょうずに食べさせることが必要です。
- ☑ 浮腫や高血圧の管理が肝心であり、こまめな血圧測定、毎日の体重測定、飲水量や尿量の計測が重要となってきます。

文献
1) 五十嵐隆総編集, 伊藤秀一専門編集:小児科臨床ピクシス22 小児のネフローゼと腎炎. 中山書店, 東京, 2010.
2) 五十嵐隆:小児腎疾患の臨床 改訂第5版. 診断と治療社, 東京, 2012.

急性糸球体腎炎

ネフローゼ
症候群

溶血性尿毒症
症候群

外性器疾患

ネフローゼ症候群

ネフローゼ症候群とは、大量のタンパク尿により低タンパク血症、浮腫が生じる疾患です。日本では小児10万人あたり年間6.5人が発症し、5歳未満の幼児に多いといわれています。

初期治療ではステロイド薬を使用し、患者の90%が4週間以内にタンパク尿が消失します。

しかし、約70%の患者は1回以上再発し、1/3の患者はステロイドの減量・中止が困難な経過をたどり免疫抑制薬を必要とします。また、30%の患者は成人期まで病気を持ち越します。そのため長期間にわたっての外来通院や治療が必要となります。

病態

- 正常の腎臓の糸球体の毛細血管には、血液中のタンパクを尿に漏れ出させないしくみがありますが、ネフローゼ症候群ではこれらのバリア機能が破綻して多量のタンパク尿を認めます。
- 血液中のタンパク質の量が減ると、血管外に水分が漏れ浮腫を形成します。また低タンパク血症により、肝臓における脂質の合成が亢進して血清コレステロール値が上昇します。何らかのタンパク尿を出させる因子の存在や免疫の異常が病態に関与していると考えられていますが、本当の原因はわかっていません。

診断

- 眼瞼や下肢の浮腫、尿量減少、体重増加を主訴に医療機関を受診し、高度タンパク尿で診断されることが多いです。
- 浮腫により消化管の蠕動が悪くなり、腹痛・下痢・嘔吐などを呈することもあります。
- 具体的には、右記の2項目の条件を満たす場合を小児特発性ネフローゼ症候群と定義しています。

 小児特発性ネフローゼ症候群の定義
①夜間蓄尿で40mg/時/m^{2}以上または早朝尿で尿タンパククレアチニン比2.0g/gCr以上
②血清アルブミン2.5g/dL以下

検査

1 尿検査

- 診断、治療経過の判断や再発の評価に尿検査が必須となります。
- 朝一番の尿（早朝尿）で尿検査を行います。
- 自宅では尿の試験紙で検査を行います。
- 試験紙で早朝尿タンパク陰性が3日連続で続いた場合を「寛解」、早朝尿タンパク3＋以上が3日連続して続いた場合を「再発」といいます。

2 血液検査

● ネフローゼ症候群発症時、および再発時には総タンパク、アルブミンの低下や総コレステロールの上昇を認めますが、寛解中は基本的に正常となります。

● 発症時に腎機能障害を呈することがあり、腎機能の評価も大事です。

3 画像検査

● 胸水や腹水がたまることがあり、胸部や腹部のX線検査、超音波検査を行います。

治療

● ネフローゼ症候群の初回治療は原則入院で行い、再発時には外来で行う場合が多いです。

● 薬物療法としてはステロイド薬（プレドニゾロン）を使用します。

1 安静

● 入院中は基本的には安静度は制限しません。寛解時はもちろん運動制限は不要です。深部静脈血栓症はまれですが、非常に重篤な合併症のため、過度な運動制限は避けましょう。

● 再発中は体育などの激しい運動は制限することが多いのですが、体調が悪くなく、高度の浮腫を認めない限り通園・通学を許可する場合もあります。

2 食事療法

● 浮腫が強い場合に3〜5gの塩分制限を行います。

● 血圧が正常であれば、タンパク尿が消えて数日程度で解除します。

● 水分制限やタンパク制限は行いません。水分制限は脱水による腎機能の悪化や血栓症の危険を増やします。

3 薬物療法

● プレドニゾロンの内服治療（内服が不可能の場合は点滴）を行います **図**。

● 多くの患者さんは平均7日で尿タンパクが陰性化します。しかし、約70％は再発し、約1/3の患者さんは頻回再発やステロイド依存性の経過をとります。そのような患者さんには、シクロスポリン、ミゾリビン、シクロホスファミドなどの免疫抑制薬を再発の防止とステロイド投与量を減らす目的で使用します。

> **ステロイド服薬中の運動制限**
>
> 2003年に出版された「新・学校検尿のすべて（日本学校保健会）」では、ステロイド服薬中であれば病状が安定していても強度の強い運動は一切できないことになっていました。2012年の改訂版では尿タンパク陰性で骨折の心配がなければステロイド使用にかかわらず、通常の運動は可能となっています。

急性糸球体腎炎

ネフローゼ
症候群

溶血性尿毒症
症候群

外性器疾患

図 プレドニゾロンの薬物療法

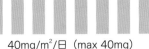

← 4週間 →　　　← 4週間 →

プレドニゾロン

60mg/m²/日（max 60mg）
または2mg/kg連日投与

40mg/m²/日（max 40mg）
または1.3mg/kg隔日投与

左の図は「国際法」と呼ばれ、最も多く行われている方法です。

🔺 **家族からよくある質問**

「ネフローゼ症候群が完治することはあるのでしょうか？」

一般的にはお子さんの年齢が高くなるにつれて再発はしにくくなり、長期的には70〜80%の患者さんは成人になるまでに完治するといわれています。

「いつまで通院する必要がありますか？」

無治療で3年間再発がなければ約80%の患者さんはその後も再発せず、5年間再発がなければ約90%の患者さんはその後も再発がないとされています。通院している医療機関によりますが、5年間再発がなければ通院が終了になることが多いと思います。ただ、5年間以上経過して再発する人もいますので、通院が終了となっても自宅で定期的に尿検査を行うことをお勧めします。

😊 **看護のポイント**

☑ ネフローゼ症候群の治療は長期間に及ぶため、外来で治療が継続できるよう入院時の指導が大事です。タンパク尿試験紙の使用法やプレドニゾロン（苦味が強い）の服薬指導、感染予防対策（マスク着用、手洗い）などの指導を行います。

☑ 保護者と子どもの疾患や治療内容への理解が重要です。書籍（例：文献3）などの利用も有用です。

☑ ステロイド薬による食欲亢進、腸管の浮腫による腹部症状にも注意します。

☑ 体重、血圧、尿量の測定が重要となります。

文献
1）五十嵐隆総編集，伊藤秀一専門編集：小児科臨床ピクシス22小児のネフローゼと腎炎．中山書店，東京，2010．
2）五十嵐隆：小児腎疾患の臨床 改訂第5版．診断と治療社，東京，2012．
3）五十嵐隆監修，伊藤秀一編：こどもの腎炎・ネフローゼ．メディカルトリビューン，東京，2012．
4）日本小児腎臓病学会編：小児特発性ネフローゼ症候群診療ガイドライン2020．診断と治療社，東京，2020．

溶血性尿毒症症候群

溶血性尿毒症症候群は、志賀毒素を産生する腸管出血性大腸菌（O-157など）により溶血性貧血や血小板減少、急性腎不全を引き起こす疾患です。

半数が透析療法を必要とする急性腎不全になり、重篤な経過をとります。急性期を合併症なく乗り切れば、自然経過で治癒へ向かいますが、てんかん、精神運動発達遅滞などの中枢神経症状や高血圧、腎機能障害、タンパク尿などの腎臓の後遺症が残る場合もあります。

病態

- 腸管出血性大腸菌から産生された志賀毒素が腎臓や脳、消化管にある血管の内皮細胞に結合します。その結果血管内皮が傷害され、血栓が形成されます。そこで血小板が消費され、血栓に赤血球が衝突して溶血します。血栓による血流障害は腎臓や脳の臓器障害をきたします。
- 血便・下痢・腹痛などの消化器症状に加え、10〜30％で脳症（けいれん・意識障害）をきたし、死亡率は2〜3％に達します。

診断・検査

- 便培養を行い、腸管出血性大腸菌が検出されるか調べます。病原性大腸菌が検出された場合は、保健所への連絡が必須となります。
- 尿検査で血尿（肉眼的血尿を含む）・タンパク尿の有無を調べます。また、尿量の減少がないか連日尿量を測定します。
- 血液検査で溶血性貧血や血小板減少、腎機能障害があるか調べます。
- 溶結性尿毒症症候群では腎臓以外にも中枢神経への影響（脳症など）、消化管への影響（重症例では消化管穿孔や腸狭窄、直腸脱、腸重積など）に気をつける必要があります。また頻度はそれほど多くありませんが急性膵炎や心不全の報告もあります。
- 合併症として最も注意しなければならないのは急性脳症で、意識障害やけいれんを認めたときは、頭部CTや頭部MRI、脳波検査を行います。

治療

- 溶血性尿毒症症候群に特異的な治療法はなく、貧血の治療や血圧管理、水分バランス管理など対症療法が中心となります。
- 高血圧に対しては利尿薬や降圧薬の投与を行い、体重測定や尿量、飲水量を測定することで水分バランスが適切になるよう管理します。またカリウムやナトリウムなどの電解質にも注意します。溢水により呼吸状態の悪化を認めることがあります。

● 適切な内科的治療を行っても高血圧、尿毒症症状、電解質異常、アシドーシスなどが改善しない場合は、透析療法（血液透析あるいは腹膜透析）を行います。

● 溶血性尿毒症症候群による腎不全は自然軽快することがほとんどであり、透析療法は一時的にとどまることがほとんどです。

● ヘモグロビン（Hb）6.0g/dL以下の場合、濃厚赤血球を投与します。血小板輸血は血栓の形成を促進し、病状が悪化するため基本的には推奨されませんが、出血傾向が強い場合や大量出血時には検討します。

急性脳症に注意
意識障害やけいれんが出現した際には脳症の発症を疑います。急性脳症に対しては脳浮腫の治療、抗けいれん薬の投与などの対症療法に加え、ステロイドパルス療法や血漿交換療法を行うことがあります。

🗣 **家族からよくある質問**

「いつまで通院する必要がありますか？」

入院中にどれほど腎機能障害が起きたのか、透析が必要となったのかで通院期間は変わりますが、一般的に5年間から15年間の通院期間が必要です。タンパク尿や高血圧、腎機能障害の後遺症を合併した人は生涯の通院が必要となります。

😊 **看護のポイント**

☑ 溶血性尿毒症症候群は死亡することもある急性期には重症化しやすい疾患です。

☑ 透析、血漿交換療法、ステロイド療法など侵襲の大きな治療も必要となり、家族は病状の変化や治療に対しても不安があります。家族に寄り添った看護が必要です。

☑ 麻薬系鎮痛薬を必要とするような強い腹痛を訴えることも多く、緩和療法も重要となります。

☑ 毎日の体重測定、頻回なバイタルサインの測定、尿や便量の測定が必要となります。その際、小児の血圧の正常値の理解が欠かせません。

☑ 脳症の初期症状として、「いつもと違うな」「いつもより元気がないな、ぼんやりしているな」などの変化に気づくことも看護では大切です。

文献
1）五十嵐隆総編集，伊藤秀一専門編集：小児科臨床ピクシス22小児のネフローゼと腎炎．中山書店，東京，2010．
2）五十嵐隆：小児腎疾患の臨床 改訂第5版．診断と治療社，東京，2012．
3）五十嵐隆総括：溶血性尿毒症症候群の診断・治療ガイドライン．東京医学社，東京，2014．

外性器疾患

子どもの外性器の問題は小児科外来でよく相談を受ける内容の１つです。ここでは代表的な疾患を扱いますが、最終的には小児外科や泌尿器科などの専門家への相談が必要になることが多いです。

陰嚢水腫

- 精巣を含む鞘膜に腹水がたまっている状態を指し、陰嚢がふくらんで見えます **図1**。
- 鼠径ヘルニアとの鑑別が重要で、疼痛の有無や超音波検査の所見により診断します。
- 乳児期に９割が自然治癒するとされます。一般的には２〜３歳ころまで経過をみることが多いですが、その後も改善がない場合は専門施設に紹介します。

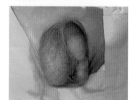

図1 陰嚢水腫の症例

陰嚢の大きさに左右差を認める。発赤はなく、通常痛みはない。

停留精巣

- 精巣が陰嚢内に下りていない状態を指します。
- 発生頻度は4.1〜6.9％とされておりますが、低出生体重児や早産児は発生頻度が高くなります。
- 出生後は３か月までに60〜70％が自然に陰嚢内に下降しますが、６か月以降の自然下降は認められません。
- 精巣腫瘍の発生率があがることや男性不妊の原因（特に両側停留精巣）となることがあるため、自然下降しない場合は手術が必要となります。

包茎

- 包皮口が狭いため亀頭を露出させることができない状態をいいます **図2**。
- 男児の出生時に包皮口が開いていることはなく、成長とともに亀頭の露出が可能となります。95％以上の男児では思春期までに亀頭露出が可能となります。
- 小児の無症状の包茎に対してむやみに治療介入すべきではありませんが、亀頭包皮炎 **図3** を繰り返す場合や排尿時の包皮の高度な風船様拡張、包茎に伴う膀胱尿管逆流症などに対しては治療の必要性を検討します。
- 包茎治療にはステロイド外用薬塗布、手術があります。亀頭包皮炎は抗菌薬入りの軟膏で対処可能ですが、発赤が広がった場合は抗菌薬の

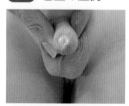

図2 包茎の症例

新生児期から幼児期にかけて、包皮と亀頭は生理的に癒着している。癒着している上皮がはがれ、集まると恥垢とよばれる塊となる。

内服が必要になることがあります。

矮小陰茎（マイクロペニス）

- 正常な形態の陰茎を示すものの伸展時陰茎長が年齢別基準の−2.5SD以下（新生児期：2.5cm、1歳時：2.7cm、3歳時：3.0cm、思春期発来後：7.0cmがめやす）のものを指します。
- 陰茎を引き延ばした状態で恥骨から亀頭先端までの長さを測定し、埋没陰茎（陰茎が皮下に埋没している状態）と明確に区別します。
- 治療は男性ホルモンの投与です。

陰唇癒合

- 左右の小陰唇の癒着により外尿道口や膣口が確認できない状態です。
- エストロゲンの低下や感染が原因とされます。健診などで偶発的に発見されることが多いです。生後3か月〜2歳ぐらいでよくみられます。
- 自然軽快が多いですが、年長になっても改善しない場合や家族の希望が強い場合は癒着部を鈍的にはがします。

図3　亀頭包皮炎の症例

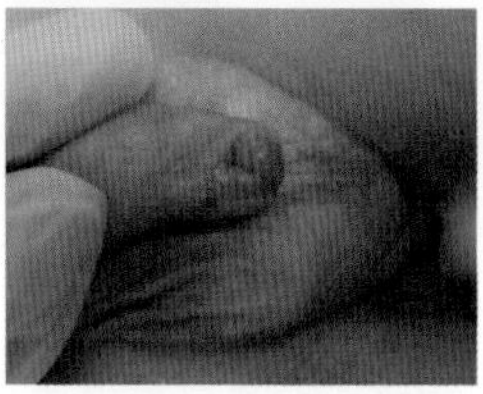

包皮先端部の発赤を認める。痛みを伴い、場合によっては排膿する。

🔺 **家族からよくある質問**

「小さいうちから包皮をめくっておくと、大人になったら包茎が治るでしょうか？」

包皮をめくる動作を続けると、かえってくっついてしまって包茎がひどくなる場合があります。また、包皮が元に戻らないと亀頭の血流が悪くなり腫れあがる状態（嵌頓包茎）となり、緊急の受診や場合によっては手術が必要になることもあります。包皮は組織的に性的刺激を感知する構造をもち、成人男性の sexual life にとっても重要です。繰り返しとなりますが、包茎は無症状であればむやみに治療介入する必要はありません。

😊 **看護のポイント**

- ☑ 外性器についての相談や診察は、プライバシーへの配慮が必要です。
- ☑ 子どもや家族からのちょっとした気づきから相談されることも多いので、「何かほかに気になることはありませんか」の声かけが重要です。

＼こんな疾患も／

急性陰嚢症

陰嚢の急激な有痛性腫脹をきたす疾患をまとめて急性陰嚢症といい、早期の診断・治療が必要です。急性陰嚢症の代表的な疾患として精巣捻転があり、精巣の温存には6時間以内に捻転解除（基本的に手術）を行う必要があり、すみやかに泌尿器科に紹介する必要があります。思春期に多い疾患ですが新生児期や乳児期にも発症するため、乳幼児期の男児に急激な腹痛や不機嫌が出現した場合には陰嚢の診察を行いましょう。

文献
1）日本小児泌尿器科学会編：小児泌尿器科学．診断と治療社，東京，2021．
2）寺島和光：小児泌尿器科ハンドブック．南山堂，東京，2008．

4 血液の疾患、悪性腫瘍

血液の疾患として小児でよく出合う鉄欠乏性貧血と、出血を起こす疾患をいくつか取り上げました。悪性腫瘍はけっして多くない疾患で、治療成績も近年は各段に改善してきていますが、小児が亡くなる原因として未だに重要な疾患です。

鉄欠乏性貧血

日常の診療で出合う小児の血液疾患の中では、最も多い病気です。鉄は赤血球のヘモグロビンだけでなく全身の細胞内に含まれていて、鉄不足はさまざまな影響を与えます。離乳期と思春期に多い疾患ですが自覚症状に乏しいことが多いので、見逃さないように注意が必要です。

病態

1 貧血の定義

- 貧血は血中のヘモグロビン濃度（Hb）の低下と定義されます。Hbの正常値は年齢により異なり、貧血の基準が決まっています **表1**。
- 貧血の原因は①赤血球の産生障害、②赤血球の破壊亢進、③失血、に大きく分類されます。
- 鉄欠乏性貧血は赤血球の産生障害に含まれ、鉄欠乏によるヘモグロビンの合成障害で、小児の貧血の中では最も多いものです **表2**。

> **小児期の鉄の1日所要量**
> ・乳児 6mg
> ・幼児 7〜8mg
> ・学童 9〜10mg
> ・思春期 12mg

> **鉄分の多い食品**
> レバー、獣肉、ひじき、のり、大豆、小松菜などです。ほうれん草は鉄分を多く含みますが、蓚酸と結合して吸収が悪いです。牛乳は鉄含有量が少なく吸収も悪く、乳児期には不適当です。インスタント食品やスナック菓子は食欲を減退させるばかりでなく、鉄含有量が少なく、鉄吸収を阻害する物質も含んでいます。

表1 貧血のめやす

年齢	血色素
6か月〜6歳	11g/dL 以下
6〜12歳	12g/dL 以下
12〜14歳 男	12.5g/dL 以下
女	12g/dL 以下

表2 主な貧血の原因

産生障害	● 鉄欠乏性貧血 ● 再生不良性貧血 ● 悪性腫瘍による骨髄の置換 ● 感染症・腎不全
破壊亢進	● 遺伝性球状赤血球症 ● 免疫性溶血性貧血
失血	● 消化管からの出血

2 鉄欠乏を起こす原因

- 早産児は生後4〜5か月で貧血になりやすいです（未熟児貧血）。
- 鉄欠乏が起こりやすいのは、身体が急速に成長し、より多くの鉄を必要とする離乳期と思春期です。

- 母乳中の鉄濃度は0.04m/100gと少なく、離乳期には母乳だけで離乳食が進まないときに多くみられます。
- 思春期では不適切な食事やダイエットも鉄欠乏となる要因の1つです。
- 消化管出血や月経過多も原因になることがあります。
- 牛乳の多飲が鉄欠乏性貧血を起こすことがあります（牛乳貧血）。

診断・検査

1 貧血の症状は見つけにくい

- 顔色、手のひら・爪床・眼瞼結膜・口唇・口腔粘膜などの色調などから貧血を疑いますが、鉄欠乏性貧血はゆっくり進行することが多く、無症状のことが少なくありません。
- 高度の貧血があるときには、「顔色が悪い」「立ちくらみがする」「疲れやすい」などを主訴として受診することもありますが、これらは必ずしも貧血のときにだけみられる症状ではありません。
- 乳児期後半では体重増加不良、運動発達の遅れがあるときに、貧血が見つかることがしばしばあります。
- 貧血の診断には血液検査が必要ですが、別の目的で行った血液検査で、たまたま貧血が見つかるということも少なくありません。

2 貧血による症状

- 倦怠感、イライラ、集中力の欠如、動悸、食欲不振、運動能力の低下、壁土や氷などを好んで食べる異食症（pica）などがみられます。
- 貧血が強くなると、多呼吸や頻脈、収縮期雑音の聴取などがみられることがあります。
- 貧血にならない程度の鉄欠乏でも、鉄含有タンパクや鉄含有酵素の変化をきたし身体に影響を与えることが知られていますが、乳幼児の鉄欠乏が精神、神経、運動機能の発達遅延を引き起こすという報告が近年少なくありません。

3 血液検査が必要

- 血液検査でヘモグロビンの低下を確認することが第一です。
- 小球性・低色素性貧血の大部分は鉄欠乏性貧血で、鉄欠乏を疑ったら血清鉄、不飽和鉄結合能、血清フェリチンをチェックします 表3

表3 赤血球の性状と貧血の種類

赤血球の性状	MCV	MCH	MCHC
小球性・低色素性	<80	<27	<30
正球性・正色素性	85-95	28-32	31-35
大球性	>100	>34	31-36

未熟児貧血
母体から胎児へ鉄が移行するのは妊娠後期3か月なので、早産児では鉄の蓄えが少なく生後4〜5か月で貧血となりやすくなります。

牛乳貧血
牛乳中の鉄濃度はとても低いので、牛乳を多飲し食事をきちんと摂らない子どもにみられる貧血です。牛乳タンパクに対するアレルギーで、タンパク漏出性胃腸炎を伴っていることもあります。

フェリチン
鉄原子を多く含むタンパクで、血清フェリチンは貯蔵鉄の指標となります。しかし、網内系細胞や腫瘍細胞にも存在し、炎症や腫瘍があると増加するので注意が必要です。

・MCV：平均赤血球体積
・MCH：平均赤血球ヘモグロビン量
・MCHC：平均赤血球ヘモグロビン濃度

治療

1 鉄剤の投与が基本

- 経口投与が基本で、特殊な場合を除いて注射用鉄剤は使用しません。
- 乳幼児では鉄として 3 mg/kg/ 日を、成人では 1 日100〜200mg を投与します。
- 二価鉄のほうが三価鉄に比べて約 3 倍も吸収がよく、鉄剤の大部分は二価鉄です。

> **服用しやすいシロップ製剤**
> 乳幼児では三価鉄のインクレミンシロップ（鉄 6 mg/mL）が使われることが多いのは、シロップ製剤で服用しやすいためです。

2 服用時の注意

- 空腹時に服用するほうが吸収はよいのですが、食後に服用しても十分な効果はあります。
- ビタミン C の併用は鉄の吸収を助けますが、必ずしも必要ではありません。
- 制酸剤は鉄吸収を抑制するのでなるべく避けますが、胃腸症状がある場合には使用可能です。
- 副作用として胃腸症状（悪心・食欲不振・下痢など）があります。
- 1 〜 2 g 以上を急に服用すると急性中毒を起こしうるので、誤飲に注意が必要です。

> **早産児の貧血予防**
> 前述のように、早産児では出生後早期に貧血になりやすいので、鉄剤の投与を新生児期から行うのが一般的です。

3 治療の効果判定

- 鉄剤を 4 週間内服すれば血色素量 1 g/dL 以上の増加がみられます。増加しないときには診断の誤り、あるいは服用の失敗を考える必要があります。
- 血色素量の正常化後 2 か月以上、血清フェリチン値20ng/dL 以上が理想的とされています。
- 再燃が多いので、治療終了後 6 か月で再検査をします。

> **鉄欠乏性貧血とヘリコバクター・ピロリ**
> 思春期で、治療しても改善しない、改善してもすぐに再発するようなときにはヘリコバクター・ピロリが関係していることがあります。

😊 **看護のポイント**

☑ 自覚症状が少ないことが多いので、治療のモチベーションを上げることが大切です。鉄が欠乏すると身体にどのような影響を及ぼすかをわかりやすく説明し、服薬の必要性を伝えてください。

☑ 食事療法が大切です。食品の鉄の含量ばかりに注意するのではなく、バランスのとれた食事を摂ることが大事です。

☑ 食品中の鉄含有量とともに、その吸収率を考慮してください。二価鉄は三価鉄の約 3 倍吸収がよく、二価鉄（ヘム鉄）を多く含むレバー、獣肉がお勧めです。

☑ ビタミン C、果糖、アミノ酸は鉄の吸収を助け、逆にフィチン酸（穀物や豆類など特定の食物繊維の多い植物に豊富に含まれるリンとの化合物）、タンニン（茶）、カルシウムなどは鉄の吸収を阻害します。

鉄欠乏性貧血

特発性血小板減少性紫斑病

血友病

ビタミンK欠乏症

白血病

脳腫瘍

特発性血小板減少性紫斑病

特発性血小板減少性紫斑病（idiopathic thrombocytopenic purpura：ITP）は小児の出血性疾患のなかでは多いもので、大部分は短期間で治癒する急性型です。保護者の不安に寄り添い、注意深く経過観察を行うことが必要となります。

病態

- 血小板の膜にある糖タンパクに対する抗体がつくられ、そのために血小板が肝臓や脾臓の網内系で破壊されるため、血小板が減少する病気です。
- 抗体がつくられる原因は明らかではありませんが、先行して感染症（風疹や水痘など）を認めることが多く、生ワクチンの接種後にも起こることがあります。
- 短期間で改善する急性型と長期間にわたって血小板減少が続く慢性型がありますが、小児では急性型が大部分です。
- 思春期になると慢性型が増えてきて、全身性エリテマトーデス（systemic lupus erythematosus：SLE）などの自己免疫疾患が隠れていることもあります。

診断・検査

- 症状としては出血斑が最も多くみられます 図 。
- 普通の赤い発疹は、炎症のある部分の血管が増えて血液が多く通るために赤く見え、皮膚を圧迫して血液を退けると色が消えます。一方、出血斑は血液が血管の外に染み出したものなので消えません。
- 外力を受けやすい下腿、前胸部、口腔粘膜などに点状出血や出血斑を認めることから診断されることが大部分です。

図 **出血斑の症例**

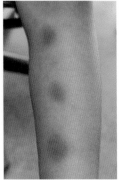

ITP 患者の下肢の出血斑

- 関節内出血や頭蓋内出血はまれです。
- 血小板数の確認が必要で、白血球や赤血球に異常があるときには、白血病や再生不良性貧血のような重大疾患を考えなくてはなりません。
- 抗血小板抗体である血小板結合 IgG（PAIgG）が上昇していることが多いです。

治療

- 急性型の大部分は自然治癒するので、血小板の減少が軽度のものは無治療で経過をみます。
- 血小板の減少が顕著なもの（1万/μL 未満）は、原則的に入院として大量免疫グロブリン療法やステロイドパルス療法が行われます。
- 慢性型の場合には、出血傾向が強いときにはステロイド経口療法が行われますが、出血傾向が軽微な場合には、無治療で経過をみることになります。
- 長期間改善せず、ステロイド治療の効果がみられないときには、摘脾も検討します。

 骨髄検査
骨髄検査をすると、血小板の前駆細胞である巨核球が増えていますが、診断が難しい場合を除いて必ずしも必要な検査ではありません。

血小板輸血
重大な出血がある場合には血小板輸血も考慮されますが、あまり行われません。

脾摘（脾臓摘出）
脾臓は傷んだり寿命がきた血小板を壊して処理する臓器なので、脾臓を取ると血小板は破壊が抑えられて増えます。

🔺 **家族からよくある質問**

「症状は落ち着いていますが、集団生活は大丈夫でしょうか？」

血小板が少ないために出血を心配して、集団生活に戻してよいか相談を受けることがよくあります。小児の急性 ITP では骨髄で新しい血小板をどんどんつくっているので、数が少ないわりに大きな出血は起こりにくいです。転落事故や格闘技などでは注意が必要ですが、症状が安定すれば普通の集団生活に戻すことが一般的です。

😊 **看護のポイント**

- ☑ 小児の場合には自然治癒傾向の強い疾患であることを説明し、過度の心配が生じないように配慮します。
- ☑ 出血傾向の程度を見きわめると同時に、安静の確保が最も大切です。
- ☑ 遊び盛りの子どもの安静をどのように確保するかを、保護者と一緒に考えなくてはなりません。
- ☑ 頭蓋内出血の予防のために頭部外傷を避けなければならず、外遊びにも注意が必要です。また、年長児の場合にはスポーツの制限も必要となります。

1 うつりやすい疾患

2 成長・発育、代謝に関する疾患

3 泌尿器・性器の疾患

4 血液の疾患、悪性腫瘍

5 アレルギーの疾患

6 発達、行動の問題

7 よくある事故とその対応

鉄欠乏性貧血

特発性血小板減少性紫斑病

血友病

ビタミンK欠乏症

白血病

脳腫瘍

血友病

先天的に血液凝固因子が欠乏する疾患の代表的なものです。患者数は多くありませんが、生涯にわたって出血のコントロールが必要になります。医学的な面だけでなく、子どもの生活全体にかかわることが多く、子ども、保護者と医療関係者の連携が大切です。

病態

● 血友病は伴性潜性遺伝*で、血友病 A（第Ⅷ因子の異常）と血友病 B（第Ⅸ因子の異常）に分けられます 図。
● 血友病 A は血友病 B の約 5 倍の発生があり、日本には5000人以上の血友病患者がいます。

図 **血液凝固因子の役割と血液凝固の過程**

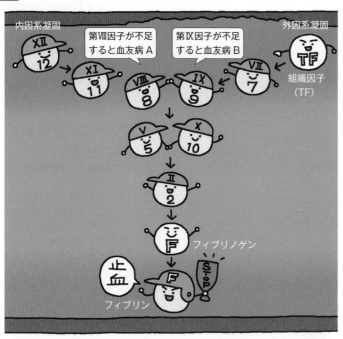

一次止血に引き続き、血液中の凝固因子と呼ばれる一群のタンパク質が連鎖反応ではたらき、最終的にフィブリンの網の膜が血小板全体を覆い固めて、止血が完成する

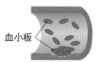

❶血管が傷つくと血小板が集まってくる。

❷血小板は接着しやすい形に変わり血管壁に粘着する。

❸血小板が集まり塊をつくる（一次止血）。

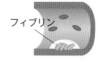

❹固まった血小板のまわりをフィブリンというタンパク質が固めてはがれにくくする（二次止血）。

＊遺伝形式を示す表現である「優性遺伝」は「顕性遺伝」、「劣性遺伝」は「潜性遺伝」と表記することが、2022年1月に日本医学会より推奨されましたので、本書では推奨用語を使用しています。

診断・検査

- 乳児期以降に出血が止まらないことから診断され、ほぼ男児だけの病気です。
- 重症では出血斑、関節内出血、筋肉内出血などで見つかり、軽症では抜歯時の出血などで診断されます。
- 出血傾向があるときには、スクリーニングとして血小板数、出血時間、プロトロンビン時間（PT）、活性化部分トロンボプラスチン時間（APTT）を検査します。
- 第Ⅷ因子と第Ⅸ因子は内因系凝固因子のため、血友病ではAPTTのみが延長し、他の検査には異常がありません。
- 血友病が疑われる場合には第Ⅷ因子と第Ⅸ因子の凝固因子活性を測定します。
- 活性の％値により重症度の分類をしておくことが大切です。

治療

- 第Ⅷ因子と第Ⅸ因子の製剤で、出血時の補充療法を行うのが基本です。
- 出血の状況に応じて、何％まで凝固因子を上昇させるかを考え投与します 表1。
- 治療の導入時に、どの程度の凝固因子を補充するとどれだけ活性が上昇するかを確認しておくことも大切です。

表1　血友病の補充療法のめやす（目標の活性値）

皮下出血・鼻出血・口腔内出血	20～40%
関節・筋肉内出血	40～80%
肉眼的血尿	40～60%
重症出血・外科的手術	80～100%

重症度分類
- ・1％未満→重症
- ・1～5％→中等症
- ・5％以上→軽症

在宅自己注射療法
出血早期に補充を行うことができるため、積極的に導入が図られています。

定期的補充療法
近年は定期的補充療法の導入が積極的に行われています。出血の有無に関係なく、定期的に補充を行うことにより、血友病患者で最も問題となる合併症である血友病関節症を減らせることが報告されています。

投与負担が軽い製剤も
最近では半減期が長く、投与回数が少なくて済む半減期延長製剤が使われています。1～2週に1回の投与で効果があり、投与が簡単な皮下注射の製剤も登場しています。

看護のポイント

- ☑ 在宅自己注射療法が積極的に導入されています。
- ☑ 小学校低学年までは保護者（主に母親）による静脈注射が必要で、それ以降は本人ができるように指導します。
- ☑ 出血を起こさないよう日常生活の注意を与えることも必要ですが、近年は予定される運動に合わせて定期的補充療法を行うようになっています。
- ☑ 理解力に合わせて病気の説明を行い、治療の必要性を理解して自ら積極的に注射できるようにさせることが大切です。
- ☑ 思春期になると注射を嫌がることもあるので、対応に工夫が必要です。

ビタミン K 欠乏症

ビタミン K 予防投与が行われるようになって、発症頻度は少なくなっています。ただし長期の抗菌薬投与を行っているとき、肝臓疾患がある場合には注意が必要です。

病態

- ●ビタミン K は凝固因子の第 II・VII・IX・X 因子の生成に必要で、不足するとこれらの因子の生成が低下し、出血を起こしやすくなります。
- ●ビタミン K は経口的に摂取されると同時に、腸内細菌により体内でつくられています。母乳中にはビタミン K 含量が少なく、欠乏症は母乳栄養児に多くみられます。

抗菌薬とビタミン K

抗菌薬の長期投与で腸内細菌が減少すると、腸管でのビタミン K 産生が低下し欠乏症を起こすことがあります。

診断・検査

- ●新生児期の吐血や下血で気づかれることがよくあります。
- ●予防投与が行われる前は、生後 1〜3 か月の母乳栄養児で頭蓋内出血が起こることがありました。
- ●血液検査で凝固時間、PT と APTT が延長し、PIVKA-II（正常の凝固因子活性をもたないタンパク）陽性、ヘパプラスチンテストの延長を認めます。

肝疾患とビタミン K

ビタミン K の吸収には胆汁がかかわっているので、胆道閉鎖症などの肝疾患があると欠乏症を起こしやすくなります。

治療・予防

- ●ビタミン K 製剤の筋注あるいは内服を行います。
- ●出生時、産科退院時、1 か月健診時に予防的にビタミン K2 シロップ **図** が投与されていますが、それでも欠乏症がわずかにあるため、近年は出生後 3 か月まで週 1 回投与する方法が推奨されています。
- ●予防投与の方法は、哺乳確立時、生後 1 週または産科退院時のいずれか早い時期、その後は生後 3 か月まで週 1 回とするよう多くの学会から提言が出されています。

図 ビタミン K2 シロップ

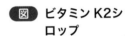
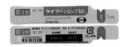

ケイツー® シロップ 0.2%
（出典：エーザイ株式会社）

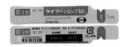
看護のポイント

- ☑ ビタミン K 欠乏症は、予防がきわめて大切な疾患です。
- ☑ 特に母乳栄養児ではビタミン K2 シロップの予防投与が必要な理由をわかりやすく説明し、また 3 か月未満の小児をみるときには、きちんと服用されているか確認しましょう。

鉄欠乏性貧血

特発性血小板減少性紫斑病

血友病

ビタミン K 欠乏症

白血病

脳腫瘍

白血病

白血病は小児がんの約1/3を占めていて、長期入院を要する病気の代表ともいうべきものです。治療成績の向上により治癒する症例も増え、成人に達する人も多くなっています。しかし、晩期合併症や二次がんの発生などの問題もあり、慢性疾患としての長期間の管理が必要となっています。

1 うつりやすい疾患

2 成長・発育、代謝に関する疾患

3 泌尿器・性器の疾患

4 血液の疾患、悪性腫瘍

5 アレルギーの疾患

6 発達、行動の問題

7 よくある事故とその対応

病態

- 白血病は血液幹細胞が腫瘍化するために起こり、小児では急性リンパ性白血病（ALL）が最も多く約70％を占めています。急性骨髄性白血病（AML）が約25％、そのほかは慢性骨髄性白血病（CML）、骨髄異形成症候群（MDS）などが少数あります（「がんの子どもを守る会」ホームページより）。

・ALL：acute lymphoblastic leukemia
・AML：acute myeloid leukemia
・CML：chronic myeloid leukemia
・MDS：myelodysplastic syndrome

診断・検査

- 初発症状は、白血病細胞が増加することによる症状（肝脾腫、リンパ節腫脹、骨痛など）や、白血病細胞が増加するために正常な血液細胞が減少することによる症状（貧血、出血傾向、感染徴候）が主なものです。
- 末梢血白血球数は増加していることが多いですが、正常あるいは減少していることも少なくありません。
- 末梢血には白血病細胞が出ていないことも多く、確定診断には骨髄検査が必要です。
- 白血病細胞の種類により予後や治療法が異なるため、骨髄血を使ってモノクロナール抗体を用いた免疫学的診断、染色体分析、遺伝子検査（ゲノム検査）などを行います。

日和見感染
本来は病原性の弱い微生物でも、白血病そのものや治療で免疫力が低下することによって、発症したり重症化したりすることがあります。

治療

- ALLでは初診時の白血球数、年齢、白血病細胞の分類などにより治療の層別化が行われていて、決まったプロトコール（多施設共同臨床研究）に基づいて治療が行われます **図**。
- 高リスク群では第1寛解期に骨髄移植も考慮されます。
- 治療の基本は、寛解導入、強化維持です。治療期間も白血病の種類により異なります。抗腫瘍薬による副作用に注意するとともに、正常な血液細胞の減少による貧血、出血、感染徴候に対応することが必要になります。

鉄欠乏性貧血

特発性血小板減少性紫斑病

血友病

ビタミンK欠乏症

白血病

脳腫瘍

●治癒する可能性が高いグループでは治療を軽減して晩期合併症 **表**
を減らすこと、高リスク群ではさらに有効な治療法を開発すること
が、現在の問題点とされています。

図 急性リンパ性白血病（ALL）の治療経過の模式図

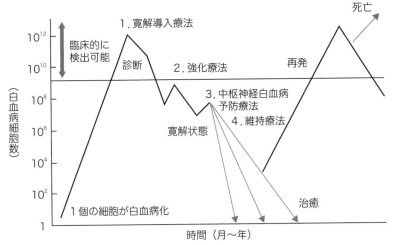

石田也寸志：悪性新生物と看護 おもな疾患. 小児看護学2 小児臨床看護各論 第14版. 医学書院,
東京，2020：316. より引用

> **治療後のワクチン再接種**
> 抗がん薬の投与、あるいは造血幹細胞移植の治療を受けた場合、以前に接種されたワクチンの効果が低下・消失してしまい、再接種を必要とすることがあります。

表 白血病治療の晩期合併症

● 成長障害（低身長、やせ、肥満）
● 内分泌障害（成長ホルモン分泌障害、甲状腺障害、不妊）
● 中枢神経障害（知能・認知力）
● 心機能障害・呼吸器障害
● 肝機能障害・肝炎、
● 胃腸障害・腎障害
● 免疫能低下・二次がん

看護のポイント

☑ 外来治療中の最も大切な看護のポイントは感染の予防です。

☑ 他の感染症の患者さんからの隔離、家族が感染症に罹患したときの対策などをいつも考えておく必要があります。

☑ 貧血や出血傾向にも注意が必要ですが、化学療法による副作用を熟知し、副作用の早期発見に努めることも大切です。

☑ 心理的、社会的問題を抱えることも多く、医師や心理士と連携を取りながら看護にあたらなければならないこともあります。

☑ 白血病はかつての「不治の病」から「慢性疾患」へ概念を変えています。地域とのかかわりのなかで、本人や家族を精神的に支えることが看護の大きな目標となっています。

脳腫瘍

脳腫瘍は小児がんの中で白血病に次いで多く、固形腫瘍では最も多い腫瘍です。小児がんの中でも最も治りにくく、在宅医療、終末期医療が必要となることも多くなります。

1 うつりやすい疾患

2 成長・発育、代謝に関する疾患

3 泌尿器・性器の疾患

4 血液の疾患、悪性腫瘍

5 アレルギーの疾患

6 発達、行動の問題

7 よくある事故とその対応

病態

- 脳腫瘍はさまざまな神経細胞から発生するため種類がとても多く、好発部位 **図** も異なっていて、症状もそれぞれの腫瘍で違います。
- 嘔吐、頭痛、乳児の頭位拡大、ふらつきなどの失調症状、行動異常（易興奮性や傾眠傾向）、内分泌症状（食欲異常、思春期早発、尿崩症）などが比較的多い症状です。
- 小児ではテント下正中部に発生する腫瘍が多く、小脳に発生する髄芽腫はきわめて難治性です。

図 小児脳腫瘍の好発部位

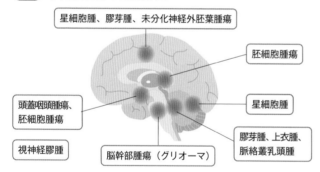

星細胞腫、膠芽腫、未分化神経外胚葉腫瘍

胚細胞腫瘍

頭蓋咽頭腫瘍、胚細胞腫瘍

星細胞腫

視神経膠腫

脳幹部腫瘍（グリオーマ）

膠芽腫、上衣腫、脈絡叢乳頭腫

診断・検査

- 頭痛・嘔吐、乳児の頭囲拡大などの頭蓋内圧亢進症状、成長障害、けいれん発作、尿崩症、思春期早発症などの内分泌症状などが代表的な症状ですが、早期診断は難しいことが少なくありません。
- 脳腫瘍を疑えばCT、MRI検査を行って診断を確定します。

治療

- 全摘出可能なものは摘出するのが原則ですが、全摘出できない場合、手術そのものが難しい場合も少なくありません。
- 手術で組織診断し、放射線療法、化学療法を行いますが、腫瘍の種類によって治療法はさまざまです。3歳以下は放射線の神経障害が問題となるので、原則的には放射線療法を避けることになっています。

鉄欠乏性貧血

特発性血小板減少性紫斑病

血友病

ビタミンK欠乏症

白血病

脳腫瘍

看護のポイント

☑ 長期間の入院治療が必要となることが多いので、入院中の看護ではさまざまな問題を解決しなければなりません。

☑ 化学療法が行われる場合の看護のポイントは白血病と同様です。

☑ 脳腫瘍は小児がんの中で最も死亡率が高いので、終末期医療が必要とされる疾患の1つとなっています。

ここもポイント

病気の子どもの兄弟姉妹への看護

病気をもつ子どもの兄弟姉妹は、子どものうちから、不安や寂しさ、罪悪感、プレッシャー、悲しみ、などさまざまな気持ちを抱えながら大きくなっていきます。たとえ病気の子どもが治ったとしても、兄弟姉妹が子ども時代に経験したこのような複雑な気持ちは大人になってもなくなるわけではなく、つらい気持ちを抱え続ける人もたくさんいます。

保護者も兄弟姉妹のことを心配していても、病気の子どもの治療やケアに追われてなかなか思うように兄弟姉妹と過ごせず、悩んだり自分を責めてしまったりということがあります。

このような兄弟姉妹や保護者の悩みを受けとめることは、看護において大切な役割だと考えられるようになっています。しかし、看護だけでこれを受けとめるのは難しく、社会のたくさんの人でかかわっていくことが必要であり、そのような活動も立ち上がってきています。

あわせて知っておきたい

小児がん

小児がん罹患率は小児人口1万人当たり約1人で、年間1500～1700人が小児がんと診断されています。小児がんは一般的に進行が早く転移しやすいのですが、治療への反応が良好で70～80%が治癒しますので、20歳代の約1,000人に1人が小児がん経験者という時代になっています。将来的には小児がん経験者がさらに増え、長期生存することにより晩期合併症への対策がより重要になってきます。

一方、2019年の日本の死亡統計で、小児がんが5～14歳の死因のトップとなっていることも忘れてはなりません。

もっと知りたい

国際小児がんデー

毎年2月15日に開催されるイベントで、2002年に世界90か国の167の親の会の国際ネットワークによって提唱されました。

毎年30万人以上の子どもたちが世界中でがんと診断されていますが、これらの子どもの10人のうち約8人は中低所得国に住んでいて、多くの場合生存率は20%近くです。この数字は、小児がんの治癒率が80%を超える日本その他の先進国との間で際立った違いを示しています。

国際小児がんデーは、出身国、人種、財政状態、社会的階級に関係なく、がんを患うすべての小児・AYA世代患者が可能な限り最高の医療および心理社会的ケアを受けるに値するという国際小児がんの会（CCI）の信念に基づいています。

（「がんの子どもを守る」ホームページより）

⑤ アレルギーの疾患

日常診療の中で、アレルギーの疾患はとても多いですが、医師だけでなく看護師の患者さんへのかかわりによって、その予後やQOLが大きく左右される病気です。「ナースの腕のみせどころ」があちらこちらにあります。

気管支喘息

気管支喘息は、小児科外来では最も多い慢性疾患です。しかし、ちょっとゼーゼーするけれど、喘息といってよいのか迷う症例から、継続的な薬物療法が必要な症例までさまざまです。最近は入院をすることが少なくなりましたが、保護者の理解や心配は個人差が大きく、外来の場でもきめ細かい看護が求められます。

病態

- 気管支喘息は、発作的に起こる気道狭窄によって、喘鳴や呼気延長、呼吸困難を繰り返す疾患です。
- 図1 のように、気道狭窄は、気管支平滑筋の収縮、気道粘膜の浮腫、気道分泌亢進（痰が増える）という主に3つのファクターによります。
- 気道狭窄が起こる原因は、慢性の気道炎症と、気道過敏性です。
- 慢性の気道炎症により、気管支が過敏になると、呼吸器感染症、受動喫煙、ダニや動物のふけなどのアレルギー反応などが誘発・悪化因子となり、気道狭窄を起こします 図2 。
- 症状が続くことで、さらに気道炎症や気道過敏性が悪化し、次の発作が起こりやすくなります。気管支喘息は典型的な悪循環病です（p.180、図6参照）。

> 気管支にどんな
> ことが起こって
> いるかを伝える
> 息が苦しいといっても、どこで何が起こっているのか、ていねいに説明しましょう。保護者に説明するときにも、「図1」の気管支の輪切りの図は役立ちます。

図1 気道狭窄の3つのファクター（気管支の輪切り）

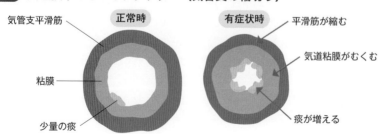

気管支平滑筋　正常時　有症状時　平滑筋が縮む

粘膜　　気道粘膜がむくむ

少量の痰　　痰が増える

気管支喘息

アトピー性
皮膚炎

アレルギー性
鼻炎

花粉症

食物アレルギー

図2 敏感な気管支に影響する因子

呼吸器感染症　　受動喫煙　　アレルギー

↓　　　　　　↓　　　　　↓

┌─────────────────────────┐
│　　　　　敏感な気管支　　　　　│
│　（気道炎症による気道過敏性）　│
└─────────────────────────┘

診断

- 典型的な喘息発作の症状は、呼気性の喘鳴や呼気延長を伴う呼吸困難なので、これらが反復するようなら、診断は簡単です。しかし、いきなり典型的な発作から発症する例は多くはありません。

- 喘息の症状かどうかは聴診で明らかなこともありますが、気管支拡張薬の吸入をして反応があるかどうかで判断をすることもあります。

- 特に乳幼児期は呼吸器感染症の症状の一部として喘鳴が聴かれることが多く、このような症例は何回か同様の症状を繰り返すことがありますが、あまり積極的な治療をしなくても本格的な喘息に至らないことも多いです。そのため小児科外来では、とりあえずの治療をしながら経過観察をして、その子の本来の重症度を判断し、治療がオーバーになりすぎないように注意しています。

- **図3** は、Stein、Martinez らによって提唱された、乳幼児の喘鳴性疾患の分類[1] です。日常診療の場では「一過性初期喘鳴群」が多く、適切な治療をしていれば、それほど重症化することなく軽快していきます。ただ、IgE 関連喘鳴／喘息群になってしまうと、長期にわたり治療が必要になりますので、小児科医はこのことをいつも気にしながら診療しています。

> 😊 **病名の意味を使い分ける**
>
> 喘息という病名は、症状からつけられただけの病名です。
> 保護者に告げるときも、単に今、喘息の症状が出ているということなのか、慢性疾患として、今後、喘息の治療が継続的に必要だと言っているのかで、意味することがまったく違います。保護者の表情を見ながら、誤解されないように気をつけましょう。

図3 乳幼児の喘鳴性疾患の分類[1]

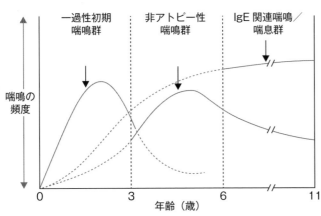

177

> \\ワンポイント//
>
> **症状としての喘息と病名としての喘息**
>
> 　医師が「喘息の症状ですね」と言ったとき、症状として喘息の症状が出ていると話しているのか、あなたの病名は気管支喘息ですよと言っているのか、前後の状況で聞き分けるようにしましょう。一時的に喘息の症状が出ているだけで、まだ病名として気管支喘息と決まったわけではないこともよくあります。喘息と言われて、子どもや保護者が不安に思っているようだったら看護師がサポートしてあげてください。

検査

1 聴診

- 発作の処置としての気管支拡張薬の吸入ではなく、今、目の前の子どもの気管支に気道狭窄が起こっているのかどうかを判定するために吸入することがあります。
- 吸入性気管支拡張薬は気管支平滑筋の緊張状態があれば、それを短時間で弛緩させる効果があるので、吸入前後で聞き比べて、明らかな変化があるかどうかは、診断の助けになります。
- 年長児の場合は、ピークフローメーターや、スパイロメーターを併用して比較することもあります。

> 🙂 **看護師も吸入前後に聴診を**
>
> 医師から吸入処置の指示が出たときは、看護師も必ず吸入処置の前後で聴診しましょう。その変化を感じ取ることは、喘息の看護がじょうずになる早道です。

2 アレルギー検査

- 血液検査や皮膚テストがあり、小児科では血液検査が選択されることが多いです。
- 血液検査は、アレルゲン特異的 IgE 抗体を測定する方法で、ダニ、ハウスダスト、イヌ、ネコのふけなどに反応する IgE 抗体がどのくらいあるかを調べます。
- IgE が関与するアレルギーのある子どもは長期にわたり治療が必要な喘息になりやすいので注意するとともに、アレルゲンをできるだけ少なくする環境整備が治療の大きな柱になります。

> \\ワンポイント//
>
> **かざぐるまも立派な医療器具**
>
> 　幼児は深呼気が苦手なので、喘鳴をキャッチしにくいものです。そんなときに役に立つのが、かざぐるまです。イラストのように、かざぐるまを回すのにちょうどよいくらいの長めの息を吐き続けてもらうと、不思議なくらい喘鳴が聞こえやすくなります。一度試してみてください。

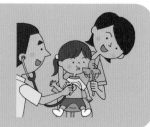

3 呼吸機能検査 図4

【ピークフローモニタリング】

- 吐く息のスピード（最大瞬間風速＝ピークフロー）を測る検査です。
- 自覚症状がほとんどなくてもピークフローが変化するので、より質の高いコントロールができます。
- 小学生以上であれば家庭で毎日行うことができるので、使用を勧めている医療機関も多いです。

図4 主な呼吸機能検査

ピークフローモニタリング

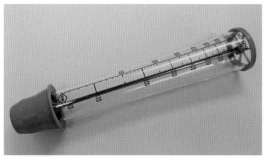

ピークフローメーターは比較的簡単な器具で、小学生ならば簡単に測定できる。

呼気中一酸化窒素の測定

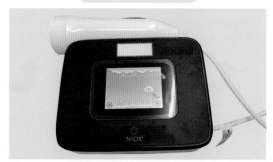

呼気中の一酸化窒素の濃度は、「好酸球性気道炎症」のレベルをよく反映するので、治療効果の確認に便利。小学生以上の小児であれば比較的簡単に測定できる。

【フローボリュームカーブの測定】

- スパイロメーターという機械を使って測定します。この検査は小学3年生ぐらいから可能です。
- 思い切り、そして長く息を吐いてもらい、その瞬間の吐く息の速度を測定します。A駅からB駅までの電車の速度変化のグラフのようなイメージです 図5 。

図5 フローボリュームカーブの測定結果の例

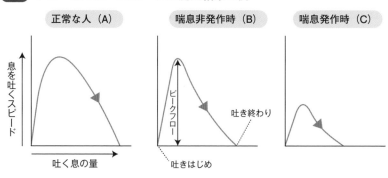

正常な人（A）　　　喘息非発作時（B）　　　喘息発作時（C）

息を吐くスピード

吐く息の量

ピークフロー

吐き終わり

吐きはじめ

喘息の人は発作がないときでも、最大瞬間風速（ピークフロー）が出た後の速度が急に低下するので、AとBを比べるとわかるように、下に凸のカーブになる。喘息の症状が出ていた期間が長い子どもは、どうしてもBのパターンに近い状態になるが、この度合が顕著な場合は、より注意が必要となる。

治療

- 気管支喘息は典型的な悪循環病です **図6**。悪循環を逆に回すことが気管支喘息の治療そのものです。
- ある程度、発作の頻度が増えてきたら、そのときの発作の治療だけでなく、予防薬の併用を考慮します。

図6 気管支喘息は悪循環病

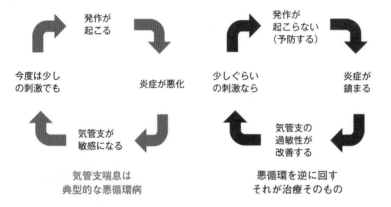

1 気管支拡張薬

- 気管支平滑筋の収縮をゆるめる薬が気管支拡張薬です。
- 気管支拡張薬は、吸入薬、内服薬、貼付薬などがあり、効果が出るまでの時間や、効果の持続時間を考慮して選択します。

2 予防薬

- 小児科で主に使われるのは、抗ロイコトリエン薬と、吸入ステロイド薬、および吸入ステロイド薬と長時間作動性吸入気管支拡張薬の合剤です。
- ロイコトリエンは喘息症状にかかわる炎症細胞から分泌される化学伝達物質の代表ですが、抗ロイコトリエン薬は、気道にあるその受容体をブロックします。
- 吸入ステロイド薬は気道炎症を抑えます。幼児期は抗ロイコトリエン

╲╲**ワンポイント**╱╱

舌下免疫療法もおすすめ

　小学生くらいになると、予防薬でほぼコントロールできてはいるけれど、なかなか治療の終点がみえてこない子どもがいます。そのほとんどは、ダニアレルギーのある子です。そんなときには、「舌下免疫療法」（p.191参照）の併用も考えてみるといいと思います。健康保険上は、アレルギー性鼻炎の治療として行いますが、喘息にも効果は十分期待できます。

薬が第１選択薬となることが多く、それでも十分に予防できないときには、吸入ステロイド薬の使用も考慮していきます。また、長時間作動性吸入気管支拡張薬は主に予防を目的に使う気管支拡張薬です。単独で使うことはありませんが、吸入薬なので微量で済み長時間作用する特徴を生かし、吸入ステロイド薬との合剤という形で、相乗効果を期待して予防的な治療に使われています。

3 環境整備

● 主に、ダニアレルギーがある場合、子どもの寝具をはじめとする環境からダニやダニの死骸を取り除くことは大変重要な「治療」です。

● イヌやネコなど、毛の多いペットもアレルゲンになることがあります。また、ペットのふけや毛はダニの餌になり、ダニを増やす原因にもなります。

● 家族の喫煙は、敏感な気管支にとって、感染症やアレルギーと同様に刺激となるので、気管支喘息の治療を大変困難にします（p.177図２参照）。

家の環境を聞こう

看護師が、家の環境を聞いてみるのもよい治療へのきっかけになります。布張りのソファーで飛び跳ねて遊んでいたり、冬物の毛布を出したときなど、医師も聞き忘れていたことが、会話のなかで発見されることもよくあります。

😊 **看護のポイント**

☑ 気管支喘息の看護に求められることは、診療介助、吸入処置、薬の説明、環境整備の説明など、医療機関によっても、病棟、外来によってもさまざまです。それぞれをきちんとこなすことが大切です。

☑ 気管支喘息は、症状のない良好なコントロールを長く続けることが重要で、予防薬の投与期間も長期にわたることが多いものです。最近は医療の進歩により、発作で一晩中眠れなかったり、入院をするようなこともほとんどなくなりましたが、逆に外来通院のモチベーションを維持するのが難しくなりました。子どもも保護者も楽しく、そして気長に通院できるように、外来を演出するのも、外来看護の醍醐味といえるでしょう。

\\ワンポイント//

「かぜをひくのを楽しみにしているからね」

気管支喘息の診療に慣れてきた子どもに、ときどきそんな声かけをします。呼吸器感染症は、敏感な気管支に影響する因子の１つです（p.177参照）。咳が目立つかぜをひいたときは、心配かもしれませんが、それによって喘息症状が誘発されないかみることができるチャンスでもあるのです。かぜをひいたときに喘息症状が出なくなればそれだけ気管支の過敏性が改善しているということであり、むしろ自信につながります。かぜをひくたびに不安がっている保護者への声かけに使ってみてください。

文献
1）Stein RT, Martinez FD. Asthma phenotypes in childhood: lessons from an epidemiological approach. *Paediatr Respir Rev* 2004; 5: 155-161.

アトピー性皮膚炎

アトピー性皮膚炎は慢性的に体の広範囲に湿疹が持続する疾患です。湿疹が起こりやすい皮膚の体質、アレルギーなど、完治を治療の目標とすることはとても難しい疾患ですが、症状をコントロールすることにより、「よい状態を維持すること」は可能です。外来では、長期にわたる治療への理解や不安に対するサポートが重要です。

病態

- アトピー性皮膚炎は、皮膚のバリア機能がさまざまな原因により低下し、体内の水分が放出されることによる皮膚の乾燥と、さまざまな刺激物やアレルゲンの侵入が容易になることによって皮膚炎を起こす疾患です 図1。
- 最大の悪化要因は掻破です。
- 掻破によって皮膚を傷つけることでさらに皮膚の防御機能は低下し、かゆみが増すという悪循環になります 図2。

図1 アトピー性皮膚炎の原因

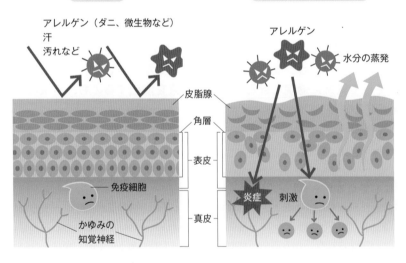

正常な皮膚

アレルゲン（ダニ、微生物など）
汗
汚れなど

アトピー性皮膚炎の皮膚

アレルゲン

水分の蒸発

皮脂腺
角層
表皮
真皮

免疫細胞

かゆみの知覚神経

炎症　刺激

左側縦帯:
1 うつりやすい疾患
2 成長・発育、代謝に関する疾患
3 泌尿器・性器の疾患
4 血液の疾患、悪性腫瘍
5 アレルギーの疾患
6 発達、行動の問題
7 よくある事故とその対応

図2 掻破による悪循環

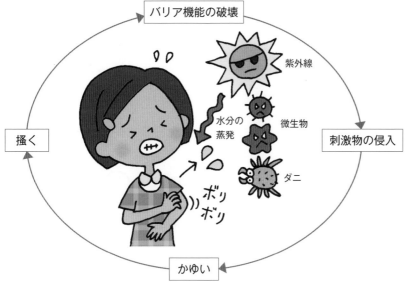

診断・検査

- 主に臨床症状で診断します。
- 増悪・寛解を繰り返す掻痒感のある湿疹が主な症状です。
- 多くの患者がアレルギーをもっていることも参考にしますが、以前に考えられていたほど必須の条件ではありません。
- 小児のアトピー性皮膚炎は、成人に比べて食物アレルギーが関与していることが多いようです。
- アレルギーの有無は、血液検査や皮膚テストで調べることができます。
- アレルギー検査の1つである TARC（thymus and activation regulated chemokine）は、血液検査で調べることができます。現時点でどのくらいアレルギー反応が起こっているかを知ることができ、アトピー性皮膚炎の重症度のめやすになります。
- いつまでステロイド外用薬を続けるかという点に関して TARC の値を指標にして判断するとの考え方もあります。

掻き癖ができる前に

アトピー性皮膚炎では、同じところを何度も掻破しているうちに、それほどかゆみがなくてもストレスがあるときや退屈なときに無意識に掻破する「掻き癖」になってしまうことがあります。掻破を自制しにくい乳幼児は、癖になる前にかゆみをコントロールしていきましょう。

アトピー性皮膚炎の診断は難しい

アトピー性皮膚炎と診断するかどうかは、医師によっても見解が多少異なります。共通するのは慢性的であるということです。湿疹が出てすぐには診断が難しいことを伝えましょう。

治療

- 外用薬により皮膚の炎症を鎮め、バリア機能を回復させることが目標となります。
- アレルゲンが特定されている場合は、必要があれば可能な範囲で除去を行います。
- アレルギー改善やかゆみをコントロールする内服薬を併用することもあります。

1 外用薬

- 皮膚炎の対症療法として、ステロイド外用薬やタクロリムス軟膏・デルゴシチニブ軟膏などを使った治療が基本となります。
- 症状に応じて、非ステロイド消炎薬や保湿剤などに変更または併用していきます。
- 最近では、ステロイド外用薬を症状がよくなってもやめないで塗る回数を減らして併用する、プロアクティブ療法も推奨されています。よくなっても安易に中止しないように説明することが大切です。

2 内服薬

- アトピー性皮膚炎の最大の悪化要因である掻破を防ぐために、掻痒感の強い場合には抗ヒスタミン作用のある内服薬を使用します。
- 強いアレルギー体質をもつケースではスプラタストトシル酸塩（アイピーディ®）など抗アレルギー薬の内服も考慮します。
- 重症の場合には、ステロイド内服、免疫抑制薬内服を行う場合もあります。

外用薬の使用量
外用薬の使用量はFTU（フィンガーチップユニット）をめやすにします。大人の人差し指の第一関節の長さに出した量が1FTUで、大人の手のひら2枚分くらいの面積を塗るのに適しています（p.86参照）。

ステロイドを理解して使う
ステロイド外用薬に対して多くの保護者が漠然と不安を感じています。そのため、適切な量・回数・日数を守ってもらえないことがあります。どのような使い方をした場合にどのような副作用が起こる可能性があるのかをきちんと説明して、納得して使用していただくことが大切です。

新たな薬に期待
最近、重症のアトピー性皮膚炎に対するかなり効果のある注射薬や内服薬ができています。まだ小児では使用できないもので、高額な薬剤でもありますが、アトピー性皮膚炎に苦しむ患者さんにとっては朗報です。

ワンポイント

神経質になりすぎない

　小児期はアトピー性皮膚炎だけでなく、皮膚のトラブルを起こしやすい時期です。乳児期では、顔・頭部に限局する脂漏性湿疹、食べこぼしや流涎による口のまわりのかぶれ、首・肘・膝など皮膚が密着したり、汗がたまることによって湿疹などが起こります。すぐにアトピー性皮膚炎を心配したり、アレルギーを疑って食物に神経質にならないように話しましょう。

　アレルギーは皮膚炎の多くの原因の中の1つです。アレルギー検査でアレルギーが見つかると、その除去に神経質になり過ぎたり、食べているものすべてに対してアレルギーを疑ったりして、外用薬や内服薬の治療を止めてしまう人がいます。アレルゲンの除去だけでアトピー性皮膚炎を治療することは困難です。ほかの悪化要因にも目を向けるようにしましょう。

気管支喘息

アトピー性
皮膚炎

アレルギー性
鼻炎

花粉症

食物アレルギー

🔺 家族からよくある質問

「ステロイドはこわいので、ステロイドの入っていない塗り薬にしてもらえませんか？」

湿疹がひどい場合、非ステロイドの消炎薬や保湿剤は、塗ることによる効果よりも刺激のほうが上回りかえってかゆみが増したり症状が悪化したりすることがあります。症状に合った外用薬を使用しましょう。

「アレルギーがある食材をやめても湿疹が治りません」

湿疹が起こる原因や悪化要因はアレルギーだけではありません。外用薬を正しく使い掻破を減らし、皮膚のバリア機能を回復させることも併せて行いましょう。

また、最近はアレルギーのある食材や症状によっては症状が起こらない範囲で少し摂取したほうがアレルギーを克服できるケースもあるといわれています。除去食の必要性についても医師とよく相談しましょう。

「ステロイドを塗って日に当たると色素沈着になると聞きました」

皮膚の深いところまで炎症が及ぶと、治る過程で色素沈着することがありますが、ステロイド剤の副作用ではありません。特別に遮光したり、昼間の使用を避ける必要はありません。

😊 看護のポイント

- ☑ アトピー性皮膚炎は皮膚のバリア機能の低下というシンプルな病態で起こる疾患ですが、悪化要因は多種多様です。日常生活の中の悪化要因が見つけられるようお話していきましょう。
- ☑ アトピー性皮膚炎は命にかかわるような重篤な疾患ではありませんが、強いかゆみで睡眠が妨げられ成長・発達・昼間の活動に影響するなど、QOL にも大きく影響することがあり、精神的なサポートも重要です。
- ☑ 患者さんが標準治療やステロイドの副作用について正しく理解し、治療を継続していくためには、子どもや保護者と医師との信頼関係を築くことが必要です。そのサポートが看護師の重要な役割です。

⟍ワンポイント⟋

信頼関係の大切さ

　子どもや保護者から情報をうまく引き出し、治療に反映させるのも、看護師の大切な役割の1つです。

　症状や治療に関することだけでなく、日中の活動、入浴、寝具、衣類、食事などを話題にしながらコミュニケーションをとることにより、改善のヒントが見つかる可能性があるだけでなく、信頼関係を築くことができます。それが、子ども・家族のストレスや悩みを癒やす精神的なサポートにもつながるのです。

アレルギー性鼻炎

アレルギー性鼻炎は、有病率が高く、かぜ症状とも似ているので、看護師の細かい声かけが気づきにつながり、子どもの QOL を上げるきっかけになることがしばしばあります。

病態

- ●ハウスダストの中に含まれるダニ、スギなどの花粉、動物のふけなど、アレルギーの原因になりやすい物質（アレルゲン）が体内に入ると、肥満細胞という細胞に作用して、感作が成立します。これでアレルギー症状を起こす準備が整ったことになります。
- ●感作が成立したアレルゲンを再び吸入すると、肥満細胞からヒスタミン、ロイコトリエンといった化学伝達物質が遊離され、くしゃみ、水様性鼻汁、鼻閉などの症状が急激に起こります **図1**。

乳児の罹患は少ない
感作から発症までには、少し時間がかかります。このため、乳児のアレルギー性鼻炎はきわめて少ないのです。

図1 **アレルギー性鼻炎の発症機序**

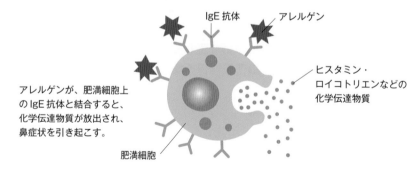

IgE 抗体　アレルゲン

ヒスタミン・ロイコトリエンなどの化学伝達物質

アレルゲンが、肥満細胞上の IgE 抗体と結合すると、化学伝達物質が放出され、鼻症状を引き起こす。

肥満細胞

診断・検査

- ●典型的な症状であれば、症状の誘発歴を聞くだけで診断できるのですが、かぜ症状と区別がつかないこともあります。
- ●年齢的には、年少児には少なく、4〜5歳以降に徐々に有病率が増えてきます。この年齢以降は、呼吸器系のかぜをひく頻度も減ってくるので、「かぜをひきやすい」という訴えから、アレルギーを疑うこともできます。
- ●鼻鏡を使って、粘膜の色や腫れなどを観察したり、鼻汁中の好酸球細胞を確認したりするほか、血液検査でアレルゲンに対する IgE 抗体を証明できれば、診断はほぼ確実になります。

膿性鼻汁はアレルギー性鼻炎？
同じ鼻汁でも、膿性鼻汁の場合はアレルギー性鼻炎の症状とはいえません。ウイルスなどによる感染性の鼻炎や副鼻腔炎と考えましょう。

1 うつりやすい疾患
2 成長・発育、代謝に関する疾患
3 泌尿器・性器の疾患
4 血液の疾患、悪性腫瘍
5 アレルギーの疾患
6 発達、行動の問題
7 よくある事故とその対応

治療

1 抗原回避・環境整備

- 例えば、スギ花粉によるアレルギー性鼻炎であれば、スギ花粉の飛んでいない時期は症状はなくなりますし、スギのない地域に行けば病気そのものから完全に解放されます。治療法の中で最も大切といっても過言ではないでしょう。
- ダニ抗原やペットのふけなどによるアレルギー性鼻炎の場合、年間を通して影響するので、もともと症状が悪いのだと勘違いしてしまうのかもしれません。
- 布団、床などの環境整備が症状を大きく左右するのですが、なかなか実行されていないことも多いものです。
- 受動喫煙も鼻粘膜を刺激しますので、注意が必要です。

 環境整備のアドバイザーになろう

アレルギー性鼻炎の治療において、環境整備はとても大切です。より生活に密着したことがらなので、経済的なことや家族の理解など、さまざまなことが浮かび上がってくるでしょう。医師には話しにくいことも、看護師になら相談してくれるかもしれませんよ。

2 薬物療法

- 気管支喘息にも使われている抗ロイコトリエン薬は、主に鼻閉に効果のある予防薬です。副作用がほとんどないので、小児にはよく使われています。
- 抗ヒスタミン薬は、くしゃみ、鼻汁に効果があります。ただし眠気などの副作用が出ることもあるので、注意が必要です。
- 鼻噴霧用吸入ステロイド薬は、粘膜の炎症を直接おさえますから、確実な効果が期待できます。ただ、鼻汁が滝のように流れているときに噴霧しても、粘膜に届きません。予防が目的なので、1日のうちでは少し症状が落ち着いたときを狙って定期的に噴霧し、根気よく続けることが大切です。

 一度には説明できないけれど

p.187に挙げたように、アレルギー性鼻炎の治療はたくさんあります。処方する薬ではないものもあります。すぐに効果がでるものもあれば、先のことを考えて地道に取り組むものもあります。その効果を知っているのは、医師や看護師です。かかりつけの患者さんだからこそ、コツコツとすすめていきましょう。

3 免疫療法

- いわゆる減感作療法というもので、体の中に少量ずつ抗原（アレルゲン）を入れて、慣らしていく方法です。
- 従来は注射しかなかったのですが、近年スギ花粉とダニ抗原については、舌下免疫療法が開発され、小児でも広く使われるようになりました（p.191参照）。

4 鼻洗

- 処方される薬ではありませんが、生理食塩水による鼻洗は即効性もあり、きわめて有効です **図2**。
- 最近は鼻洗に便利な器具も手軽に探せるようになりました。看護師が「私もやっているけれど簡単ですよ」と言ってくれるだけで、多くの患者さんが試してくれます。

図2 **鼻洗用ボトルの例**

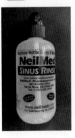

写真は鼻うがい「サイナスリンス」
決められた量の食塩（1袋）を微温湯に溶かして、片方の鼻孔にゆっくり注入します。反対側の鼻孔から汚れとともに出てくることも。とてもすっきりするので、おすすめです。

5 レーザー治療

- 耳鼻科の先生にお願いしなくてはなりませんが、腫れてしまった下鼻甲介を切除する方法です。
- 再発することもあるのですが、QOLを維持することも大事なので、重症の場合は小児でも適応になることがあります。

😊 看護のポイント

☑ アレルギー性鼻炎は、アレルギー疾患の中では病態が比較的シンプルで、治療方針もわかりやすい疾患です。しかし、実際の臨床現場では、子どもの理解が十分とはいえません。少なくとも、中等症程度までのアレルギー性鼻炎であれば、抗原回避と薬物療法という治療の二本柱を理解し、どの薬がどのように効いて、どのように使うのがよい方法かということを、繰り返し説明して体得してもらうことが必要です。

☑ 医師がひととおり説明するだけでは、機会も限られ、ドロップアウトする子どもも少なくありません。看護師がいれば、子どもにちょうどよいアドバイスを加えることができ、子どものQOLの向上にも直結します。

☑ 小児科には、気管支喘息やアトピー性皮膚炎で通院中の子どもが多いですが、それらと高頻度に合併しやすいのに意外に放置されてしまうのが、アレルギー性鼻炎です。子どもは症状に慣れてしまい言わなかったけれど、鼻閉に1年中悩まされていた症状が改善すると、はじめて治療の大切さに気づくこともまれではありません。小児科医と一緒になって、アレルギー性鼻炎にも気を配ってもらえるとありがたいです。

⧵⧵ ワンポイント ⧸⧸

アレルゲンを少なくするのが、症状を改善させる近道

　スギ花粉症の人がスギの飛散時期以外には症状が出ないことは誰でも知っています。スギ花粉は粒子が大きいので目、鼻、皮膚には影響が大きく、気管支には届きにくいので気管支喘息との関係は少ないですが、単純にアレルゲンによって引き起こされる病気なので、原因がなくなれば症状が出ないことを理解するには最適です。

　ダニは高温多湿の夏に繁殖し、気温が下がる秋には死骸になり、それがアレルゲンとなるのですが、乾燥した夏の国や、いつも寒い国では繁殖すらできないので、海外に転勤になった家族の喘息やアレルギー性鼻炎がぴたっと止まることもまれではありません。

　そんなエピソードを交えて説明するのも、環境を整備してもらうための誘導のコツです。

1 うつりやすい疾患

2 成長・発育、代謝に関する疾患

3 泌尿器・性器の疾患

4 血液の疾患、悪性腫瘍

5 アレルギーの疾患

6 発達、行動の問題

7 よくある事故とその対応

気管支喘息

アトピー性
皮膚炎

アレルギー性
鼻炎

花粉症

食物アレルギー

花粉症

花粉をアレルゲンとするアレルギー性鼻炎や、アレルギー性結膜炎をまとめて花粉症と呼んでいます。このほか、のどがイガイガしたり、しつこく咳が続いたり、皮膚症状が悪化するなどの症状がみられる場合もあります。

病態

- 花粉症は、花粉というアレルゲンによって引き起こされる、多くの臓器をターゲットにする病態です。アレルギー性鼻炎、アレルギー性結膜炎、アトピー性皮膚炎、のどのイガイガ感など、それぞれのアレルギー疾患を同時に併発したものと考えると理解しやすいです。

診断

- ある特定の時期にアレルギー症状が出現するので、診断は比較的容易です 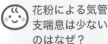。しかし、意外な落とし穴もあります。子どもや保護者のほうで花粉症だと思っても、検査してみると、花粉に対する抗体はまったく検出されず、ダニアレルギーだったというようなこともよくあります。
- 室内、室外どちらで症状が激しいかなども聞いてみると参考になります。

図 主な花粉の飛散時期（関東地方）

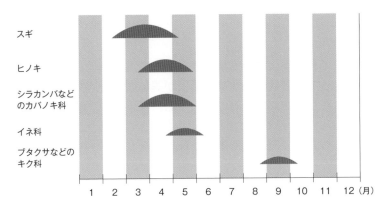

花粉による気管支喘息は少ないのはなぜ？
花粉の粒子がダニの死骸などに比べると大きいからで、気管支の奥深くにはほとんど届かないからです。

地域で違う飛散量
日本国内でも花粉の飛散量、飛散時期はさまざまです。例えば北海道や沖縄では、スギ花粉はほとんど問題になりません。ですから花粉症自体が少ないです。また、単にスギの木が多い田舎よりも都市部で有症率が高いことも知られています。大気汚染やコンクリートで固められた地面といった都市の構造も影響しているようです。

花粉症と食物アレルギー
例えばスギ、ヒノキの花粉症の人は、トマトを食べると唇の腫れや口腔内のかゆみなど、トマトのアレルギーを合併することが多いことが知られています。これは、植物として親戚どうしだからです。

治療

- 抗原回避が一番有効です。花粉飛散時期には洗濯物や布団を外に干さないというような配慮は必要です。でも、子どもたちに外で遊ばないようにというのは、子どもの成長を考えると、よい面ばかりではありません。

- 薬物療法は、アレルギー性鼻炎、アレルギー性結膜炎、アトピー性皮膚炎などのそれに準じますが、それらもじょうずに活用し、子どものQOLを向上させるように治療プランをきめ細かく立ててあげたいものです。

- 舌下免疫療法（p.191参照）はとても有効です。必ずしもひどい症状だから免疫療法をするというのではありません。少なくともそのような治療ができることは、情報として伝えておきたいですね。

重複投薬に注意

花粉症の時期には、眼科、耳鼻科、皮膚科などを渡り歩く子どももいて、特に抗ヒスタミン薬の重複投薬が目立ちます。他のクリニックを受診していることを言わない子どもや保護者もいるので気をつけましょう。

花粉症が原因の食物アレルギーもある

近年、花粉症がきっかけで果物や野菜の食物アレルギーになる患者さんがいることがわかってきました（p.196参照）。これは、植物として同じ系統に属しているからです。逆に、食物アレルギーがきっかけで花粉症が隠れていることが見つかることもあります。

家族からよくある質問

「花粉症は治るのでしょうか？」

今までは「治るとは言えない」と答えていましたが、スギの免疫療法（p.191参照）はとても有効で、「治ると表現してもよいくらい」と言うこともあります。主治医と相談してみる価値はありますよ。

看護のポイント

☑ 花粉症の治療は、オーダーメイドです。鼻の症状の強い子、皮膚のトラブルが悩みの子など、その子どもによって、症状の出やすい場所が違います。薬も共通なものもあれば、別々のものもあり、特に多臓器にわたると、保護者の理解も追いつかず、じょうずに薬を使っていないのではと思われる場合も少なくありません。

☑ 抗原回避のために生活の工夫も必要であり、看護師が保護者をサポートする場面はかなりあります。

1 うつりやすい疾患

2 成長・発育、代謝に関する疾患

3 泌尿器・性器の疾患

4 血液の疾患、悪性腫瘍

5 アレルギーの疾患

6 発達、行動の問題

7 よくある事故とその対応

アレルギー疾患の新しい治療

舌下免疫療法

アレルギー疾患をコントロールするのではなく、もしかしたら治癒させることができる根治療法として最近導入された治療法です。リスクを理解しながら治療すれば、小学生以上の子どもなら、難しいことはありません。

1 減感作療法から発展した治療法

　アレルギーの根治的な治療法として、以前から、アレルゲンを少しずつ体内に入れ、徐々に増量していくことで、過敏性を減らし耐性獲得をめざす治療を減感作療法と呼んでいました。しかし最初は毎週のように注射に通わなくてはなりませんし、アナフィラキシー反応を起こすこともあり、小児ではあまり行われなくなっていました。

　しかし、近年、注射ではなく、舌の下にすぐに溶ける錠剤をなめるだけの、舌下免疫療法が開発され、小児にも適応がひろがり、効果をあげています。

もっと知りたい

大昔からあった舌下免疫療法？
　100年以上前の話。漆職人の親方が、新入りの職人見習いの舌下に少量の漆を垂らしてやり、少しずつ量を増やすことで漆アレルギーを起きにくくさせる、ということが、経験則から慣習的に行われていたということは面白いエピソードです。そのように考えると、非常に歴史のある治療法ともいえます。

2 そのアレルゲンが原因となるいろいろな病気に有効

　現在、日本で行うことができる舌下免疫療法は、ダニアレルゲンと、スギアレルゲンに対してです（図）。有効率も非常に高く、アレルギー症状で悩んでいる人にはお勧めしたい治療法です。

　免疫療法は、アレルギー反応のもとになる特定のアレルゲンに対して効くわけですから、そのアレルゲンが原因になっているアレルギー疾患すべてに効く可能性があります。

　もちろん、すべてのアレルギー患者さんが、3〜4つの病気をかかえているかというと、そうではありません。標的臓器（鼻、気管支、結膜、皮膚など）の過敏性が強くなければ、症状は出現しないのです。

図　**ダニアレルギーとスギアレルギー**

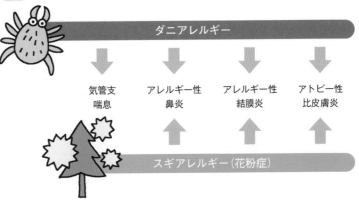

気管支喘息　　アレルギー性鼻炎　　アレルギー性結膜炎　　アトピー性比皮膚炎

図のスギアレルギー（花粉症）のところには、気管支喘息はあえて入れていません。実際に、花粉症で喘息になるという子は少ないです。それは花粉の粒子が大きいので、気管支の奥深くに到達しにくいからだといわれています。

3 舌下免疫療法の実際

複数の製剤があり、すぐに溶ける錠剤を舌の下に置き、溶けたものを飲み込みます（1分間保持してから飲み込むと書かれている製剤と、完全に溶けてから飲み込むとした製剤がある）。最初は少ない量からはじめて、副作用の問題がないことを確認して、維持量の投与を続けます。数か月続けると、IgG4抗体が上がります。IgG4抗体は、アレルギー反応をブロックする役割があるので、この抗体が上昇することと、効果が出てくることには関係があると考えられています。

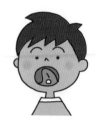

しかし、数か月でやめてしまうと、効果が持続しないので、3〜5年程度は続けることが推奨されています。

ただし、小児科クリニックなどの外来では、IgG4抗体を経時的に測定することはできません。

4 副作用に注意しながら治療を継続する

服用開始したばかりのころ、特に服用してから30分以内に副作用が起こります 表1 。投与初日は医療機関での観察をするのもそのためです。

また、服用前後に激しい運動や入浴を控えるように指示されるのは、アレルゲンの投与に加えて、負荷がかかったときに、思わぬ副作用が出るのを防ぐためです。

重大な副作用でなければ、少し不快な副作用で治療を中止してしまうのは、少々もったいないです。ダニやスギアレルギーの人に、アレルゲンそのものを投与するのですから、副作用というよりも、それが作用といってもよいでしょう。副作用を感じるのは、アレルギーがあることを証明しているようなものなので、少しずつ慣れていって、副作用を感じなくなってきたら、それは効果が出てきたということでもあるのです。

とはいっても、最初のうちは、口腔内違和感や、かゆみなど、不快な症状に悩まされることがあります。これらの症状を軽減する方法を2つ紹介しておきます 表2 。

表1 舌下免疫療法の主な副作用

- 口の中の浮腫、かゆみ、不快感
- 唇の腫れ
- 喉の刺激感
- 耳のかゆみ

【重大な副作用】
- ショック
- アナフィラキシー

表2 不快な副作用を軽減する方法

舌の下で溶けた後、吐き出す	● この薬は胃から吸収されて効くのではなく、舌の下が大切な吸収部位。飲み込むと、喉がむずむずしたり、口の中の不快感があったりする場合は、しばらくの間、溶けた後、飲み込まずに吐き出してしまうとよい ● 医師と相談して、例えば2週間ぐらいしたらもう一度飲み込んでみると、以前より副作用を感じなくなることが多い
事前に抗ヒスタミン薬を服用する	● 30分〜1時間ぐらい前に、抗ヒスタミン薬を服用してから、舌下免疫療法の薬を服用すると、副作用が軽減することが多い ● 効果があるようだったら、しばらくの間、事前に抗ヒスタミン薬を服用して舌下免疫療法を続けるとよい。個人差がかなりあるが、そのうちに事前服用なしでも大丈夫になる

5 看護師によるサポートの例

ケース1 「もう少し大きくなってからのほうがよい？　それとも今すぐ治療したほうがよい？」と迷う家族に対して

「他の薬と同じように、成人では認可されているけれど、子どもだから服用が危険というわけではありません。成人が免疫療法をしているのは、子どものころにこの治療法がなかったからということも大きな理由です。小学生ぐらいになれば、アレルギーの有無がはっきりしてきますから、免疫療法をするのに適した時期といえるかもしれませんね。」

ケース2 説明文書を用いた医師からの長い説明の後、同意書への代諾者署名を求められ、かなり心配になってしまった様子の家族に対して

「これは新しい薬で、しかもお子さんにとって有害なアレルゲンそのものを投与するので、患者さんであるお子さんへの説明や理解の確認等も含めて準備をきちんとしましょうということです。予防接種でも署名を求められますから、それと同じようなものととらえていただければと思います。治療をスタートした後でも何か心配ごとや不安なことが出てきたらなんでもおっしゃってください。」

ケース3 単調な治療が続き、患者さんのアドヒアランスの向上やモチベーションの維持をうながすとき

「たまに薬を忘れてしまうことはある？」「お薬の管理は誰がしているのかな？」「いつお薬を飲んでいる？」といった声かけをして、コンプライアンスを確認してみましょう。

この薬は週に1回ぐらい忘れたからといって、効果がなくなるわけではなく、危険もないのですが、長く休薬してしまうとアレルギー反応を誘発するリスクを回避する必要があり、最初の少量投与からやり直さなくてはならないことがあります。

何も問題がなければ、単調になりがちな外来ですが、だからこそ声をかけ、通院を楽しく演出するのも看護師のスキルの1つです。コンプライアンスが乱れてきたようなら、できるだけ忘れず、安全なタイミングで服薬できるように、その子の生活時間などを聞き出し、一緒に考えてあげましょう。

もっと知りたい

ダニ抗原の免疫療法は効果を実感するのが難しい？

スギ花粉の免疫療法は、「去年までと比べて、今年は全然楽だ！」というくらい、効果を実感しやすいです。同じスギ花粉症の友だちと比べてみても、わかりやすいです。

それに比べて、ダニ抗原の免疫療法は、いつから効果が出てきたのかはっきりしません。家の環境整備も進めているとすればなおさらです。でも、前のカルテを参考にして、同じ季節を比較してみると、対症療法として使う薬の量が減っていることもしばしばで、長い目で判断しなくてはなりません。多くの患者さんの経験を聞いている医師や看護師からみると、かなり効果があるなと感じるわけですが、そのことをうまく患者さんに伝えていきたいものです。

食物アレルギー

食物アレルギーは、軽微な症状の症例からアナフィラキシーショックに至る症例まで幅広く存在します。保護者には正確な診断に基づいた正しい対処法を知ってもらうことが大切になります。実際に原因となる食物を摂取してみる食物負荷試験を外来で行うことも増えています。アレルギー症状の知識をもち、いち早くその症状に気づき医師に伝えることも大切になります。

病態

- 食物アレルギーは、食物によって不利益な症状が引き起こされるものと定義されています。
- 症状は皮膚・粘膜・呼吸器・消化器・神経・循環器症状があり 表1 、複数臓器に強い症状が現れる場合アナフィラキシーといいます。それに血圧低下や意識障害を伴うと、アナフィラキシーショックと呼ばれます。

表1 食物アレルギーの症状

臓器	症状
皮膚	紅斑、蕁麻疹、血管性浮腫、そう痒、灼熱感、湿疹
粘膜	結膜充血・浮腫、そう痒感、流涙、眼瞼浮腫、鼻汁、鼻閉、くしゃみ 口腔・咽頭・口唇・舌の違和感・腫脹
呼吸器	喉頭違和感・そう痒感・絞扼感、嗄声、嚥下困難、咳嗽、喘鳴、陥没呼吸、胸部圧迫感、呼吸困難、チアノーゼ
消化器	悪心、嘔吐、腹痛、下痢、血便
神経	頭痛、活気の低下、眠気、不穏、意識障害、失禁
循環器	血圧低下、頻脈、徐脈、不整脈、四肢冷感、蒼白（末梢循環不全）

「食物アレルギーの診療の手引き2020」検討委員会：食物アレルギーの診療の手引き2020：7．より引用
https://www.foodallergy.jp/wp-content/themes/foodallergy/pdf/manual2020.pdf （2022.2.10アクセス）

食物アレルギーとまぎらわしい疾患

【乳糖不耐症】
牛乳に含まれる乳糖を消化する酵素の不足により下痢や腹痛を引き起こします。

【仮性アレルゲン】
食品中に含まれるヒスタミンなどの化学物質が直接作用してアレルギーのような症状を引き起こします。

もっと知りたい！

なぜ食物アレルギーになるの？

湿疹のある皮膚から食物抗原が体に入っていき食物アレルギーを発症する、一方で口から食べることが食物アレルギーの発症を抑える方向にはたらくという考えは、以前は仮説となっていましたが、現在は研究で明らかになっています。最近では気道を介して食物アレルギーを発症する場合もあるということがわかってきています。

離乳食を食べ始めるころまで、なるべく皮膚をきれいに保つことが、食物アレルギーの発症予防につながると考えられています。

● 食物アレルギーは、アレルギー症状が誘発される場面での状態により、 **表2** に示すような臨床型に分類されます。

表2 IgE 依存性食物アレルギーの臨床型分類

臨床型	発症年齢	頻度の高い食物	耐性獲得（寛解）	アナフィラキシーショックの可能性	食物アレルギーの機序
食物アレルギーの関与する乳児アトピー性皮膚炎	乳児期	鶏卵、牛乳、小麦など	多くは寛解	（＋）	主に IgE 依存性
即時型症状（蕁麻疹、アナフィラキシーなど）	乳児期〜成人期	乳児〜幼児：鶏卵、牛乳、小麦、ピーナッツ、木の実類、魚卵など 学童〜成人：甲殻類、魚類、小麦、果物類、木の実類など	鶏卵、牛乳、小麦などは寛解しやすい その他は寛解しにくい	（＋＋）	IgE 依存性
食物依存性運動誘発アナフィラキシー（FDEIA）	学童期〜成人期	小麦、エビ、果物など	寛解しにくい	（＋＋＋）	IgE 依存性
口腔アレルギー症候群（OAS）	幼児期〜成人期	果物・野菜・大豆など	寛解しにくい	（±）	IgE 依存性

FDEIA：food-dependent exercise-induced anaphylaxis
OAS：oral allergy syndrome
「食物アレルギーの診療の手引き2020」検討委員会：食物アレルギーの診療の手引2020：4. より引用
https://www.foodallergy.jp/wp-content/themes/foodallergy/pdf/manual2020.pdf（2022.2.10アクセス）

● 一般的に鶏卵、牛乳、小麦は年齢とともに食べられることが多くなる食物ですが、近年増加している魚卵やピーナッツやクルミ、カシューナッツなどの木の実類などは、なかなか克服しにくい食物であり、問題になっています **表3** 。

表3 食物アレルギーの原因食物

	0歳	1、2歳	3〜6歳	7〜17歳	≧18歳
1	鶏卵 55.6%	鶏卵 34.5%	木の実類 32.5%	果物類 21.5%	甲殻類 17.1%
2	牛乳 27.3%	魚卵類 14.5%	魚卵類 14.9%	甲殻類 15.9%	小麦 16.2%
3	小麦 12.2%	木の実類 13.8%	落花生 12.7%	木の実類 14.6%	魚類 14.5%
4		牛乳 8.7%	果物類 9.8%	小麦 8.9%	果物類 12.8%
5		果物類 6.7%	鶏卵 6.0%	鶏卵 5.3%	大豆 9.4%

年齢群ごとに5％以上を占めるものを上位第5位まで記載
今井孝成，杉崎千鶴子，海老澤元宏：消費者庁「食物アレルギーに関連する食品表示に関する調査研究事業」平成29（2017）年即時型食物アレルギー全国モニタリング調査結果報告．アレルギー 2020；69（8）：701-705. より引用

診断・検査

- 問診による症状の確認、皮膚プリックテスト、血液検査、食物経口負荷試験の結果を総合的に評価して診断を行います。

1 皮膚プリックテスト

- 抗原液を皮膚に滴下し、プリック針で浅く刺し、15分後に皮膚に膨隆ができるかどうか反応をみるものです。ただし、プリックテストが陽性であっても実際に食べて症状が出るとは限らず、診断の参考の1つと考えます。

2 血液検査

- 原因食物の特異的 IgE 抗体を検査します。それぞれの食物にどの程度感作されているかを知ることができます。感作されていても食べられることが多いので、結果の解釈には注意が必要です。

3 食物経口負荷試験

- 子どもに私たちの目の前で原因と思われる食物を摂取してもらい、実際にどのぐらいの量でどのような反応を起こすかを調べるものです。
- 試験の結果により、どの程度除去が必要か、どの程度なら食べても問題ないか、あるいは除去の必要はないかなどの判断を行います。

治療

- 必要最低限の除去、そして負荷試験を行いながら症状が出ない最大限の量を見つけて、それより少ない量で食べ続けることが治療となっています。
- アレルギー症状が出たときの対応は、抗ヒスタミン薬の内服や点滴、気管支拡張薬の吸入、アナフィラキシーの際はアドレナリンの筋注も行うことがあります。アナフィラキシーは分単位で症状が進行するため迅速な対応が必要になります。

早期摂取による発症予防

- 鶏卵やピーナッツなど乳児期早期から摂取することにより、食物アレルギーの発症が予防できることがわかっています。
- 乳製品など他の食物も同様に発症予防できる可能性がわかってきており、離乳初期からいろいろな食材を幅広く摂取することが大切です。
- 母親が妊娠中にアレルギーになりやすい食物の摂取を控えることは予防にはつながりません。また、アレルギーになりやすい食物の摂取開始を遅らせることもかえって食物アレルギー発症のリスクを上げると考えられています。

アレルギーは診断が難しい

皮膚にプツプツが出ると、すぐに食物が原因のアレルギーと考えてしまう保護者が多いものです。皮膚（肌）の調子が悪いと、食物アレルギーが原因と考えて、自己判断で過度に除去してしまっていることもあります。

経口免疫療法

一部の施設では、少量ずつ増量して耐性を誘導する経口免疫療法という方法を行っています。

エピペン®の使い方

アナフィラキシーの既往のある患者さんはアドレナリン筋注薬（エピペン®）を処方されていることがあります。エピペン®の使用法はマスターしておく必要があります。患者さん・家族のために、正しい使い方を紹介したサイトもあります。
https://www.epipen.jp/howto-epipen/use.html

1 うつりやすい疾患

2 成長・発育、代謝に関する疾患

3 泌尿器・性器の疾患

4 血液の疾患、悪性腫瘍

5 アレルギーの疾患

6 発達、行動の問題

7 よくある事故とその対応

気管支喘息

アトピー性
皮膚炎

アレルギー性
鼻炎

花粉症

食物アレルギー

看護のポイント

☑ 以前に症状が出た食べ物をもう一度食べることや、新しい食べ物を試すことに不安を感じる保護者がいます。症状が出たときの対応の仕方を一緒に確認することが安心感につながります。

☑ 食べられる食品が少ない場合、栄養に関して不安に感じたり、食事を楽しめなくなる保護者がいます。代替食品の提案や食べられるようになる目標や希望をもって通院してもらうことのサポートが、看護師やコメディカルに期待されます。

☑ アナフィラキシーの症状が出たら、できるだけ早く対応することが大切です。アナフィラキシーかなと思ったら、急いで医師に伝えましょう。

☑ 保育園や学校の給食の関係で悩んでいる保護者が大変多いです。医療機関が間に入ってうまくいくこともありますので、保護者の悩みを引き出し、相談にのってあげましょう。

☑ 食物アレルギーは予防できることがわかってきており、乳児期早期から積極的に食べることが大切です。健診のタイミングなどを利用して伝えてあげましょう。

＼＼こんな疾患も／／

卵黄による食物蛋白誘発胃腸炎（FPIES）

　FPIES（food protein-induced enterocolitis syndrome）は新生児・乳児食物蛋白誘発胃腸症の中の1つで、卵黄を摂取して数時間以降に嘔吐や下痢が生じるというものです。血液検査で特異的IgE抗体を測定しても、感作が確認されないことが多く、また卵白は食べられることが多いです。治療は、一定期間の除去で、その後1歳以降で負荷試験を行いながら耐性を確認していきます。

　症状が生じる原因物質はまだわかっていませんが、多くが数年以内に食べられるようになります。牛乳、コメ、大豆、小麦などの報告がありますが、最近になり卵黄によるものの報告が増えています。皮膚粘膜症状を認めることはなく、ウイルス性胃腸炎とまぎらわしい症状ですので、問診が大切になります。

花粉食物アレルギー症候群（PFAS）

　シラカンバやハンノキなどの花粉症の患者さんが、野菜や果物を摂取すると口唇・咽頭などにイガイガ感・かゆみ・腫れなどの症状を引き起こすのが花粉食物アレルギー症候群（pollen-food allergy syndrome：PFAS）です。学童期以降や大人になってからが多く、もともと食べられていた野菜や果物でも症状が生じるようになります。

飛散時期		花粉の種類		花粉と関連が報告されている食物の一例
春	2〜5月	ヒノキ科	スギ、ヒノキ	トマト
	1〜5月	カバノキ科	ハンノキ、シラカンバ	リンゴ、モモ、ダイズ（豆乳）など
夏	5〜9月	イネ科	オオアワガエリ カモガヤ	メロン、スイカ、キウイなど
秋	8〜10月	キク科	ヨモギ	ニンジン、セロリ、マンゴーなど
			ブタクサ	メロン、スイカ、バナナなど

サーモフィッシャーダイアグノスティックス株式会社「みんなのアレルギー情報室」を参考に作成
https://www.thermofisher.com/diagnostic-education/patient/jp/ja/special-allergies.html#03（2021.12.1アクセス）

文献
1）Lacl G. Epidemiologic risks for food allergy. *J Allergy Clin Immunol* 2008; 121: 1331–1336.
2）日本小児アレルギー学会食物アレルギー委員会作成：食物アレルギー診療ガイドライン2021.

食物アレルギーにおける

園・学校との連携

食物アレルギーの子どもが成長する過程で保護者が悩むことは、園や学校の給食に関すること
です。入園時や就学時には園・学校との面談が必須となります。保護者の意向と園・学校の意
向がそぐわないことも多々あり、医療機関が間に入って相談にのることも必要です。

1 保育園では完全除去食、家ではオムレツ

「食物アレルギー診療ガイドライン」では、園や学校の給食は、原則として「完全除去か普通食の二
者択一」としています。

国や自治体の指導に従わなくてはならない園の事情もあると思いますが、必要性のあまりない制限
が、ゼロリスク志向となって子どもたちの発達に影響が及ぶ心配もあります。仕方ないで済ませず、
保護者と一緒に考えていきましょう。

2 中間的な対応をしてくれる保育園を選ぶ方法も

前述のように、ガイドラインでは、原則として「完全除去か普通食の二者択一」なのですが、多く
の保育園では、園の責任で、中間的、段階的な対応をしているのが現実です。

重症の食物アレルギーでなければ、むしろそういう園を選ぶほうが子どもの成長にはよいこともあ
ります。そのような地域の情報を保護者に伝えるのもよいでしょう。

保育園選びは親子にとってとても大切なことです。そんな相談にものれるクリニックでありたいも
のです。

3 就学前の学校での面接前に受診して相談

食物アレルギーの子どもが小学校に入学するという情報が学校に入ると、学校側は、冬のうちに、
校長、副校長、栄養士、養護教諭などと、保護者の面談を計画します。年長組の食物アレルギーで通
院中の子どもの場合は、その面談の前に受診して相談をするようにアドバイスしてあげるとよいです。

保育園では普通食で過ごしていた食物アレルギー既往歴のある子どもが、学校側から「心配だから
除去食にしましょう」と言われて、びっくりして相談に来ることもしばしばですが、面接の後だと、
学校の方針を覆すのが難しいので、事前に相談してもらえるとうまくいきます。地域の学校の様子を
知っているのが、かかりつけ医であり、現実的なアドバイスができます。年長組の子どもがいたら看
護師も気にかけてあげるとよいでしょう。

4 「生活管理指導表」では伝えきれないもの

アレルギーの有病率は高いので、「生活管理指導表」を書く場面は多いです 図 。しかし、重症度
はさまざまで、軽症の子どもでも、園や学校から「とりあえず書いてもらっておいてください」とい
われることもあります。

本当は、「特に気をつけなくてはいけないのは誰のどの食品なのか」なのですが、特に重い症状の子
どもの場合、1枚の書類ではうまく伝わるかどうか不安です。

その伝え方のアドバイスを待っている保護者は多いです。看護師の声かけが、保護者の不安を拾い上げ、場合によっては医師にも伝えるきっかけになることもあります。

図　園や学校への伝え方を一緒に考えよう

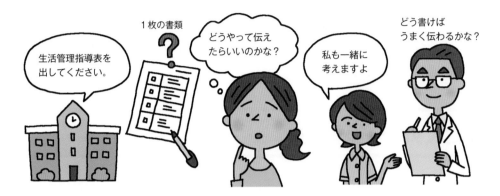

5　園、学校に家庭で食べているものを伝える工夫を

厚生労働省が2019年4月に出している「保育所におけるアレルギー対応ガイドライン」によると、保育園で除去食をやめるとき、「生活管理指導表」や医師の診断書は必要なく、保護者からの「解除届」でよいと書いてあります。確かに、家庭で何を食べて症状が出なかったということは、通常は、保護者でなければわからないので当然なのですが、「医師の診断書を…」などと言われることもあり、医療機関が困ってしまうこともあります。

しかし、保護者が解除届より前に、「家庭でこれを食べたけれど大丈夫だった」というような情報を、何回かそのつど伝えていれば、安心感が伝わり、園や学校も「そろそろ解除届が来るかな?」と思ってくれるでしょう。そんなアドバイスをしておくと、保護者と、園、学校との関係もうまくいくものです。「園や学校にはうまく伝えられていますか?」という看護師からの問いかけもよいでしょう。

6　長期の除去食が原因で、食べられるのに嫌いになってしまうことも

最近は、食物アレルギーであっても、症状が出ない範囲であれば、できるだけ食べさせて治療していくということが、ほぼコンセンサスになっています。しかし、年長児になるまで除去食を続けている子どもの中には、実際には食べられるようになっていても拒否してしまう場合が少なくありません。以前は症状が誘発されたのだとしたら、まだおいしいとは思えず嫌がっているのか、それとも単なる思い込みなのか、なかなか判断ができません。

学校などでは「好き嫌いはよくない」という指導をすることが多いですが、普通食になったのだからといって、食べないのは「好き嫌い」だと決めつけるには無理があります。大切なのは、幼いころから、必要最小限の除去にとどめて、食べる楽しさを家族と一緒に感じることです。

❻ 発達、行動の問題

発達や行動の問題は、発達の途中で明らかになることが多く、適切な対応により社会生活上の困難は軽減することが期待されます。そのため、子どもをとりまく家族や関係者は、子どもの特性を理解し、適切な対応を心がけます。

注意欠如・多動症

落ち着きがない、じっとしていない、すぐ迷子になる、忘れ物が多いなど、日常の子どもの行動に大人が困っている場合に相談を受けます。

病態

- さまざまな生活場面で明らかに年齢に不相応な程度の不注意、多動性や衝動性が持続的にみられる状態です。
- 先天性で、有病率は一般小児の5％、男女比は2：1で男児に多くみられます。
- 神経生理学的には大脳のドーパミン作動性ニューロンの機能に低下が認められ、注意力など高次の脳機能に障害が生じると考えられています。

診断

- アメリカ精神医学会の診断基準DSM-5では、知的障害を除外し、不注意および多動性と衝動性に関する項目の該当数を計数して診断します。薬物療法の際の効果の判断にも使用します。
- 重要なことは、複数の状況で確認することです。子どもは状況や場所によって行動が変わるため、家庭や集団生活での情報収集を行ったうえで診断をします。

検査

- 鑑別のため、知能検査や注意力の検査を実施します。
- 虐待などの養育環境の問題、あるいは、頭部外傷の後遺症、変性疾患の一部でも注意欠如・多動症（ADHD）と類似した症状を呈するものがあるため、現病歴だけでなく発達歴や既往歴についてもていねいに確認します。

ADHD：attention-deficit hyperactivity disorder

治療

- 学齢期以降で、症状が明らかで、子ども自身が困って改善を希望する場合は薬物療法を第1選択とします　表 。
- 対症療法なので、並行して保護者に対し、子どもへの接し方を助言します。保護者はいつも叱ってばかりで、接し方がわからないという例が多いのです。子どもをほめたり感謝したりする場面を意図的につくります。「トークン法」と呼ばれ、子どもと事前に約束をして、取り決めどおりにご褒美をあげます。
- 保護者が接し方を学ぶ「ペアレントトレーニング」を提供する医療機関もあります。

トークン法（トークン・エコノミー法）
適切な行動に対してトークン（代用貨幣）という報酬を与え、望ましい行動を増やす行動療法の技法です。

ペアレントトレーニング
子どもをじょうずにしつけるために、子どもに対するほめ方やトラブルへの適切な対処方法を学ぶトレーニングです。

表　薬物療法で使用する薬

一般名（主な商品名）	特徴・注意点など
メチルフェニデート（コンサータ®）	● 効果は12時間程度で、即効性あり ● 副作用は吐き気、食欲低下、依存性 ● 専門医・登録医でないと処方はできない
アトモキセチン塩酸塩（ストラテラ®）	● 集中力アップが期待され、効果が出るまでに1か月程度かかることが多いが24時間効果あり ● 副作用は吐き気
グアンファシン塩酸塩（インチュニブ®）	● 衝動性が抑えられる効果がある ● 副作用は血圧の薬として開発されたことから低血圧、眠気
リスデキサンフェタミンメシル酸塩（ビバンセ®）	● 他の薬剤が効果ないときに使用するカプセル剤 ● 服用後1.5時間後から13時間後まで効果あり ● 専門医・登録医でないと処方できない

看護のポイント

- ☑ 診察室で机の上のものを勝手にさわる、椅子をくるくる回す、大人どうしの話に割り込むなどの行動で気づくことができます。
- ☑ 診察介助のときには、子どもにして欲しい行動を告げます。「手はお膝ね」「お口にチャックしてみて」「先生のお顔を見ていて」などで、うまくできたらほめます。
- ☑ 外来では、保護者が受付で説明を聞いている間など、医療器具を勝手に操作したり、他の診察室の戸を開けてしまうことがあり、必要に応じて見守りを行います。
- ☑ 病棟では、気に入ったスタッフについて回り話しかけ続けることがあるかもしれません。「○○係」などの役割をつくり、できたらご褒美にシールをあげてカレンダーに貼るなどして、「お約束」を守ることを練習します。
- ☑ 保護者が類似した特性を有している場合は、予約日時を忘れたり、院内に忘れ物をするといったことが起こります。次回の予約は口頭で伝えるだけでなく紙に書いて渡すなどの工夫を用います。

自閉スペクトラム症

こだわりがある、マイペース、気持ちの切り替えができない、集団生活が苦手などの日常生活での困難さがあります。

病態

- 自閉スペクトラム症（ASD）は、ことばや社会的なコミュニケーションに発達の遅れがあり、興味が限られ、想像することが苦手といった特徴があります。
- 先天的な脳の機能障害があり、多くは乳幼児期に発現します。
- 有病率は一般人口の1％とされ、タイプによりますが基本的に男児に多くみられます。
- 視線が合わない、指差しをしない、人見知りがないといった特徴で、多くは乳幼児健診で気づかれます。

ASD：autism spectrum disorder

診断

- DSM-5では、ことばやコミュニケーションの遅れに加えて、社会生活の機能障害の程度で重症度を判定します。

検査

- 約8割の例で知的障害を伴います。今後の支援の効果をみるために知能検査が必須です。
- そのほかに保護者からの問診形式あるいは記入式の検査があり、乳幼児健診で用いられるM-CHAT、PARS-TRなどがあります。

M-CHAT（Modified Checklist for Autism in Toddlers）：乳児期自閉症チェックリスト

PARS-TR（Parent-interview ASD Rating Scale-Text Revision）：親面接式自閉スペクトラム症評定尺度

治療

- 就学前は心理社会的な支援である療育が適用となります。将来自立した社会生活を営むことを目標として習得しておくべき技能を整理し、計画に沿って順次訓練していきます。
- 易刺激性（かんしゃく、攻撃性など）で社会生活が困難な場合には、リスペリドン（商品名：リスパダール®）やアリピプラゾール（商品名：エビリファイ®）の薬物療法を適用します。

リスペリドン（リスパダール®）：攻撃性の抑制効果がある。副作用は食欲増進による体重増加、眠気。

アリピプラゾール（エビリファイ®）：情動安定作用の効果がある。食欲増進による体重増加の副作用は比較的少ない。

看護のポイント

☑ 診察室に入ることを怖がったり、母親と離れることを泣いて嫌がる、聴診を激しく泣いて抵抗するなどします。

☑ 「○○ちゃんの胸がモシモシにさわります」「○○くんは、口を開けます」と、診察時は本人の視界に映る出来事を解説したり、検査などでは予約日前に当日使う機材を見せたり、保護者に体験してもらう様子を見せたりして、本人が予測をつけられるようにします。

☑ 子ども1人1人に苦手な刺激や状況があるので、保護者から事前に聴き取っておきます。触られることに敏感な子ども、大きな音に敏感な子ども、においに敏感な子どもなど特徴があります。食べ物に対するこだわりも多く、病院食を完食することはできないかもしれません。味覚に敏感な子どもでは、食事だけでなく服薬に際しても工夫を要するかもしれません。それぞれ、栄養士、薬剤師と連携をとります。

☑ 保護者に類似した特徴があることは少なくありません。説明時には「たとえば」といった比喩を使用したりせず、また、口頭での説明で済ませずに書面で渡して不明な点はないか確認しておくことで誤解を避けることができます。

\\あわせて知っておきたい//

応用行動分析（applied behavior analysis：ABA）

ABAは個別療育が中心で、望ましい行動を強化し、望ましくない行動を消去していく方法です。

【ABAの基本的な流れ】
❶親と子のいい関係を築く
❷スモールステップで成功体験を重ねる
❸ほめ言葉を効果的に使う
❹できない課題には手助けを
❺コンプライアンスを築く
❻繰り返して、記憶や行動を定着させる
❼必ず成功体験で終わらせる
❽課題を設定し、記録をつける

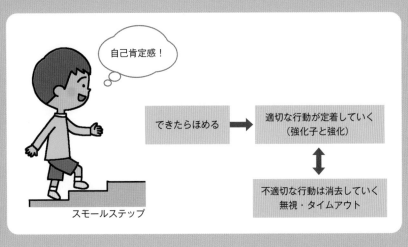

不登校

初期対応が大切で、安易に休むことを選択せずに、本人の体調に合わせ学校と連絡し合い、保健室登校、早退などを組み合わせます。

病態

- 本人側の要因（身体症状、知的障害、発達障害、性格など）、環境の要因（家庭環境など）、きっかけ（教師や友人とのトラブルなど）の組み合わせで生じます。朝起きられない、トイレから出てこないといったことで始まり、園や学校に行くことを考えると体調が悪くなったりしますが、集団に入ると落ち着く例も多いようです。
- 状態が長引くと昼夜の逆転など生活のリズムが乱れ、本人も学校に行かない状態を悩まなくなってきます。

診断

- 不登校は医学的な診断ではないため、明確な診断基準はありません。ただし、保険傷病名としては有効で小児特定疾患カウンセリングの算定要件の疾患の例にあげられています。

検査

- 基礎疾患（起立性調節障害、睡眠障害など）がないか確かめます。発達歴の聴取など本人側の要因の検索に時間をかけます。

治療

不登校の対応の基本は3つあります。

1 身体症状の治療

- 症状に対する適切な内服薬でうまくいくこともあります。うまくいかなくてもむやみに薬を増やさないようにします。

2 経過観察

- 週1回、2週に1回、月1回などの定期受診で、学校や家庭での問題で原因を追及しすぎず、決めつけないようにします。
- 「生活リズム」「食事を家族で食べる」「雑談やお手伝いで会話を増やす」など提案します。

> **文部科学省による「不登校」の定義**
> 「何らかの心理的、情緒的、身体的あるいは社会的要因・背景により、登校しないあるいはしたくてもできない状況にあるため年間30日以上欠席した者のうち、病気や経済的理由による者を除いた者」としています。

> **起立性調節障害**
> 心臓、血管、腸などのはたらきを調節している自律神経のバランスが乱れることにより、さまざまな症状が起こります（p.110参照）。

3 専門家との連携

●発達障害や精神疾患が疑われる場合には専門機関に相談します。

🔷 家族からよくある質問

「コロナ禍で、自宅で過ごす時間が多くなり、ゲームをする時間が長くなっています」

親子で話し合ったゲームの時間を延長する際には、お手伝いなどをしてポイント（10分券）を貯めて使うように約束してもらいます。

「コロナが怖くて、学校に行けなくなってしまいました」

コロナ感染には手洗いやマスク装着、距離をとることで、十分予防できることを説明しましょう。怖いときは無理をして学校へ行かなくてもいいとし、不安がなくなり安心できることを優先します。

「コロナが心配で、手を洗ってばかりいます」

無理にやめさせる必要はありませんが、日常生活の中で手を洗う場面を一緒に考えます。

😊 看護のポイント

☑ 保護者は子どもが園や学校へ行くことを期待する半面、これまでの経過から園や学校の対応に不満や不信をいだき、関係者に責任の所在を求めることもあります。

☑ 身体的な症状を訴える子どもを見て、医療従事者の言動が心の傷になるのではないかと心配を表明することもあります。

☑ ときに、「看護師さんも、○○が原因だと言っていた」となることもあります。保護者から説明を聞くときに、看護師として傾聴の姿勢は大切ですが、節度を保つことも必要です。

☑ 1980年代の説では登校刺激は禁忌とされましたが、現在は適度な登校刺激を与えることとされています。身体症状に対しては、医学的に異常がないと確認されているのであれば、本人の訴える苦痛を受け止めつつ、基本的な生活リズムを維持するように声かけをします。

おさえておきたい

コロナ禍の影響

新型コロナウイルス感染症（COVID-19）のため長期の休校措置がとられ、登校自粛中はオンライン授業を自宅で受けることができ、オンライン授業は出席扱いになるなど、不登校の子どもたちにとってメリットとなる一面がありました。一方、長期にわたる休校措置で生活リズムの乱れが生じたり、漠然として不安を抱えるなど、COVID-19の子どもたちへの影響は大きかったといえます。生活リズム、食生活、運動などの健康面を整えるよう助言します。

チック

小学校低学年までの子どものチックのほとんどが「くせ」のようなもので、自然に消えていきます。長引くとき、ひどくなっているとき、本人が気にしたときに受診を勧めます。

病態

- チックには運動チックと音声チックがあります。
- 子どもの10～20％が何らかのチックの経験があり、男性に多く、4～11歳ごろの発症が多いです。大多数は1年以内にチックの種類や頻度が変動しながら消失しますが、1年以上持続する場合にも、変動しながら、10歳～10歳台半ばをピークとして軽減していきます。
- 原因は遺伝性・家族性の関与が指摘され、環境などの心理的因子はチックに影響することもありますが、根本的な原因ではありません。

> **運動チックの症状**
> 瞬き、顔しかめ、首ふり、肩すくめ

診断・検査

- DSM–IV–TRでは、18歳未満で発症し4週間以上続くものをいいます。
- 種類と持続時間によって一過性チック障害（12か月未満）、12か月以上持続する慢性運動性または音声チック障害およびトゥレット障害（多彩な運動チックと音声チック）に大別されます。
- てんかんの単純部分発作との区別、自閉スペクトラム症の常同運動との区別が必要です。また背景にADHD（注意欠如・多動症、p.200参照）や学習障害、自閉スペクトラム症（p.202参照）の有無も調べます。

> **音声チックの症状**
> 咳払い、鼻鳴らし、吠えるような声

> **トゥレット障害**
> チックのうち、奇声をあげるなどの音声や首を左右に振り続けるなどの行動の症状を主体とし、慢性の経過をたどるものを指します。

治療

- チックの病態や経過を話し、心理的支援をすることが主体です。
- 学校や家庭での生活に支障が出たときは薬物療法を行います。
- チックの薬物療法の中心は抗精神病薬で、エビデンスのある抗精神病薬はリスペリドン（リスパダール®）、アリピプラゾール（エビリファイ®）、ハロペリドール（セレネース®）などです。また、漢方薬には抑肝散、甘麦大棗湯、柴胡桂枝湯などが知られています。

👦 **看護のポイント**

- ☑ チックと診断されるまでに、症状に対する検査をしても異常がないため、長引く症状に不安を抱えている親子が多くいます。不安を軽減する支援が必要です。
- ☑ チックの原因は親の育て方や子どもの性格によるものではなく、叱ってやめさせるようなことがないように伝えます。
- ☑ 症状が変動するので一喜一憂しないように伝えておきましょう。チックを気にしていること自体がさらにストレスを生じさせます。

1 うつりやすい疾患

2 成長・発育、代謝に関する疾患

3 性器の疾患、泌尿器・

4 悪性腫瘍、血液の疾患、

5 の疾患アレルギー

6 の問題発達、行動

7 その対応よくある事故と

虐待

虐待を発見したときに通告することは国民の義務です。医療機関でも組織として常にスタッフ全員が虐待を念頭におき、取り組むことが重要です。

病態

- 虐待には身体的虐待、心理的虐待、性的虐待、ネグレクトなどがあります。身体的虐待やネグレクトによって、子どもが死亡したり重篤な身体障害を残す場合があります。
- 子どもの心身の成長や人格形成に重大な影響をおよぼし、約3割に世代間伝達が認められ、将来の虐待者になるといわれています。
- リスク要因としては **表** のようなものがあり、注意が必要です。

表 虐待のリスク要因

保護者の要因	望まぬ妊娠、若年出産、産後うつ病、知的障害、アルコールや薬物乱用、精神障害、被虐待経験　など
子どもの要因	未熟児、先天異常、発達障害、育てにくい子ども　など
養育環境の要因	単身家庭、合成家庭、地域からの孤立、経済不安、夫婦不和、DVなど

厚生労働省：子ども虐待対応の手引き（平成25年8月改正版）. 2013. を参考に作成

診断

- 子どもの状況（不自然な傷、栄養障害、不潔な様子、無症状や多動、乱暴など不自然な行動）、保護者の状況（説明が理解しがたい、矛盾が多い、不自然な言動）、生活環境などから総合的に判断する必要があります。また、虐待と確信できなくても、子どもに悪影響があると思われる場合には、すみやかに対応を開始します。

検査

- 全身の診察を心がけ、全身骨のX線検査や血液検査が必要になることもあります。
- 怪我は写真に撮り、親の言葉はそのまま記録しておきます。
- 子どもの安全を優先する場合に検査入院を利用して、安全を確保することがあります。

 子どもに悪影響があると思われる場合

市町村の窓口あるいは児童相談所に連絡または通告をします。また、病状によって入院を勧めて、子どもを安全な場所に移します。

 虐待かもと思ったら189（いちはやく）番へ

189番（児童相談所虐待対応ダイヤル）に電話をかけると近くの児童相談所につながります（厚生労働省ホームページより）。

治療

- 子どもの安全確保が第一の目標で、子どもの治療を最優先し、親に対してはていねいな説明が必要です。虐待を疑っていることは言わず、通告後に児童相談所などの関係機関と打ち合わせをした後、必要な場合に言います。
- 保護者との信頼関係を築き、保護者の苦労を理解し、生活上のストレスの軽減のために社会資源を総動員し、1個人や1機関のみで抱え込まないようにします。
- 病院に CPT（child protect team）が設置されているところは、虐待が疑われた場合には CPT による組織対応をします。

看護のポイント

- ☑ 不適切な養育が疑われる場合やその危険性がある親子の発見が、虐待防止に非常に大切です。
- ☑ あらゆる場面で少しでも疑われたら、躊躇することなく、子どもの安全を最優先にして対応を開始します。
- ☑ 虐待予防は育児支援です。親子の様子を観察し、違和感を感じたときは必ず周囲のスタッフまたは医師と情報を共有しておきましょう。
- ☑ 親子に必要な社会資源を紹介できるように準備をしておき、また関係機関と連携がとれるように関係を築いておくことも大切です。

おさえておきたい

コロナ禍の影響

子どもたちは新型コロナウイルス感染症（COVID-19）のため長期の休校措置となり、また保護者も在宅勤務となるなど家族の生活様式が変化することで、特に養育環境が何とか保たれていた家庭では DV や心理的虐待、ネグレクトが表面化することがあります。家庭の様子や子どもの声をていねいに聴きとることが大切です。

発達・行動の問題における

行政、園・学校との連携

関係機関どうしが地域の輪としてつながり、些細なことでも気持ちよくやり取りできる、そんな風通しのよい関係性を築くことが、小児とその家族にとっての障壁を最小限にするための最大級の支援につながります。

1 外来の看護師に期待すること

　一般的には早期発見・早期発達支援が最重要であり、4〜5歳くらいまでに早期発見をする対応が望ましいといわれています。しかし例外もあります。

　例えば乳幼児期から発語も遅く、多動傾向あるいは自閉的であったものの、発達障害としては明確にされなかったけれど、小学校入学後、授業中落ち着かない、何かにこだわって先に進まないなどの発達障害傾向が明確になる小児もいます。IQに問題がないので普通学級に在籍し、友人関係のトラブルまた周囲との軋轢からいじめの標的や不登校になるような小児もいます。家族が外来であなたにこのような困りごとを打ち明けることもあるかもしれません。

　外来の看護師は、**小児とその家族にとって不利益となる障壁を最小限にするための支援を、調整または提供するために他機関とすみやかに連携すること**が期待されます。短時間のかかわりの中で本人の様子をアセスメントし、家族の話を傾聴しつつ、その小児自身を理解し、障害特性（未診断の場合には、その児の特徴）を理解します。人は誰でもその人なりに当たり前に生きる権利があるというノーマライゼーション（normalization）やノンディスクリミネーション（non-discrimination）の考え方があります。その考え方を基に、発達障害を有す、もしくは発達障害傾向がある小児1人1人を外来看護師が理解し、尊重し、権利を擁護し、生きて育つ環境を整える支援を他の専門職や支援者と連携協働して行うことが大切です **図** 。

図 園・学校と各機関との連携のイメージ

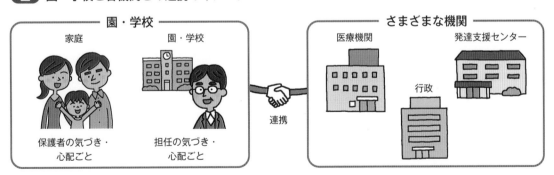

2 連携する主な機関

【 療育機関（発達支援センター）】

　心理職、医師、言語聴覚士、理学療法士、作業療法士、視覚に関する専門職、保健師、ケースワーカー、保育士などが発達障害児とその家族、周囲の人を対象に、児の発達支援に関する相談に応じ、

生活上の困りごと、かかわり方のアドバイス、家庭での具体的な療育方法についてアドバイスをします。また、知的発達や生活スキルに関する発達検査などを実施し、発達障害児の特性に応じた療育や教育、支援の具体的な方法について支援計画の作成や助言を行うこともあります。

【 児童相談所 】

児童相談所は、子育ての悩みや障害児福祉といった、子どもにかかわるあらゆる相談に応じる機関です。全国の児童相談所の相談の中で、障害相談の占める割合は過半数を占めるといわれています。障害相談の中に言語発達障害等相談や自閉症等相談、発達障害相談というカテゴリが存在します。入園就学相談や障害児保育、特殊福祉関連の制度利用に関する相談も行っています。

【 保健センター 】

1歳未満の健診では脳性麻痺をはじめとする心身の重い発達の遅れや、先天性の身体疾患のような身体の異常の発見が中心ですが、1歳6か月健診ではことばの遅れや対人面の発達の遅れを中心とする中度発達障害や自閉症の発見、また被虐待児の発見がなされます。3歳時健診では軽度発達障害児のリスクを抱えた小児の社会性の問題が家族から多く相談に上がる現状があり、発達障害の疑いがある場合には保健師による家庭訪問支援[2]や関係機関の紹介が行われます。

【 児童家庭支援センター 】

児童家庭支援センターとは、児童福祉法に基づく子どもと家庭の相談専門機関です。ご家庭や子育ての悩みなどに専門の相談員や心理療法士が相談に応じます。また、必要に応じて、福祉・行政・教育・医療などと連携しながら、地域に密着したきめ細かな相談支援を行います。

【 専門医療機関 】

脳波、頭部CTやMRI、血液検査、筋生検、視力検査、聴力検査など医学的な検査や心理教育的検査、医学的診断、投薬治療などを行います。診断を告知する際には家族への配慮が必要です。他機関とは児への治療方針の共有を行うと同時に、家族をも含めた支援や今後のフォローアップのための情報共有体制を構築していくことが求められます。

【 保育所、幼稚園、学校など 】

普段生活する場所として、家庭と同等に児にとっては大事な場所になります。主に家族を介してとなりますが、療育機関（発達支援センター）で受けた児の発達支援に関する情報や児へのかかわり方の具体をすみやかに共有する必要があります。児の生活にかかわる全職員がその内容を正しく理解して児に適切にかかわれるよう、報連相（報告・連絡・相談）する体制を園内また校内で確立する必要もあるでしょう。また、発達障害児の特性に応じた教育や支援の具体について、園や学校が支援計画の作成を行うこともあります。その場合には、家族を介さずして他機関への助言を求めたり、確認を得たりすることもあるかもしれません。

文献
1）厚生労働省：児童相談所における相談援助活動の体系・展開.
　https://www.mhlw.go.jp/bunya/kodomo/dv-soudanjo-kai-zuhyou.html（2021.12.1アクセス）
2）田村須賀子, 高倉恭子, 山崎洋子：発達障害の可能性を危惧した「気になる子ども」と育児者に対する家庭訪問援助の特質. 日本地域看護学会誌 2016；19（2）：31-39.

1 うつりやすい疾患
2 成長・発育、代謝に関する疾患
3 泌尿器・性器の疾患
4 血液の疾患、悪性腫瘍
5 アレルギーの疾患
6 発達、行動の問題
7 よくある事故とその対応

7 よくある事故とその対応

子どもの事故（傷害）は受傷機転から、転落・転倒、熱傷、窒息、切り傷、誤嚥・誤飲、溺水、交通事故などに分類されます。発達・発育の過程によって生じる疾患頻度が異なり、常に虐待の可能性を考慮する必要性があります。ここでは、一般小児科の外来でよく見る頭部打撲、誤飲、熱傷について記載します。

頭部打撲

乳幼児は相対的に頭部が大きく、転倒・転落などにより頭部を受傷する頻度が高くなります。子どもは、重心が高く、体のバランスをとるのが下手で、場所を問わず転びます。日常の診療において小児の頭部打撲はきわめて多く、「何ともなさそうだけど、頭をぶつけた」の訴えから、救急車が必要なものまでさまざまです。

小児科の外来を受診する軽症頭部外傷は common disease です。虐待（p.207参照）も念頭におき対応しましょう。

病態

- 小児は身体の大きさに比べて、いわゆる「頭でっかち」です。
- 歩き始めの1歳前後の時期には、運動機能の未発達と相まって転倒による頭部損傷の可能性が高くなります。
- 嘔吐やけいれんの症状は、必ずしも頭部外傷の重症度を反映しません。
- 小児は陥没骨折をきたしやすいです（ピンポンボール骨折 図 ）。
- 線状骨折 図 や頭蓋底骨折の頻度は成人に比べ少ないです。

診断・検査

- 運動障害や感覚障害などがないか確認します。
- 全身を観察し、頭蓋底骨折のサインやアザ・擦過傷など虐待のサインを見逃さないようにします。
- 頭部単純X線検査・頭部CT検査は、被曝に配慮します。

211

図 頭部外傷の症例

ピンポンボール骨折

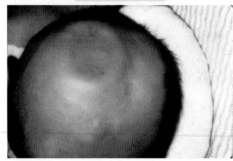

6か月男児、父親が抱っこしていて、誤って落下
写真提供：くろだ脳神経頭痛クリニック（盛岡市）

線状骨折

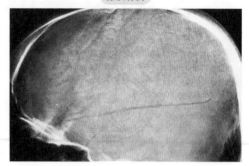

1歳男児、階段から転落
写真提供：くろだ脳神経頭痛クリニック（盛岡市）

治療

- 乳幼児では本人の訴えが不明瞭であったり、泣き叫び安静が保てなかったり、診察が困難であることが多いものです。
- 脳外科医と連携し、時を逸することなく最適の治療を行うことが必要です。

看護のポイント

- ☑ 保護者から見て「いつもと同じか」どうかが重要なポイントです。
- ☑ 必ず帰宅後の経過観察中の注意事項を十分説明する必要があります。
- ☑ 口頭だけの説明ではなく、リーフレット 表 などを渡して説明します。

表 頭部打撲後の家庭での観察項目（北九州市立八幡病院小児救急センター）

□ 子どもの頭部打撲は、受傷直後に症状が出にくい場合も多く、最低6〜12時間は自宅安静と十分な保護者の観察が必要です。

□ 診察後の帰宅途中や自宅で、下記の症状が認められたら、ただちに再受診してください。

- ✓ いつもと異なる症状（何となく変、元気がない、など）
- ✓ 名前と場所に関する物忘れ
- ✓ よく寝てばかりで、眠気が強い
- ✓ 起こしても起きられないほど睡眠する
- ✓ だんだんひどくなる頭痛（起きていられない）
- ✓ けいれん（目つきが変、蒼白発作など）
- ✓ 真っ直ぐ歩けない（ふらつく）、四肢の動きが変
- ✓ 血性〜髄液様の耳漏・鼻漏がみられる
- ✓ 2〜3回以上の嘔吐
- ✓ 眼が見えづらい、二重に見える（複視）
- ✓ 顔や手足に力が入らない（脱力）、しびれを訴える
- ✓ 38.5℃以上のかぜ症状のない発熱
- ✓ 首を痛がる（上下・横に動かせない）

□ 頭を打ったことは1週間から10日間は忘れないようにして、突然吐いたり、顔色不良になった場合は、慢性硬膜下血腫を念頭に緊急受診を！

文献
1）吉田一郎監訳：APLS 小児救急学習用テキスト．外傷　徳永泰幸訳，診断と治療社，東京，2006：282．
2）市川光太郎：小児プライマリケア　頭部外傷．中山書店，東京，2009：91-93．

誤飲

小児の誤飲事故は、日用品、医薬品、タバコ、電池、洗剤など多岐にわたります。急性中毒の原因は家庭用品や医薬品の誤飲によるものが多く、直径39mm 以内の大きさ（トイレットペーパーの芯）は、小児・乳児の異物誤飲・誤嚥（p.57参照）の原因となり得ます。

病態

- 誤飲は、最もよく遭遇する小児の事故の1つです。
- 一般に乳幼児期は、発達の過程において、種々の物を口の中に入れることを理解する必要があります 表 。
- 誤飲事故の原因は子どもではなく保護者であり、事故を予防するのも親です。

表 誤飲に注意が必要なもの（一例）

食品	生活用品
● ブドウ・ソーセージなど弾力のあるもの ● アメ・ピーナッツなど硬いもの ● パン、リンゴ、肉類	● 染毛剤やマニュキュア除光液 ● 有機リン含有殺虫剤 ● トイレ用洗剤 ● 灯油 ● 飲用アルコール

診断・検査

- 異物を疑っての詳細な問診が大事です。
- 何を、いつ、どのくらい飲んだか現場・現物の確認をしましょう。
- 異物は胸腹部単純X線検査で確認します。内視鏡や、CT・MRI が有効なこともあります。
- 特に、ボタン電池、磁石、高吸水性樹脂、鋭利な物質には注意が必要です。

図 誤飲における X 線検査画像

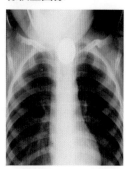

11か月男児。食道入口部（第一狭窄部）に停留した1円硬貨を認める。

治療

- 危険性の高い物質の誤飲、意識障害、けいれんがみられる例では、最初から二次医療機関へ搬送します。
- 経過観察、摘出不要、緊急性の有無など正確に判断することが大切です。
- 胃内にあるものは原則的に自然排出であり、確認できない場合は数日ごとにX線撮影で位置の移動を確認します。

🔺 **家族からよくある質問**

「タバコを食べたときはどうすればいいですか？」

すぐに何も飲ませずに空吐きさせてください。実際に食べてしまっていても、ニコチンの催吐作用で悪心・嘔吐をもよおし、4時間を過ぎれば死亡する確率は高くありません。ニコチンが溶け出した液を誤飲した場合に急速に吸収され中毒症状がみられます。

「煙の出ない加熱式タバコは害がないの？」

加熱式タバコの葉の部分は圧縮され小さくなっているので、近年誤飲事故が多発しています。液体型は、ニコチン濃度が高濃度になるため特別な配慮が必要です。

「吐かせてはいけないのは、どんなとき？」

- ●意識混濁やけいれんのあるとき（吐物による窒息、誤嚥の危険）
- ●揮発性の灯油、ガソリン、ベンジンなどのとき（化学性、嚥下性肺炎の危険）
- ●強酸・強アルカリ製品（漂白剤やトイレ用洗剤など）の誤飲のとき（食道粘膜の損傷）
- ●吐物が血性のとき
- ●鋭利なものを誤飲したとき（食道・胃粘膜の損傷、穿孔の危険）

😊 **看護のポイント**

- ☑ 一般に消化管異物は無症状のことが多く、全体の95％は排出されます。
- ☑ 排便のたびに便中の異物を確認します。

〽️ あわせて知っておきたい 〽️

中毒起因物質の情報収集

保護者に「気をつけてください」と注意するだけでは、効果的な事故予防にはなりません。すべての中毒起因物質の情報を医療機関でそろえることは不可能です。しかし、「中毒110番に電話してみてください！」などと家族任せにせず、一般の小児科外来で遭遇する頻度の高いものは、情報として入手しておく必要があります。受診時に無症状でも、重篤化する可能性があることも忘れないようにしましょう。

【中毒110番・電話サービスの利用方法（医療機関専用）】
- ■大阪中毒110番（365日24時間対応）
  TEL.072-726-9923（情報提供料：1件につき2,000円）
- ■つくば中毒110番（365日9時〜21時対応）
  TEL.029-851-9999（情報提供料：1件につき2,000円）
- ■たばこ誤飲事故専用電話（365日24時間対応、自動音声応答による情報提供：一般向け）
  TEL.072-726-9922（情報提供料：無料）

（2022年2月時点での情報）

文献
1）山中龍宏：異物誤飲・窒息の防止対策と誤飲時の応急処置．チャイルドヘルス 2001；4（8）：557-560．
2）三浦義孝：誤飲．小児プライマリケア，小児科臨床ピクシス8，中山書店，東京，2009：94-95．
3）千代孝夫：タバコ誤飲患者への正しい対応．小児科臨床 2019；72（1）：27-38．

熱傷

小児熱傷の好発年齢は０〜１歳で、多くが軽症であり、一般小児科の外来を受診する場合もあります。保護者の心配は、瘢痕が残るかどうかです。深度の診断は数日から１週間経過をみないと判断が難しいため、その場での判断は避けましょう。

病態

- 皮膚が薄く、汗腺や毛嚢が乏しいので、熱が深くまで達しやすく、組織破壊が深部に及びやすいです。
- 体液、水分電解質の喪失による循環障害をきたしやすくなります。
- 不感蒸泄が多く、水分の喪失をきたしやすく、低体温や高体温となりやすいです。

診断・検査

- 受傷面積・深度を視診し、年齢、受傷部位、合併症により判定します。

【 熱傷面積 】

- 熱傷面積は、成人では９の法則、小児では５の法則（Blocker の法則）図1 を基本に、手掌法を併用して換算します。
- 患者さんの手掌（手指まで含める）の面積は体表面積の約１％に相当します。

【 熱傷深度 】

- 深さの判定は、Ⅰ度：発赤・紅斑（皮膚が赤くなりヒリヒリ痛む）、Ⅱ度：水疱（水ぶくれができ、痛む）、Ⅲ度：壊死・白色（皮膚が白くなり、痛みを感じない）です 図2 表 図3 。

【 重症度の判定 】

- 重症度の判定は、Schwartz の burn index（BI）を用います。

  BI＝Ⅲ度熱傷面積（％）＋1/2Ⅱ度熱傷面積（％）

- BI 10〜15以上を重症とします。
- 入院治療のめやすは、Ⅱ度>10％、Ⅲ度> ２％です。重症患児は可及的早期に専門医療機関に移送します。

図1 熱傷面積算定法

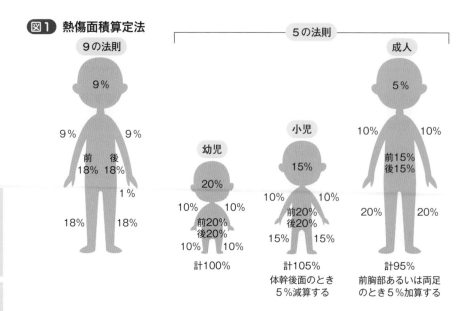

5の法則

9の法則

9%

9% 9%

前　後
18% 18%

1%

18% 18%

幼児

20%

10% 10%
前20%
後20%
10% 10%

計100%

小児

15%

10% 10%
前20%
後20%
15% 15%

計105%
体幹後面のとき
5%減算する

成人

5%

10% 10%
前15%
後15%

20% 20%

計95%
前胸部あるいは両足
のとき5%加算する

図2 熱傷深度

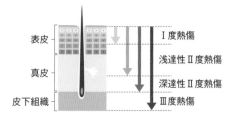

表皮
真皮
皮下組織

Ⅰ度熱傷
浅達性Ⅱ度熱傷
深達性Ⅱ度熱傷
Ⅲ度熱傷

表 臨床症状による深度分類

分類	臨床症状
Ⅰ度熱傷 (epidermal burn)	紅斑、有痛性
浅達性Ⅱ度熱傷 (superficial dermal burn)	紅斑、水疱、有痛性 水疱は圧迫で発赤が消失
深達性Ⅱ度熱傷 (deep dermal burn)	紅斑、紫斑〜白色、水疱、知覚鈍麻 水疱は圧迫しても発赤が消失しない
Ⅲ度熱傷 (deep burn)	黒色、褐色または白色 水疱（−）、無痛性

岩崎泰政：熱傷. 最新皮膚科大系2 皮膚科治療学 皮膚科救急，王置邦彦総編集，中山書店，東京，2003：241. より一部改変して転載

図3 熱傷の症例

Ⅰ度熱傷

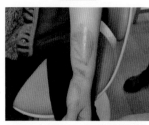

6歳男児。ストーブで左前腕を受傷

Ⅱ度熱傷

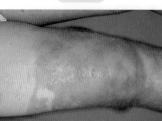

1歳女児。ポットのお湯で右大腿部を受傷

Ⅲ度熱傷

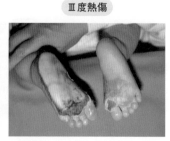

2歳男児。掘りごたつの火鉢にて足底部を受傷

Ⅲ度熱傷の写真提供：谷口　繁先生

治療

- できるだけ早く局所を冷却後、外用薬と創傷被覆材による治療を行います。
- Ⅰ度熱傷：基本的には特別な治療は必要ありません。ワセリン基剤軟膏またはステロイド軟膏で開放療法を行います。
- 表在性Ⅱ度熱傷：ワセリン基剤軟膏を基本とした外用薬を塗布、創部感染が疑われる場合は抗菌薬含有軟膏も考慮します。
- 深達性Ⅱ度熱傷、Ⅲ度熱傷：輸液が必要な場合は、早急に二次病院へ転送しましょう。
- 創部へ紫外線が当たらないように。原則テープ固定は厳禁です。包帯固定（もしくは健常皮膚にテープ固定）を徹底しましょう。

 保護者への一言

- 服の上からやけどしたときは、服を脱がさず、冷やすほうが先です。
- 自己判断で軟膏、油、アロエ、味噌などをつけるなどの素人療法は避けましょう。

👆 **家族からよくある質問**

「シャワーやお風呂は使ってもいいですか？」

比較的小範囲の熱傷であれば、特に問題はありません。擦り傷と同じ対応で構いません。傷が汚れていたらきれいに洗ってください。

「水ぶくれは、すぐ潰していいですか？」

感染のリスクを考えると、水疱は早めに除去しないほうがいいと思います。ただ、四肢の関節や頸部など部位によっては水疱内容液を除去しないと動作に支障が出る場合は、医療機関で処置してもらいましょう。

「傷は残りますか？」

傷が目立たなくなる2週後には、およその判断ができるでしょう。

😊 **看護のポイント**

- ☑ 熱傷面積が小さい場合は熱傷面を流水（水道水でよい、直接水疱に当てない、水疱を壊さないよう）で冷却します。
- ☑ 局所冷却を行う場合でも、体温低下に注意します。
- ☑ 局所に氷や氷嚢を当てることは、凍傷を生じるため行いません。
- ☑ 顔や頭など流水で冷やしにくい場合は、濡らしたタオルを当てます。食べ物で口の中やのどをやけどしたら、冷水を口に含ませます。
- ☑ 「やけど」は、冬の寒い季節とは限りません。暖房器具に触れたり、テーブルクロスを引っ張って、食卓の熱いみそ汁やコーヒー、お茶、カップ麺などを浴びることもあります。家の中の熱源、ポットのロックを再度点検し、子どもを近づけないように注意しましょう。

文献
1）吉野雄一郎, 天野正宏, 尾本陽一, 他；創傷・熱傷ガイドライン委員会：創傷・褥瘡・熱傷ガイドライン－6 熱傷診療ガイドライン. 日皮膚会誌 2017；127（10）：2261-2292.
2）関謙太郎, 田中裕：熱傷事故とその対応. 小児科臨床 2016；69（12）：25-30.
3）中島紳央：火傷・熱傷. 小児科一次救急マニュアル 2019；60（5）：784-790.

小児科で おさえておきたいキーワード

キーワード ① 小児の心肺蘇生

　BLS（basic life support：一次救命処置）とは、心停止した人を助けるために、CPR（cardiopulmonary resuscitation：心肺蘇生）を行ったり、AED（automated external defibrillator：自動体外式除細動器）を使用する緊急の処置です。のどに詰まった異物を取り除く処置（気道異物除去法）も BLS に含まれます。

　小児に対する一次救命処置のことを PBLS（pediatric basic life support）といいますが、手順は成人も小児・乳児も同じです **図1**。CPR は、C（Circulation：胸骨圧迫）→ A（Airway：気道確保）→ B（Breathing：人工呼吸）の順に行います。

図1 医療用 BLS アルゴリズム

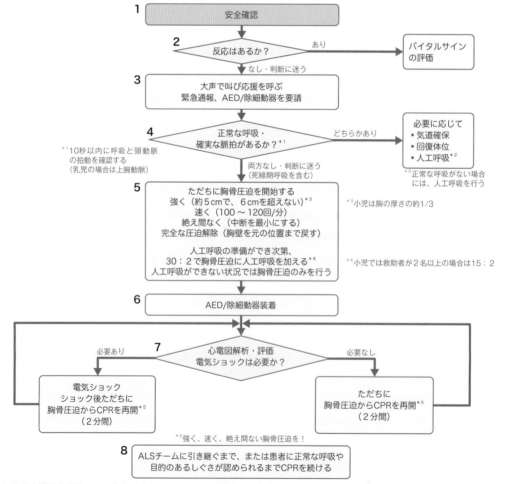

日本蘇生協議会監修：JRC 蘇生ガイドライン2020. 医学書院，東京，2021：159. より転載

医師が駆けつけるまでの間に適切な救命処置を行えるように、日ごろから訓練をしておくことが大切です。また、救急カートを常に使用可能な状態にしておき、薬品も定期点検しましょう。

PBLSのポイント

1. 反応を確認する
2. 大声で叫んで周囲の注意を喚起する
3. **C**(胸骨圧迫) → **A**(気道確保) → **B**(人工呼吸)で救命の効率化
4. CPR の継続
   - PALS（pediatric advanced life support：小児二次救命処置）を行うことができる救助者に引き継ぐ。

CPRの手順

C 心臓マッサージ（胸骨圧迫）

- 脈拍が60/ 分以下で循環不良の徴候を認める場合は、ただちに胸骨圧迫を行う 図2〜4 。
- 床は平らで硬くなければならない。ベッドなどのやわらかいところでは効果がないので、硬い背板を置く。
- 胸骨圧迫の深さは胸部の前後径の1/3以上が妥当である。乳児はおよそ 4 cm、小児は 5 cm である。思春期に達した小児は 5 cm 以上とするが 6 cm を越えない。
- 100〜120回 / 分のテンポで行う。
- 救助者が 1 人であれば、まず30回の胸骨圧迫を行ってから、人工呼吸に移行する。
- 救助者が 2 人の場合は、15回の胸骨圧迫を行ってから人工呼吸に移行する。

図2 **小児の胸骨圧迫**

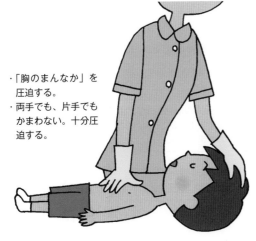

- 「胸のまんなか」を圧迫する。
- 両手でも、片手でもかまわない。十分圧迫する。

図3 **乳児に対する胸骨圧迫の位置**

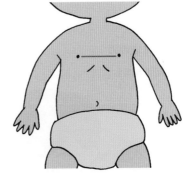

両乳頭を結ぶ線より少し足側を、剣状突起や肋骨、腹部を圧迫しないように行う。

小児の心肺蘇生

補完食（離乳食）

小児の在宅医療

病児保育

感染予防と環境整備

家族・地域との連携

傷害（事故）予防への取り組み

図4 乳児の胸骨圧迫

救助者が1人の場合
二本指圧迫法

救助者が2人の場合
胸郭包み込み両母指圧迫法

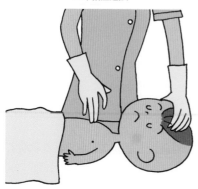

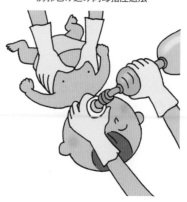

圧迫する両母指以外の8本
の指と両手掌とで胸郭を包
み込みつつ、両母指で強く
胸骨を圧迫する。

Ⓐ 気道を確保し CPR の手順を開始する

- 他の看護師に応援要請と AED を含めた必要資器
材の手配をする。
- 反応がない場合は、舌根沈下により気道閉塞をき
たしていることが多いので、頭部後屈あご先挙上
法や下顎挙上法（頸椎損傷が疑われる場合）で気
道を確保する 図5 。

図5 頭部後屈あご先挙上法

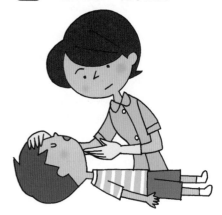

Ⓑ 人工呼吸

- 気道確保をしつつ人工呼吸を2回行う 図6・7 。
- 乳幼児の場合の人工呼吸は、口対口呼吸より口対口鼻呼吸で行う。

図6 息の吹き込み方

患児の胸郭が膨らむ程度を
めやすに3〜5秒ごとに1
回、または12〜20回/分
程度、息を吹き込む。

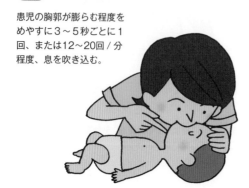

図7 胸骨圧迫と人工呼吸の回数比

・全年齢層共通　30：2
・医療従事者2人以上でCPRを行う場合　15：2

バッグ・バルブ・マスクに
よる人工呼吸にも習熟して
おきましょう。

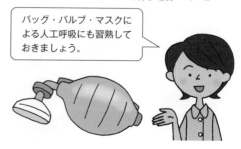

AEDの実施

- CPR を続けながら、AED（automated external defibrillator）を準備する 図8 。
- AED の電極パッドを貼付する間も、CPR は可能な限り中断しないようにする。

図8 AED の使用手順

❶ 電源を入れた後は、AED の音声メッセージに従って操作する。

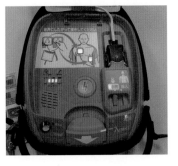

❷ 成人用パッドを小児用パッドに交換、あるいは小児用モードへの切り替えを行う。

＊1歳未満の乳児を含めた未就学児に AED を使用する場合は、小児用パッドを用いる（使用年数の区切りは未就学児：おおよそ6歳）。

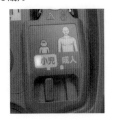

❸ 機器に示されているイラストどおりにパッドを貼る。

○

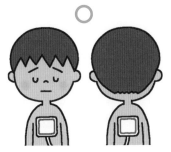

体が小さい場合は胸と背中にパッドを貼る

×

2枚のパッドが触れ合わないように注意

❹ ショックボタンを押す

体から離れてください。点滅ボタンをしっかりと押してください。

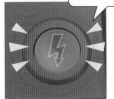

AED の手順は成人でも小児でも同じです。小児用パッドがない場合は、成人用パッドでもかまいません。その場合は、パッドが重ならないように注意します。

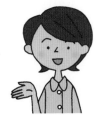

COVID-19 流行期の心停止対応

COVID-19の流行下では、すべて感染の疑いがあるものとして対応します。

・可能な限り、日常的にマスクを装着し、傷病者の顔にあまり近づきすぎないようにしましょう。

・処置後はすみやかに、石けんと流水で手と顔を十分に洗いましょう。

文献
1) 日本蘇生協議会監修：JRC 蘇生ガイドライン2020. 医学書院，東京，2021.

小児の心肺蘇生

補完食（離乳食）

小児の在宅医療

病児保育

感染予防と環境整備

家族・地域との連携

傷害（事故）予防への取り組み

キーワード

② 補完食（離乳食）

　日本では母乳やミルクに加えて子どもが食べる食事を「離乳食」と呼んでいますが、その本来の目的は乳離れではなく栄養を補う点にあることから、近年はWHOが提唱する「補完食」という表現が広まってきました。

　補完食を食べ始めるのに、特別な環境や準備はいりません。子どもが十分な栄養を摂るための食事や発達について知り、家族みなで食卓を囲むことができるよう支援しましょう。

いつから始める？

　乳児は成長し活発になるにつれ、母乳やミルクなどの乳汁だけでは栄養が不足してくるため、およそ生後6か月以降には栄養十分な食事を食べ始める必要が生じます[1]。ちょうどこのころ、わき腹を支えると座れる、おもちゃやスプーンなどを手に持って何でも口に持っていく、食べものに興味が出てくるなど、食べるための準備が整います。子どもの成長には個性があるので、「○か月になったら」というめやすよりも、個々の発達段階に合わせて始めることが大切です。

何を食べる？

　毎日子どものためだけの食事を用意するよりも、健康的な家庭の食事から子どもにとって安全な食品を取り分けたほうが、手軽で栄養バランスもよく経済的です。煮物や汁物を味付け前に取り分けるなど工夫するとよいでしょう。はじめのうちは食品をつぶして与え、徐々に塊が混じるようにしていきます。つぶした食べものは、スプーンから滑り落ちない程度の硬さに準備します 図1 [1]。

　日本ではいまだに野菜スープや10倍粥といった汁状の食事から始めるよう指導されることがありますが、水分の多い食物は栄養価が低すぎるため、つぶし粥であれば母乳やミルクよりもエネルギー密度の高い5倍粥（全粥 71kcal/100g）を与えます。粥を嫌がる場合には、食感が均一なイモ類のペーストやパンを与えてみるなど、子どもの食べる様子をよく見て柔軟に対応しましょう。

　栄養素の中で、特に鉄は生後6か月以降不足しやすいことが知られています。貧血予防のために、補完食開始時期から鉄が多く含まれる食品（吸収率の高いヘム鉄を多く含む赤身魚、肉やレバーなど）を積極的に食べられるよう配慮しましょう[1]。そのほかの栄養バランスについては、家庭の食事から取り分けたり、食品群を大まかに意識して補完食を用意したりすることで、偏りなく栄養を摂ることができます。

　また、大人が食べさせるばかりでなく子どもが自分で食べるよう促すことも大切です。この場合には子どもが持ちやすい食品を用意します（具体的な方法は文献2を参照）。

いつ、どれくらい食べる？

　食べ始めのころは、子どもが程よくおなかが減り機嫌のいい時間を選んで食事にしましょう。家族みなで食卓を囲むと、子どもは目で見て食事について学ぶことができ、また家族との楽しいコミュニケーションによって食事への意欲をもつようになります。

スプーンで与える場合には、1度に2〜3杯から始めます。1日1回と限らずに、子どもの様子をみて徐々に種類と量、回数を増やし、1歳までに補食（おやつ）を含めて4〜5回食べるようにします[1]。食べる練習の積み重ねによって食事量は少しずつ増えていきます。

※食物アレルギーについて配慮が必要な場合には、食べ始めの時期や食べる量、食べ方などかかりつけ医と相談しながら進めるようにしましょう。

どうやって食べる？

子どもにとって食事の始まりは、食べものと触れ合う最初の体験です。大人が「食べさせる」のと同時に、子どもが主体的に「自分で食べる」ように促すと、意欲的に食事をするようになります。

また、子どもは自分と同じものを家族が食べるのを見たり、食べものを手に取ったりする経験を通して、食事とは何かを学びます。大人がスプーンでペーストを食べさせるほか、子どもが自分で手にとって食べられる食事も用意しましょう[2]。自分で食べることで、感触やにおい、味わいなどのさまざまな感覚刺激を得やすくなり、食べものを口の中でどのように扱えば食べやすいのか、自分に適したひと口量をどうやってかじり取るか、試行錯誤しながら学ぶことができます。

食事用のイス選びのポイント

イスは、子どもの成長に合わせて調整しやすく、図2のような姿勢を保ちやすいイスを選びましょう。背もたれに傾斜があるもの、布製のイスは、子どもが食べる姿勢を保ちにくいため、食事には適しません。

授乳はどうしたらいいの？

子どもが母乳で育つ場合には欲しがるときに与え、食事量が増えたら食後に授乳するようにするとリズムを保ちやすいでしょう。ミルクは食べる量に合わせて徐々に減らします。なお、フォローアップミルクは母乳やミルクの代わりではないため飲ませる必要はありません。

図1 ペーストの硬さ

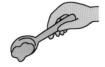

スプーンから滑り落ちない程度の硬さに調整する。

図2 適切な食事の姿勢

座面と足台を調整する
- 腰とひざ、足首が90度に曲がり、足裏が床面にしっかりつくように
- 臍と胸の間にテーブルがくるように

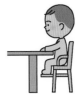

文献
1）WHO/UNICEF Complementary feeding : Family foods for breastfed children（2000）JALC 翻訳「補完食 母乳で育っている子どもの食事」（2006）
https://apps.who.int/iris/bitstream/handle/10665/66389/WHO_NHD_00.1_jpn.pdf;jsessionid=F6429818AF71835AF77A76F18DB7C137?sequence= 2 （2022.1.3アクセス）
2）神奈川県小児保健協会資料 神奈川県立こども医療センター 偏食外来パンフレット
ステップアップ編「いつどこでたべる？」チャレンジ編「いつから・なにをどのようにたべる？」
http://www.kanagawa-syounihokenkyoukai.jp/cat111194/ （2022.1.3アクセス）

小児の心肺蘇生

補完食（離乳食）

小児の在宅医療

病児保育

感染予防と環境整備

家族・地域との連携

傷害（事故）予防への取り組み

キーワード

❸ 小児の在宅医療

　近年の新生児および小児医療の進歩やNICU（新生児集中治療室）、PICU（小児集中治療室）の整備促進を背景として、超未熟児や先天的な疾病をもつ子どもたち、成長過程で疾病発症した子どもたちの命を救うことができるケースが増えており、医療機関を退院した後も引き続き人工呼吸器や胃瘻などの医療的ケアを日常的に必要とする「医療的ケア児・者」が年々増加しています **図1**。

　医療的ケア児・者とは心身の機能に障害があり、呼吸や栄養摂取、排泄などの際に、医療機器やケア **表** を必要とする人です。重症心身障害児・者に多くみられますが、肢体不自由や知的障害を伴わない人、例えば医療的ケアがあっても走ることができる人もいます。多くの人々が在宅で生活しており、日常生活の中で支援を必要としています。一方で予後不良の血液・がん疾患の終末期に退院し最期を自宅で過ごしたいという子どもたちも少しずつではありますが増えてきています。

　このような小児を在宅に訪問して行う「訪問診療」のニーズが高くなってきています。

図1 在宅の医療的ケア児の推計値（0〜19歳）

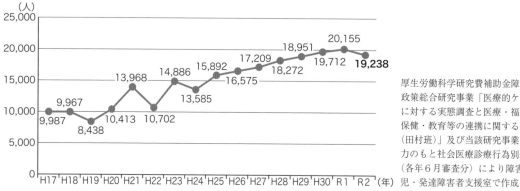

（人）

厚生労働科学研究費補助金障害者政策総合研究事業「医療的ケア児に対する実態調査と医療・福祉・保健・教育等の連携に関する研究（田村班）」及び当該研究事業の協力のもと社会医療診療行為別統計（各年6月審査分）により障害児・発達障害者支援室で作成

表 医療的ケアの概要

	概要
経管栄養	自分の口から食事を取れなくなった人に対し、鼻あるいは口から胃まで挿入されたチューブや、胃ろう・腸ろう（胃や腸から皮膚までを専用のチューブでつなげる）を通じて、栄養剤を胃や腸まで送る方法
服薬管理	主治医の処方箋に基づき、薬の管理を日々行い、指定された時間に服薬援助を行う。処方された薬を処方通りに正しく服薬できる習慣を身に付け、薬の飲み忘れの防止、受診への意識付けを図る
吸引	痰や唾液、鼻汁などを自分の力だけでは十分に出せない場合に、器械を使って出す手伝いをすること。吸引は、本人にとって決して楽なものではないが、痰や唾液を取り除くことで、呼吸を楽にし、肺炎などの感染症を予防するために必要
導尿	・排尿障害により、自力で排尿が難しい場合に、膀胱にカテーテルを留置し、排尿するもの ・子どもの場合、成長に伴い自分で導尿ができるようになる場合もある。その場合でも、身体介助や清潔操作の介助が必要になる場合があるが、その際の介助は医行為には当たらない
酸素療法（在宅酸素療法）の管理	呼吸機能の低下が原因で、体内の酸素が不足している場合、酸素供給器等を使い、酸素を補う
気管切開部の管理	気管とその上部の皮膚を切開してその部分から気管にカニューレを挿入することで気道を確保している者について、気管カニューレ周辺の管理を行う

吸入	呼吸器系の疾患を持つ患者が薬剤の吸入をしたり、スチームの吸入をしたりする
人工呼吸器の管理	人工呼吸器（肺を出入りする空気の流れを補助するために用いる機械であり、その目的は適切な換気量の維持、酸素化（酸素が血液に取り込まれること）の改善、呼吸仕事量（呼吸のために呼吸筋群が行う仕事量）の軽減を図るもの。）の動作確認や設定等の管理を行う
インスリン注射（皮下注射の管理を含む）	糖尿病によりインスリンの分泌が十分でない場合等、定期的なもしくは、身体状況や医師の指示に合わせて主に皮下注射によりインスリンを補う
人工肛門（ストーマ）	・病気などにより自然に排便が難しい場合に、腹部に排便用のルートを造るもの ・装具の開発が進み、生活上の不便や不快感は少ない ・人工肛門の装具の交換、排泄物の処理は医行為には当たらない

保育所等における医療的ケア児への支援に関する研究会：令和2年度子ども・子育て支援推進調査研究事業「保育所等における医療的ケア児の受入れ方策等 に関する調査研究」保育所等での医療的ケア児の支援に関するガイドライン（令和3年3月）.
https://www.mizuho-ir.co.jp/case/research/pdf/r02kosodate2020_0103.pdf（2021.12.1アクセス）

課題1　重症児が多い

　在宅医療を必要とする小児は、高齢者に比較して基礎疾患をもち重症で、医療ケアが必要である場合が多いことが特徴です。

　医療ケアとは頻回な吸引、体位変換、経管栄養、気管切開、人工呼吸器の装着、胃瘻などです。ほとんどは病院の主治医がいて、その指導のもとで家族は十分に技術を習得していますが、医療が生活のすべてではありません。子どもは自宅で生活をしていて、きょうだいや家族とのかかわりがあり、保育や教育、療育なども加わってきます。在宅療養を続けていくためには医療だけでなく生活を支える視点が重要で、そのためには病院や療育施設、地域の医師だけでなく看護師、リハビリテーションスタッフ、介護職員、ケースワーカー（相談支援員）、自治体、保健師、学校などの教育保育担当、薬局など多くの職種の参加と連携が必須です 図2 。

課題2　社会資源の不足

　高齢者の介護保険制度では、ケアマネジャー、レスパイトデイケア、介護老人保健施設などさまざまな制度と社会資源が用意されています。しかし、小児の在宅医療は医療保険や障害者総合支援法などのもとでの運営で、きわめて限られた条件下で行われていて、厳しい状況といわざるを得ません。

　システムの構築が喫緊の課題でありますが、令和3年9月より「医療ケア児及びその家族に対する支援に関する法律」が施行されました。今後地域、医療、福祉資源に応じた体制づくりが期待されるところです。

図2 連携の形

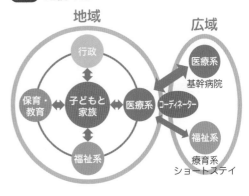

文献
1）医療的ケアが必要な障害児への支援の充実に向けて
　　https://www.mhlw.go.jp/file/06-Seisakujouhou-12200000-Shakaiengokyokushougaihokenfukushibu/0000180993.pdf
　　（2021.12.16アクセス）
2）「医療的ケア児及びその家族に対する支援に関する法律」について
　　https://www.mhlw.go.jp/content/12601000/000794739.pdf（2021.12.16アクセス）

小児の心肺蘇生

補完食（離乳食）

小児の在宅医療

病児保育

感染予防と環境整備

家族・地域との連携

傷害（事故）予防への取り組み

キーワード 4 病児保育

　病児保育とは、子どもが病気のとき、保護者の就労や病気などさまざまな理由で子どもを家庭で看ることが難しい場合に、医師、看護師、保育士、栄養士などの専門家集団により子どもの保育看護を行うことです。そして保育看護とは、主に看護師のもつ専門性と保育士のもつ専門性を発揮し互いに連携・協力して、子どもたちが身体・精神・社会面で調和のとれた快適な生活を送れるようにケアすることです。

　病児保育室における看護師の役割として、①病児のケア、②感染予防対策、③保育士との連携、④保護者支援が挙げられます。その他⑤として病児保育室が地域の子育て支援ステーションとなるための役割も求められています。

病児のケア

　病児保育を利用する子どもの疾患の多くは軽症で、通常は家庭看護で過ごせる子どもたちです。しかし、急性期の子どもたちを預かる病児保育室では、前夜から嘔吐している、朝起きたら熱があったなど、入室時に診断が確定しないこともしばしばあり、保育中に病状が進行、悪化することも珍しくありません。看護師は疾患の理解を深め、病状の変化を予測し、急変に対処できるスキルをもつことが求められます。

　呼吸数の測り方、努力性呼吸の見方、安楽な体位、病状に応じた食事・水分のとり方など、保育士に向けて具体的な方法を教示し、保育士との連携を密にすることも大事です。

感染予防対策

　病児保育室で預かる子どもの疾患の多くは、上気道炎や気管支炎のほか、インフルエンザ、感染性胃腸炎、水痘、流行性耳下腺炎などの感染症です。

　空気感染をする疾患や感染力が強い疾患をもつ子ども、逆に感染に対し防御能が低い子どもは、隔離して保育することも必要となります。

　日常的に標準予防策を行い、各疾患の感染経路を熟知したうえで子どもたちの保育にあたり、保育室内感染を起こさないよう注意することが大切です。

保育士との連携

　遊びは子どもの仕事です。病気のときでも遊びを取り入れることで不安や緊張が軽減され、ストレスを発散することができ、自然治癒力を高めます。安静をしいるだけでなく病状を理解し、そのときどきの体調に合わせた保育内容を、保育士とともに考えます。

　病気であることの不安や甘えをしっかり受けとめ、年齢や発達を考慮し、心身ともに安定した1日を送れるよう援助します。

保護者支援

子どもが病気になると、保護者は通院や看病で生活リズムが崩れます。また、病気になったのは自分のせいだと思ったり、子どもを預けて仕事に行くことに罪悪感をもつなど、気持ちが不安定になります。

子どもを取り巻く環境を理解するとともに、病児保育室で過ごした子どもの様子をていねいに伝え、病気や育児に必要な知識、家庭看護法のアドバイスなどを行うことにより、保護者が安定した気持ちで子どもと接することができるような支援も行います **表**。

表 急性胃腸炎に罹患した3歳男児の保育看護の例

急性期の保育看護目標 症状が改善し、不安や苦痛のない生活を送ることができる

保育看護計画	具体策
①脱水の防止、回復を促す水分補給 嘔吐や下痢に伴う脱水症状の観察と対応	● 嘔吐時は経口補水液を少量ずつゆっくり与える （体重15kgのため、5分ごとに15mLをめやすとする） ● 頻回の嘔吐、水分摂取が進まない、排尿がない、不機嫌その他随伴症状が見られる場合は医師に相談あるいは家族に連絡する
②感染予防対策	● 吐物、排便の処理は、ガウン、マスク、手袋を着用し、次亜塩素酸ナトリウムを使用して適切な処理を行う
③嘔吐、下痢、発熱などによる不快な症状をやわらげるケア	● 着替え、うがい、臀部の清拭などで清潔を保つ ● 発熱時のケアを行い、快適に過ごせる環境を整える
④安静と休息の確保 安心して過ごせるための配慮	● 不安な気持ちや甘えたい気持ちを理解し、抱っこ・添い寝・静の遊び（絵本・手遊びなど）で心身の安静を図る ● 他の病児にも状況を説明し、静かに過ごせるよう協力を促す
⑤連続的ケアのための保護者との連携	● 帰宅時に子どもの病状や姿を保護者に伝え、水分摂取や食事の進め方などについて自宅で実践可能な方法を伝える

回復期の保育看護目標 健康時の生活リズムを取り戻し、通常の集団生活に戻ることができる

保育看護計画	具体策
①体力の回復を図る食事援助と環境調整	● 排泄状況を確認し、病状に合った食事内容の選択と提供を行う ● 楽しく食事ができる雰囲気づくりをする
②回復を妨げない遊びの提供と安静の確保	● 体力に合わせ、静（ぬり絵、音の出るおもちゃなど）と動（ボール遊び、車・電車遊びなど）の遊びを組み合わせ楽しむ ● 休息のサインが見られたら、抱っこや添い寝などで安静を促す
③集団生活に戻るための生活リズムの調整	● 遊び、食事、睡眠などデイリープログラムに沿ったメリハリのある生活が送れるよう援助する
④安心した家庭生活を送るための援助	● 回復期の食事の工夫や病状がよくならないときの再受診の勧め、集団生活に戻れるタイミングなど病状に応じたアドバイスを行う

地域の子育て支援ステーションとしての役割

病児保育施設が地域の保育所などと連携し、感染症流行状況などの共有や看護師、保育士による巡回支援、保護者を対象とする家庭看護実習や子どもの病気にかかわる電話相談などを行うことで、地域における保育保健の向上への寄与や地域のネットワークづくりの促進が期待されています。

その他、レスパイトケアや障害児ケアなどに対応できる施設もあります。

小児の心肺蘇生

補完食（離乳食）

小児の在宅医療

病児保育

感染予防と環境整備

家族・地域との連携

傷害（事故）予防への取り組み

キーワード

⑤ 感染予防と環境整備

外来時の感染予防

　小児の外来には、発熱や上気道感染、嘔吐、下痢などの消化器症状を伴う小児が来院することが日常的にあります。感染症状のある小児の場合、何らかのウイルス感染症を伴っていることがあり、外来受診中の他児への感染リスクが少なからずあります。

　そこで看護師は、電話での問診時に家族や本人から発熱の時期や症状の変化、集団生活における感染症の流行の有無などを確認し、感染経路や潜伏期間に関して知識をふまえ、感染予防策を講じる必要があります（p.136、137参照）。ただし麻疹や水痘などは感染力が強く、ウイルスの潜伏期にあっても他児への感染リスクを伴うケースもありますので、該当する感染症が疑われるケースの来院時には隔離室などに誘導し、他児との接触を防がなければなりません。

外来の環境調整

　小児の外来では、事故防止や感染予防に留意した環境が求められます。小児や家族が外来で待ち時間を快適に安全に過ごせるように、待合室は必要最低限のものを備え、できる限り広いスペースをとるようにしましょう 図。待ち時間に小児が遊べるスペースを設けて、その中にかつてはおもちゃや絵本を置いていたというクリニックも、今は新型コロナウイルス感染症の影響を鑑みて撤去していることが少なくはありません。遊べるスペースも含めた外来全域、ベッドや計測台、処置台のシーツなど、多くの小児が利用する場所は特に感染予防に留意し、清潔を保たなければなりません。

　しかし待合室、診察室、処置室などが小児にとって「こわい」「暗い」「行きたくない」場所とならないように色彩やキャラクターデコレーションなどで楽しい工夫を施し、彼らにとって「楽しい」「明るい」「行ってもよい」場所になるよう外来の環境調整を図ることはとても大切なことです。

図 **外来の待合室の整備**（写真はイメージ）

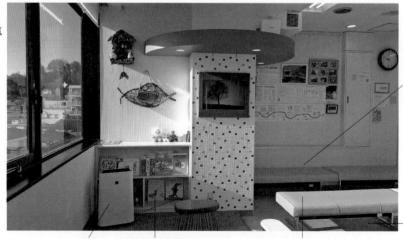

定期的な換気

空気清浄機
（ヘパフィルター付き）

おもちゃや絵本は
必要最小限に

接触箇所はアルコールに
よる清拭

人数を制限し距離
を保って座る

外来入り口に手指
消毒薬を設置

物を置かない

同時に、付き添う家族にとっても外来の環境はケア内容やケアトランジションの相談、あるいは育児相談をする場として大切です。プライバシーが確保される空間や、症状があったときの家庭での応急対応などの知識、または家族会や親の会などの情報が得られるような情報コーナーなどの設置も検討されることが望ましいです。

おもちゃの衛生管理

新型コロナウイルス感染症が落ち着いたころ、再び、待ち時間に小児が遊べるスペースを設けてその中におもちゃや絵本を置く予定というクリニックも少なくないかもしれません。子どものおもちゃの細菌汚染の実態を、小児科外来18か所と保育所19か所、家庭21か所で調査した研究報告[1] があります。絵本、人形、プラスチック製ガラガラ、ゴムボール、積み木を対象に、スタンプ法で細菌を採取し、一般細菌による汚染度を解析した報告です。

91.2%（274検体中250検体）のおもちゃが細菌に汚染されていて、採取場所別では小児科外来にあるおもちゃが最も汚染度が低く、おむつを使用している家庭にあるおもちゃが最も汚染度が高かったという結果が報告されています。素材別ではゴム製おもちゃが最も汚染度が高く、紙製おもちゃが最も汚染度が低かったということです。看護師のみならず、小児の外来で働くすべての職員が、おもちゃは細菌に汚染されやすいことを再認識する必要があり、消毒や滅菌など適切な環境整備の方法を工夫することでおもちゃの衛生管理の向上を図ることが望まれます。なお、アルコールで不活化されないウイルスの場合には、塩素系漂白剤を用いて消毒する必要があります（p.137参照）。

文献
1) 法橋尚宏, 池原恵美子, 大森和子：小児玩具の一般細菌汚染に関する調査―小児科外来, 保育所, 家庭を対象として. 環境感染 2005；20 (2)：105-111.

小児の心肺蘇生

補完食（離乳食）

小児の在宅医療

病児保育

感染予防と環境整備

家族・地域との連携

傷害（事故）予防への取り組み

キーワード 6 家族・地域との連携

支援費制度の活用

　平成15年4月からスタートした支援費制度の創設は、従来の措置制度から契約制度への移行による障害児家族の自己決定への転換、ホームヘルプサービスなどのサービス利用者の大幅な拡大という意味で障害児と家族の地域生活への移行へ大きな前進をもたらしました。地域支援制度も急速に整備されつつあります。障害のある小児が利用できるサービスとして、ホームヘルプサービス（児童居宅介護等事業）、デイサービス（児童デイサービス事業）、ショートステイ（児童短期入所事業）の3つがあります。家族が市区町村の担当窓口に申し込み、支給決定を受けてからの利用になります。その前に、小児の判定について福祉員との面談が設定されます。

> **支援費制度とは**
> 　身体障害児および知的障害児が、その必要に応じて市区町村から各種の情報提供や適切なサービス選択のための相談支援を受け、利用するサービスの種類ごとに支援費の支給を受け、事業者との契約に基づいてサービスを利用できる制度。2006年（平成18年）4月に障害者自立支援法へ移行しました。

支援チームで支える

　しかし、在宅療養を必要とする小児にはケアコーディネーターが位置づけられておらず、地域の中での相談窓口が一定ではなく、その役割を保護者が担わざるを得ない困った側面もあります。外来の看護師は常に、小児の在宅医療を支援する専門職として高い意識を有し、小児や家族にとって必要な支援をすみやかに提供できるよう他機関との連携を図り、そのなかで誰がコーディネーターとしての役割を担うのかを話し合い、コーディネーターを中心に支援チーム一丸となって活動することが求められます 図 。

　小児・家族を中心として、支援チーム全体で情報を共有し連携を深めていかなければなりませんが、家族を介して連絡を取るのではなく、個人情報の保護も含め家族に同意を得てチーム全体で小児・家族に関するオンタイムの情報を共有することが望ましいです。

家族の負担を軽減する

　核家族化が進み支援のない社会背景のなかで、母親が、家事全般からきょうだいの育児、小児への医療的なかかわりのすべてを担っていることも少なくありません。看護師は母親の話を傾聴しながら、母親自身の休息や家族内での調整・分担の大切さについても伝えることができるとよいでしょう。

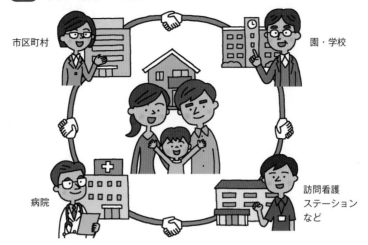

図 家族の情報を支援チームで共有する

市区町村

園・学校

病院

訪問看護
ステーション
など

各種サービスを知ろう

　生活上の支援について上述してきましたが、外来の看護師は経済面の支援についても知識を有しておいたほうがよいかと思います。経済面の支援としては、特別児童扶養手当、乳幼児医療費助成、身体障害者手帳や療育手帳の取得による福祉サービス、各種手当があります。ただ市区町村によってそのサービス内容が異なるため、病院やクリニックのある市区町村のサービス内容を整理しておくとよいでしょう。

　2007年4月より、**特別支援教育計画**が開始され、障害のある児童生徒1人1人の教育的ニーズに応じて適切な教育的支援を行う特別支援教育への転換が図られました。教育基本法の一部改正により「個別の教育支援計画」を立案し、特別支援教育コーディネーターが学内・福祉・医療機関・保護者との連絡調整役として、各校に配置されています。また特別支援学校でではなく、通常校に在籍のうえで、必要な科目のみ「特別支援教室（学級）」での指導を受けることもできます。就学前に保護者から相談があった際には、医療機関の看護師として、市区町村の窓口や児が利用中の福祉サービス担当者とも必要時連携を図りながら、適切なアドバイスができるとよいでしょう。

発達障害傾向にある小児と家族への外来での対応

　小児全体に占める発達障害の割合は6〜7％であり、発達障害傾向まで含めばより多くの小児が該当することになります。発達障害傾向のある小児を「大暴れする困った児」として色眼鏡で見てしまわず、「視覚的な情報（目で見たもの）を理解しやすい特性のある児」や「事前に見通しをもって臨むことが特に大事な児」としてとらえて、見通しがつくようにイラストを用いて説明する、学校と家庭とクリニックで対応の仕方の統一化を図るなど、外来での対応を前向きに検討します。保護者に確認してもらい、ひとたび児への対応が定まったら、カルテの表紙にわかるように貼り、スタッフ全員が同じ対応をできるよう準備をしましょう。

小児の心肺蘇生

小児の経口補液療法

小児の在宅医療

病児保育

感染予防と環境整備

家族・地域との連携

傷害（事故）予防への取り組み

7 傷害（事故）予防への取り組み

　「事故」を意味する英語として、以前は accident という語が使用されていましたが、最近では injury が使用されるようになりました。accident には「避けることができない、運命的なもの」という意味が含まれていますが、「事故」は予測でき、予防することが可能という考え方が欧米では一般的となり、injury という語を使用することが勧められています。今回は injury を「傷害」と表記しました。

傷害予防の位置づけ

　事故による傷害について考える場合、①事故が起こる前、②事故による傷害が起こったとき、③傷害が起こった後、④グリーフ・ケアの4つに分けて考える必要があります。起こる前は「予防」、起こったときは「救命・救急処置」、起こった後は「治療、リハビリテーション」、そして遺族や関係者への支援となります。この4つを合わせたものが傷害対策で、最も大切で経済的にもすぐれたアプローチは「予防」です。

　傷害予防において優先度が高いものは、①重症度が高く、後遺症を残す確率が高い傷害、②発生頻度が高い傷害、③増加している傷害、④具体的な解決方法がある傷害です。すなわち、医療機関を受診することが必要な傷害は予防する必要があります。

3つのE

　傷害予防の基本として、3つの側面からのアプローチが重要です。

> ①製品・環境デザイン（Engineering）の改善
> ②教育（Education）
> ③法規制（Enforcement）

　英語の頭文字をとって3Eアプローチと呼ばれています。これらをうまく組み合わせることが大切です。

　法制化は、重症度が高い傷害について社会のルールを変えることです。いろいろな利害関係者がいるので調整に時間がかかり、むずかしい場合が多いのです。教育は、すぐにできることと思われがちですが、傷害が減ったかどうかを評価することがむずかしく、教育だけでは予防はできません。したがって、すぐに実行でき、効果の評価もしやすい製品や環境の改善を優先することになります。WHO（世界保健機関）では、「製品や環境のデザインで解決できるものは、まず、それを実施する。そのうえで、残った危険に関して教育や運用のルールをつくって対応していくことが原則である」と指摘しています。

変えられるものを見つける

　傷害予防の原則は、傷害が起こった状況を「変えたいもの」「変えられないもの」「変えられるもの」の3つに分けて考えるとよいでしょう。

　変えたいものは、重症度が高い傷害の発生数などですが、これらは直接、変えることはできません。子どもの年齢、発達段階、天候、季節、時間などは傷害の予防を考えるときに重要な情報ですが、これらも変えることはできません。製品や環境、製品の配置などは、われわれが直接変えることができます。すなわち傷害予防とは、傷害にかかわる要因の中から、「変えられるものを見つけ、変えられるものを変えることによって、変えたいものの発生頻度や重症度を変えること」なのです。

事故による子どもの傷害の実態

　子どもが傷害に遭遇しやすい要因の1つは「発達」です。昨日まで寝返りをしない子どもが、今日、寝返りをしてソファから転落するのです。「目を離さないで」という保健指導が行われていますが、見ている目の前で事故は起こり、注意していても起こるのが子どもの事故なのです。

　事故が起こる月齢、年齢とそのパターンはほぼ決まっています。3歳までの事故は半数以上が家庭内で起こっており、それ以降は家庭外での事故が多くなります。子どもの生活環境に新しい製品が出回ると、必ず新しい事故が発生し、事故は1件だけということはなく複数件発生し、日本中、いつでも、どこでも同じ事故が起こり続けています。

外来診療の場で

　子どもが事故に遭って医療機関を受診した母親からは、「医者にすごく怒られた」という話を聞くことがあります。母親や子どもの日常生活を考慮せず、不注意な母親だと一方的に非難しても意味はありません。受診当日ではなく、少し落ち着いて受診した機会に、どういう状況で事故が起こったのか、製品名、置いてあった場所など、事故が起こった状況の中から「変えられるもの」を聞き出し、それを記録し、その情報を専門家に伝えることが予防につながるのです。

健診の場で

　健診の場で傷害予防について指導、あるいは支援する時間はほとんどありません。傷害予防に関するリーフレット、チェックシートなどの教材が作成され、健診の場で使われていますが、傷害の発生数が減ったなどの評価をすることはできません。保護者は自分の子どもが傷害に遭うとは思っていません。健診の場で傷害予防活動をするなら「起こる可能性が高く、重症度が高い傷害」を1つか2つ取り上げて指導するのがよいと思います。

文献
1) 山中龍宏, 北村光司, 大野美喜子, 他：傷害予防に取り組む－変えられるものを見つけ, 変えられるものを変える－. 日本小児科学会雑誌 2016；120：565-579.
2) 山中龍宏：第30章　傷害予防. 小児科診断・治療指針, 改訂第2版, 遠藤文夫総編集, 中山書店, 東京, 2017：1177-1189.
3) 西田佳史, 山中龍宏編著：保育・教育施設における事故予防の実践－事故データベースを活かした環境改善. 中央法規出版, 東京, 2019.

小児の心肺蘇生

小児の経口補液療法

小児の在宅医療

病児保育

感染予防と環境整備

家族・地域との連携

傷害（事故）予防への取り組み

本書に登場する主な略語

	略　語	フルスペル	和　訳
A	ABA	applied behavior analysis	応用行動分析
	ACTH	adrenocorticotropic hormone	副腎皮質刺激ホルモン
	Ad	Adenovirus	アデノウイルス
	ADH	antidiuretic hormone	抗利尿ホルモン
	ADHD	attention-deficit hyperactivity disorder	注意欠如・多動症
	AED	automated external defibrillator	自動体外式除細動器
	ALL	acute lymphoblastic leukemia	急性リンパ性白血病
	AML	acute myeloid leukemia	急性骨髄性白血病
	APTT	activated partial thromboplastin time	活性化部分トロンボプラスチン時間
	ASD	autism spectrum disorder	自閉スペクトラム症
	ASK	anti-streptokinase	抗ストレプトキナーゼ抗体
	ASO	anti-streptolysin O	抗ストレプトリジン O
B	BLS	basic life support	一次救命処置
C	CGM	continuous glucose monitoring	持続血糖モニタリング
	CGRP	calcitonin gene-related peptide	カルシトニン遺伝子関連ペプチド
	CH	congenital hypothyroidism	先天性甲状腺機能低下症
	CML	chronic myeloid leukemia	慢性骨髄性白血病
	CPT	child protect team	子ども虐待対応院内組織
	COVID-19	coronavirus disease 2019	新型コロナウイルス感染症
	CPR	cardiopulmonary resuscitation	心肺蘇生
	CSII	continuous subcutaneous insulin infusion	持続皮下インスリン注入療法
D	DV	domestic violence	ドメスティック・バイオレンス　家庭内暴力
E	EBV	Epstein-Barr virus	エプスタイン‐バール・ウイルス
	ERCP	endoscopic retrograde cholangiopancreatography	内視鏡的逆行性胆管膵管造影
F	FGM	flash glucose monitoring	フラッシュグルコースモニタリング
	FPIES	food protein-induced enterocolitis syndrome	食物蛋白誘発胃腸炎
	FSH	follicle stimulating hormone	卵胞刺激ホルモン
	FT$_3$	free triiodothyronine	遊離トリヨードサイロニン
	FT$_4$	free thyroxine	遊離サイロキシン
	FTU	finger-tip unit	フィンガーチップユニット （1回に塗る外用薬の量のめやす）
G	GEFS+	genetic epilepsy with febrile seizures plus	全般てんかん熱性けいれんプラス
	GH	growth hormone	成長ホルモン
	GHD	growth hormone deficiency	成長ホルモン分泌不全性低身長症
	GnRH	gonadotropin releasing hormone	性腺刺激ホルモン放出ホルモン
H	HbA1c	hemoglobin A1c	ヘモグロビンエーワンシー
	hCG	human chorionic gonadotropin	ヒト絨毛性ゴナドトロピン
	HDL	high density lipoprotein	高比重リポタンパク
	HHV	human herpesvirus	ヒトヘルペスウイルス
	Hib	haemophilus influenza type B	インフルエンザ菌 b 型
	hMPV	human metapneumovirus	ヒトメタニューモウイルス

略　語	フルスペル	和　訳
HPV	human papilloma virus	ヒトパピローマウイルス
HSV	herpes simplex virus	単純ヘルペスウイルス
HUS	hemolytic uremic syndrome	溶血性尿毒症症候群
Ig	immunoglobulin	免疫グロブリン
ITP	idiopathic thrombocytopenic purpura	特発性血小板減少性紫斑病
LH	luteinizing hormone	黄体形成ホルモン
MDS	myelodysplastic syndrome	骨髄異形成症候群
MODY	maturity-onset diabetes of the young	家族性若年糖尿病
MR	measles-rubella	麻しん、風しん
NAFLD	nonalcoholic fatty liver disease	非アルコール性脂肪性肝疾患
NASH	nonalcoholic steatohepatitis	非アルコール性脂肪肝炎
NICU	neonatal intensive care unit	新生児集中治療室
OD	orthostatic dysregulation	起立性調節障害
OGTT	oral glucose tolerance test	経口ブドウ糖負荷試験
ORS	oral rehydration solution	経口補水液
ORT	oral rehydration therapy	経口補水療法
PALS	pediatric advanced life support	小児二次救命処置
PBLS	pediatric basic life support	小児一次救命処置
PCR	polymerase chain reaction	ポリメラーゼ連鎖反応
PCV	pneumococcul conjugate vaccine	小児用肺炎球菌ワクチン
PICU	pediatric intensive care unit	小児集中治療室
PT	prothrombin time	プロトロンビン時間
rFSH	recombinant follicle stimulating hormone	遺伝子組み換え卵胞刺激ホルモン
RSV	respiratory syncytial virus	RS ウイルス
SD	standard deviation	標準偏差
SLE	systemic lupus erythematosus	全身性エリテマトーデス
SMBG	self monitering blood glucose	血糖自己測定
SpO$_2$	saturation of percutaneous oxygen	経皮的動脈血酸素飽和度
SSPE	subacute sclerosing panencephalitis	亜急性硬化性全脳炎
SSSS	staphylococcal scalded skin syndrome	ブドウ球菌性熱傷様皮膚症候群
TARC	thymus and activation-regulated chemokine	Th2 リンパ球遊走ケモカイン
TC	total cholesterol	総コレステロール
TG	triglyceride	トリグリセリド（中性脂肪）
TRAb	thyroid stimulating hormone receptor antibody	抗 TSH 受容体抗体
TSH	thyroid stimulating hormone	甲状腺刺激ホルモン
VPD	vaccine preventable diseases	ワクチンで予防できる疾患

資料 小児臨床検査基準値

生化学検査

男女	総タンパク (TP) (g/dL)		アルブミン (Alb) (g/dL)		CK (CPK)※ (IU/L)	
（年月齢）	下限値	上限値	下限値	上限値	下限値	上限値
0か月	4.7	6.4	3.0	4.1	44	310
1か月	4.9	6.6	3.1	4.3	44	315
3か月	5.1	6.8	3.1	4.6	43	321
6か月	5.3	7.2	3.2	4.8	42	321
1歳	5.7	7.5	3.4	4.7	39	299
2歳	5.9	7.7	3.4	4.8	43	293
3歳	6.0	7.7	3.5	4.7	43	270
6歳	6.2	7.7	3.6	4.7	46	230

男女	AST (GOT)※ (IU/L)		ALT (GPT)※ (IU/L)		アルカリホスファターゼ (ALP)※ (IU/L)	
（年月齢）	下限値	上限値	下限値	上限値	下限値	上限値
0か月	20	62	11	45	530	1,610
1か月	21	64	12	50	510	1,620
3か月	22	66	13	56	480	1,620
6か月	25	68	13	55	420	1,580
1歳	24	57	9	38	395	1,339
2歳	24	50	9	34	410	1,250
3歳	24	44	9	30	420	1,200
6歳	24	38	9	28	460	1,250

男女	LD (LDH) (IU/L)		γ-GT (γ-GTP) (IU/L)		尿素窒素 (BUN) (IU/L)	
（年月齢）	下限値	上限値	下限値	上限値	下限値	上限値
0か月	198	404	50	350	3.7	15.5
1か月	201	405	30	250	2.8	14.5
3か月	205	418	15	150	2.2	14.1
6か月	211	428	8	90	2.3	15.0
1歳	202	437	6	45	3.7	18.6
2歳	195	400	6	34	4.5	19.0
3歳	190	365	6	20	5.5	19.3
6歳	175	320	7	20	6.6	19.6

[p.236〜238 基準値について]
※男女で数値にわずかな差があるものは、幅の広い値のほうをとって記載しています。
上記検査基準値はあくまでも参考値です。測定法によっても異なるため、自施設の基準を必ずご確認ください。
「クレアチニン」以外の基準値は、奥山虎之：付録 小児臨床検査基準値（国立成育医療研究センター）. 小児科学レクチャー 2013：
3（2）：531-543. より一部改変して転載

男女	クレアチニン (mg/dL)						
(年月齢)	2.5%	中央値 (50.0%)	97.5%	(年月齢)	2.5%	中央値 (50.0%)	97.5%
3〜5か月	0.14	0.20	0.26	5歳	0.25	0.34	0.45
6〜8か月	0.14	0.22	0.31	6歳	0.25	0.34	0.48
9〜11か月	0.14	0.22	0.34	7歳	0.28	0.37	0.49
1歳	0.16	0.23	0.32	8歳	0.29	0.40	0.53
2歳	0.17	0.24	0.37	9歳	0.34	0.41	0.51
3歳	0.21	0.27	0.37	10歳	0.30	0.41	0.57
4歳	0.20	0.30	0.40	11歳	0.35	0.45	0.58

日本腎臓学会編著：CKD 診療ガイド2012. 東京, 2012：22. より引用

	クレアチニン (mg/dL)					
	男性			女性		
(年月齢)	2.5%	中央値 (50.0%)	97.5%	2.5%	中央値 (50.0%)	97.5%
12歳	0.40	0.53	0.61	0.40	0.52	0.66
13歳	0.42	0.59	0.80	0.41	0.53	0.69
14歳	0.54	0.65	0.96	0.46	0.58	0.71
15歳	0.48	0.68	0.93	0.47	0.56	0.72
16歳	0.62	0.73	0.96	0.51	0.59	0.74

日本腎臓学会編著：CKD 診療ガイド2012. 東京, 2012：23. より引用

男女	尿酸 (UA)※ (mg/dL)		総コレステロール (T-CHO) (mg/dL)	
(年月齢)	下限値	上限値	下限値	上限値
0か月	1.8	5.3	109	218
1か月	2.0	5.6	113	225
3か月	2.3	5.9	118	230
6か月	2.5	6.2	124	238
1歳	2.6	6.5	126	247
2歳	2.6	6.4	125	247
3歳	2.6	6.4	125	240
6歳	2.6	6.5	125	230

血液一般検査

男女	赤血球数（RBC）※ (10⁴μL)		ヘモグロビン（Hb）※ (g/dL)		血小板数（PLT） (10⁴μL)	
（年月齢）	下限値	上限値	下限値	上限値	下限値	上限値
0か月	290	410	8.7	13.5	28.0	91.0
1か月	298	440	9.0	13.5	27.0	88.0
3か月	340	500	9.5	13.7	25.0	82.0
6か月	380	523	10.0	14.2	22.0	76.0
1歳	393	538	10.7	14.1	16.8	65.0
2歳	400	540	10.9	14.2	18.0	62.0
3歳	405	535	11.1	14.2	18.0	58.0
6歳	410	529	11.5	14.4	18.0	51.0

男女	白血球数（WBC）※ (10³μL)	
（年月齢）	下限値	上限値
0か月	4.8	18.5
1か月	4.7	18.6
3か月	4.6	18.9
6か月	4.4	19.1
1歳	4.3	19.6
2歳	4.2	19.5
3歳	4.2	19.0
6歳	4.1	16.3

男女	末梢血白血球数と分画		
	白血球数	好中球	リンパ球
（年月齢）	平均値	%	%
出生時	18.1	61	31
12時間	22.8	68	24
1日	18.9	61	31
1週	12.2	45	41
2週	11.4	40	48
1か月	10.8	35	56
6か月	11.9	32	61
1歳	11.4	31	61
2歳	10.6	33	59
4歳	9.1	42	50
6歳	8.5	51	42

TP（total protein）：総タンパク
Alb（albumin）：アルブミン
CK（creatine kinase），CPK（creatine phosphokinase）：クレアチニンキナーゼ、クレアチンホスフォキナーゼ
AST（aspartate aminotransferase），GOT（glutamic oxaloacetic transaminase）：アスパラギン酸アミノトランスフェラーゼ
ALT（alanine aminotransferase），GPT（glutamic pyruvic transaminase）：アラニンアミノトランスフェラーゼ
ALP（alkaline phosphatase）：アルカリホスファターゼ
LD, LDH（lactate dehydrogenase）：乳酸脱水素酵素
γ-GT, γ-GTP（γ-glutamyl transpeptidase）：γ-グルタミルトランスペプチダーゼ
BUN（blood urea nitrogen），UN（urea nitrogen）：尿素窒素
UA（uric acid）：尿酸
T-CHO, TC（total cholesterol）：総コレステロール
RBC（red blood cell）：赤血球
Hb（hemoglobin）：ヘモグロビン
PLT（platelet）：血小板
WBC（white blood cell）：白血球

INDEX

241

ナースが知っておきたい

小児科でよくみる症状・疾患
ハンドブック［第2版］

2016年6月25日　第1版第1刷発行	編　著	横田　俊一郎、山本　淳、涌水　理恵
2020年7月25日　第1版第6刷発行	発行者	有賀　洋文
2022年4月2日　第2版第1刷発行	発行所	株式会社　照林社
2024年6月25日　第2版第4刷発行		〒112-0002
		東京都文京区小石川2丁目3-23
		電話　03-3815-4921（編集）
		03-5689-7377（営業）
		https://www.shorinsha.co.jp/
	印刷所	共同印刷株式会社

●本書に掲載された著作物（記事・写真・イラスト等）の翻訳・複写・転載・データベースへの取り込み、および送信に関する許諾権は、照林社が保有します。

●本書の無断複写は、著作権法上の例外を除き禁じられています。本書を複写される場合は、事前に許諾を受けてください。また、本書をスキャンしてPDF化するなどの電子化は、私的使用に限り著作権法上認められていますが、代行業者等の第三者による電子データ化および書籍化は、いかなる場合も認められていません。

●万一、落丁・乱丁などの不良品がございましたら、「制作部」あてにお送りください。送料小社負担にて良品とお取り替えいたします（制作部☎0120-87-1174）。

検印省略（定価はカバーに表示してあります）
ISBN978-4-7965-2561-9
©Shunichiro Yokota, Atsushi Yamamoto, Rie Wakimizu/2022/Printed in Japan